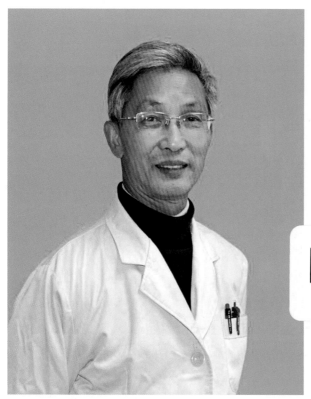

U0348803

卞国本近照

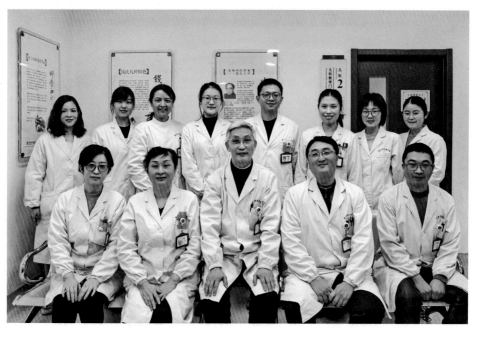

2021 年卞国本与名中医工作室全体成员合影

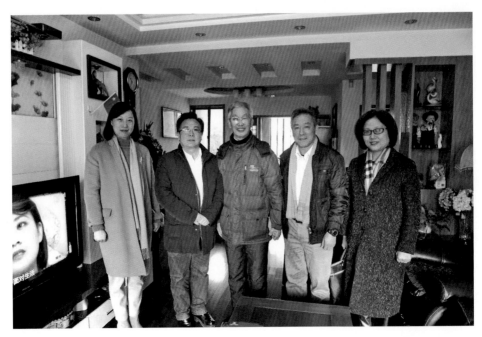

2019 年除夕前常州市中医医院领导上门慰问卞国本，左二为罗立波院长，右二为芮亚文书记

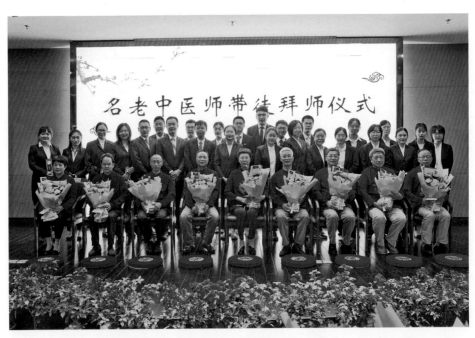

2021 年 9 月常州市中医医院举行江苏省名老中医师带徒拜师仪式，前排右四为卞国本

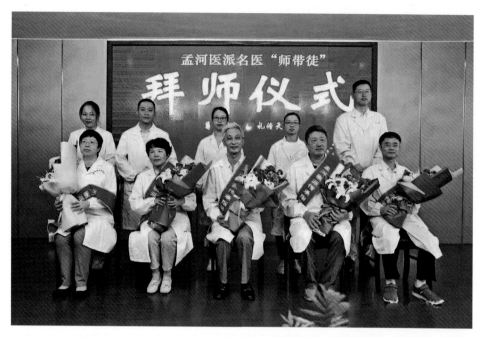

2020 年 7 月在常州市新北区孟河中医院举行"师带徒"拜师仪式,前排右三为卞国本

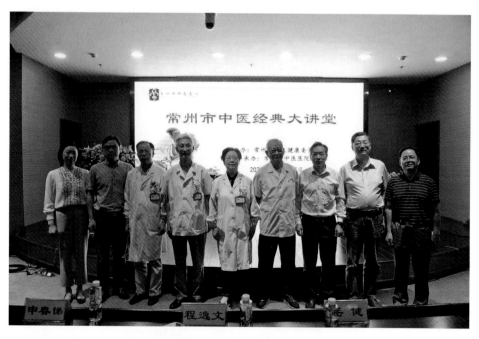

2020 年 9 月常州市卫生健康委员会举办中医经典大讲堂,图为授课专家与领导合影,左一为程逸文副院长,左二为常州市卫生健康委员会中医处岳健处长,左四为卞国本

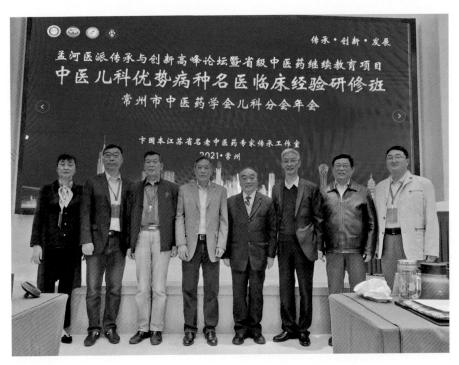

2021 年 10 月卞国本江苏省名老中医药专家传承工作室举办省级继续教育研修班,图为讲课专家合影,右二为韩新民,右四为俞景茂,左二为袁斌,左三为孙轶秋

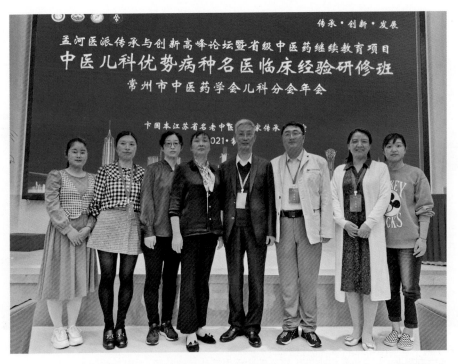

2021 年 10 月卞国本与参加儿科省级继续教育研修班的儿科同道合影,右三为范海渊,右四为卞国本,右五为徐银芳,右六为孙莱莱

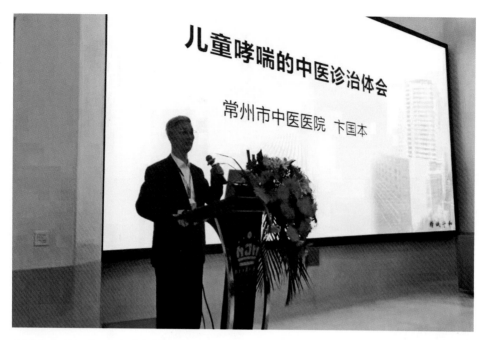

卞国本在 2021 年 10 月举办的儿科省级继续教育研修班上授课

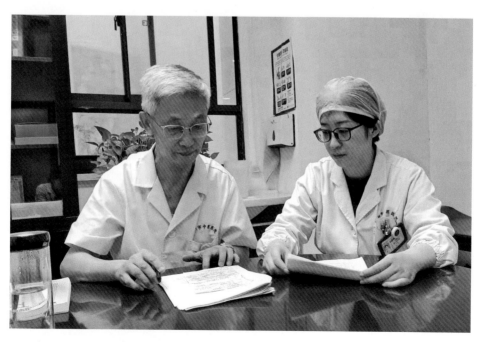

2021 年 7 月卞国本和孙莱莱两位主编在商讨书稿事宜

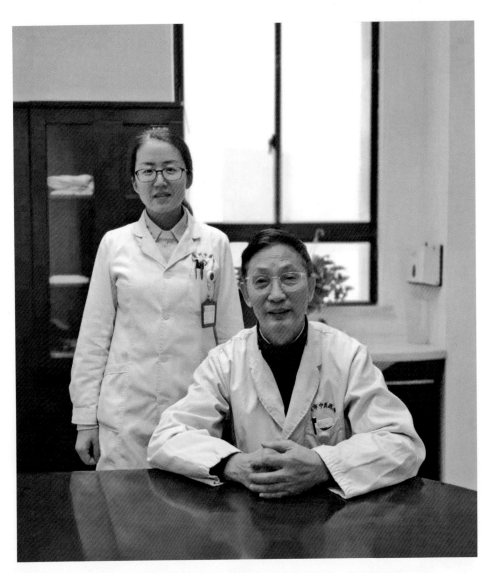

2019 年冬卞国本与新疆维吾尔自治区昌吉回族自治州中医医院进修医师合影

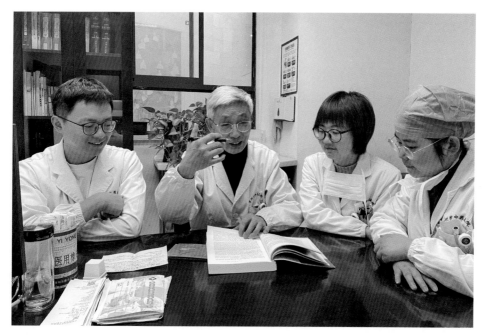

2021 年 12 月卞国本与带教学生一起学习讨论,左一为赵嘉捷,右一为许少菊,右二为侯一鸣

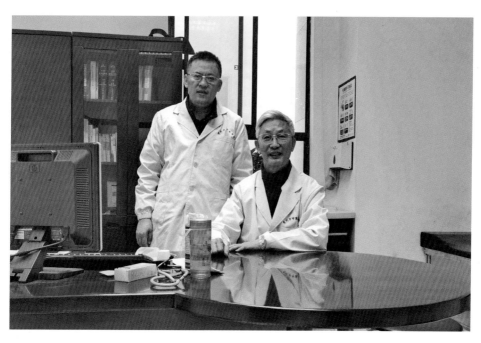

2021 年 3 月卞国本与重庆市忠县中医医院进修医师合影

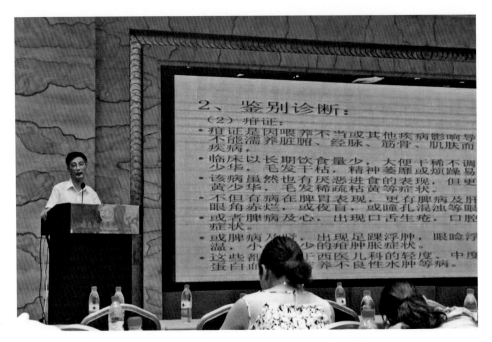

2018年7月卞国本在常州市武进中医医院儿科省级继续教育研修班授课

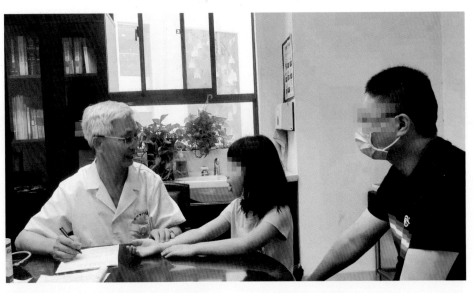

2021年夏天卞国本在门诊为患儿诊病

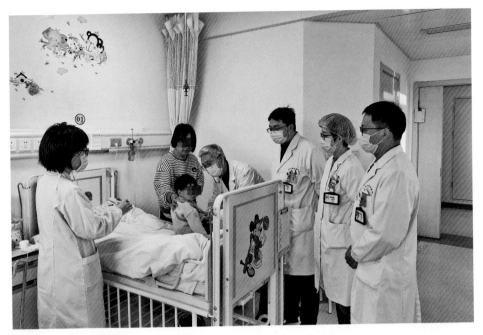

卞国本在儿科病房查房,右三为范海渊,右二为孙莱莱,右一为赵嘉捷,左一为侯一鸣

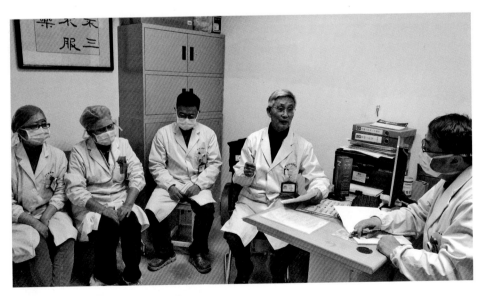

2020年12月卞国本和工作室成员讨论工作

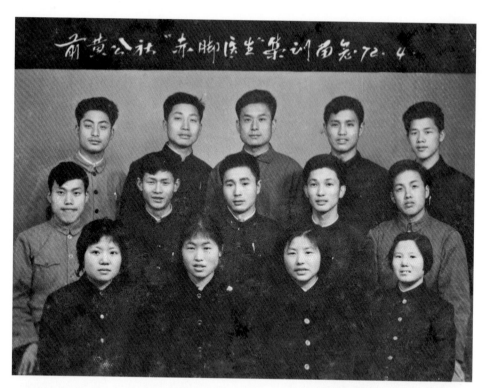

1972 年 4 月,武进县(今江苏省常州市武进区)前黄公社赤脚医生集训合影,第二排右二为卞国本

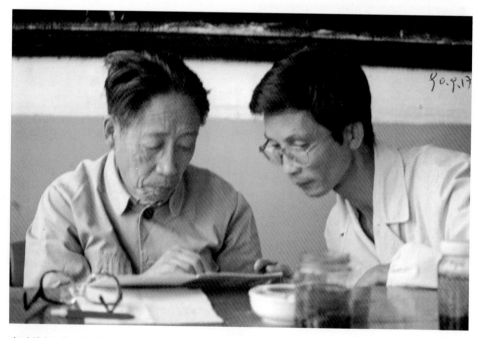

真诚传授,虚心请教。1990 年 9 月,卞国本向钱氏儿科第十一代传人钱育寿名老中医请教学习

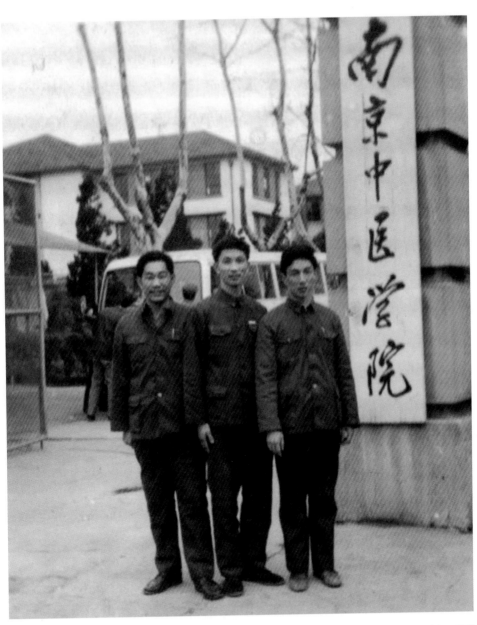

1977 年，卞国本考入南京中医学院（今南京中医药大学）学习。1978 年 3 月同班三位"老三届"
同学合影，中间为卞国本

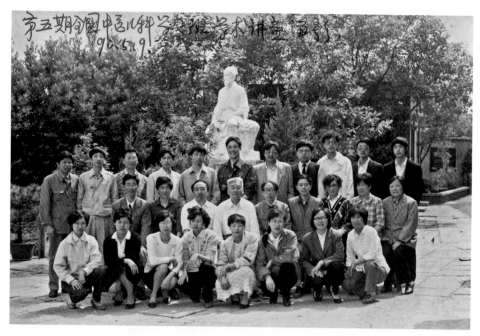

1990年5月,第五期全国中医儿科进修班"华东地区儿科名老中医学术讲座"合影,第二排右五为钱育寿,右六为江育仁,右七为俞景茂,左一为卞国本

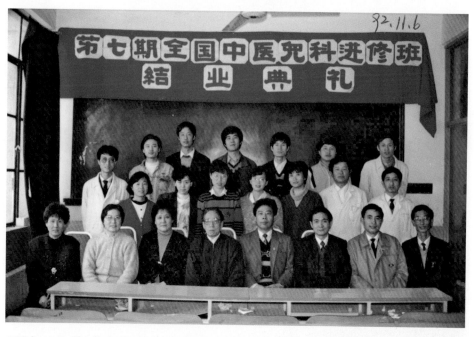

1992年11月,第七期全国中医儿科进修班结业典礼合影,前排右一为卞国本,右二为常州市中医医院原院长蔡忠新,右四为常州市卫生局原中医处处长李夏亭,右五为江苏省名老中医钱育寿

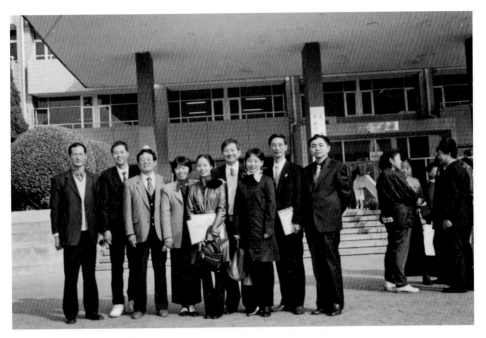

2000年10月第十五次全国中医儿科学术研讨会（天津）江苏部分代表合影，右二为卞国本，右四为汪受传，左三为韩新民

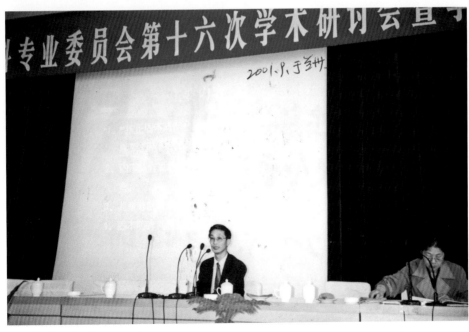

2001年9月卞国本在第十六次全国中医儿科学术研讨会（甘肃兰州）作学术报告

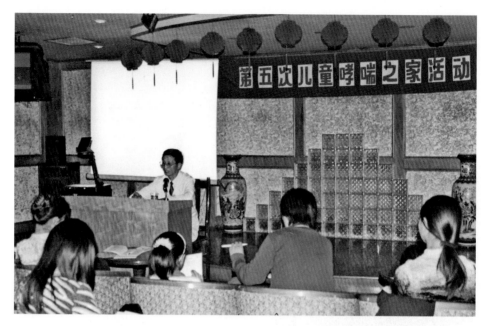

2001年10月卞国本在开展"第五次儿童哮喘之家"活动时授课

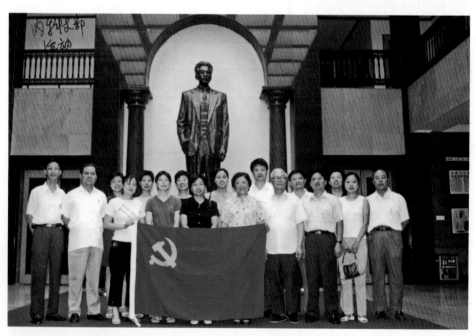

2001年6月20日建党八十周年前夕,卞国本作为内科支部书记,组织党员参观瞿秋白纪念馆并合影,右二为张佩玲,右四为周云庆,右六为张志坚,右七为费建平,右十为邵小亚,右十二为李淑萍,左一为卞国本

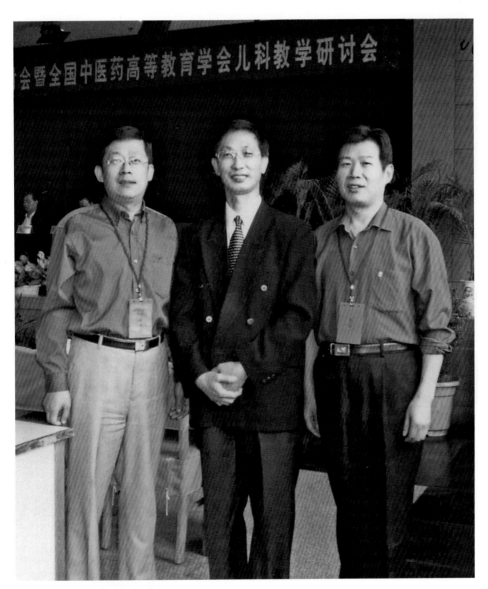

2006 年 10 月第二十三次全国中医儿科学术研讨会在云南昆明召开,到会的三位江苏省名中医合影,右一为南京孙轶秋,左一为连云港市中医院周炜

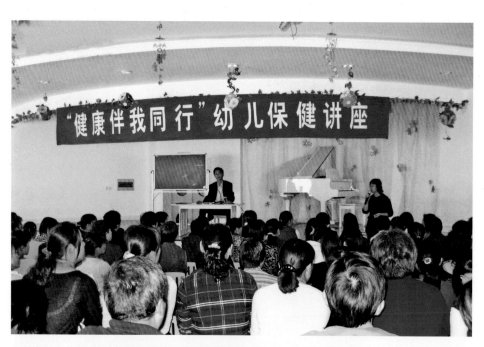

2007 年 10 月卞国本为所居住社区幼儿园的家长作幼儿保健科普讲座

卞国本儿科临证经验集

主编　卞国本　孙莱莱

上海科学技术出版社

内 容 提 要

卞国本为常州市中医医院主任中医师,教授,江苏省名中医。师从孟河医派钱氏儿科名家、第十一代传人钱育寿。卞氏在儿科常见病、多发病和某些疑难杂症方面具有独特的诊疗技术,擅长治疗小儿呼吸、消化系统及时行性的疾病,尤其对小儿支气管哮喘、慢性咳嗽、急慢性腹泻、厌食、病毒性心肌炎、过敏性紫癜、遗尿、多发性抽动-秽语综合征等疑难杂症的中西医结合治疗有深入研究,临床经验丰富,选方用药独特,疗效显著。

本书分为名医之路、医论医话、医案精选、验方选录、学术论文摘选五个方面,涵盖了卞国本的成才之路、学术思想、临证经验、常用经验方、成功医案、用药特色、临床教学、论文科研等多方面的实践,对他从事医疗工作 50 余年,尤其是从事儿科工作近 40 年的临床经验、学术观点、学术思想进行了充分总结,希望能给中医儿科临床、教学、科研带来一定的启发。

本书可供中医临床医师、中医院校师生以及中医爱好者参考阅读。

图书在版编目（ＣＩＰ）数据

卞国本儿科临证经验集 / 卞国本, 孙莱莱主编. --
上海 ： 上海科学技术出版社, 2022.10
ISBN 978-7-5478-5861-5

Ⅰ. ①卞… Ⅱ. ①卞… ②孙… Ⅲ. ①中医儿科学－
中医临床－经验－中国－现代 Ⅳ. ①R272

中国版本图书馆CIP数据核字(2022)第165995号

卞国本儿科临证经验集
主编　卞国本　孙莱莱

上海世纪出版(集团)有限公司
上海 科 学 技 术 出 版 社 出版、发行
(上海市闵行区号景路 159 弄 A 座 9F - 10F)
邮政编码 201101　　www.sstp.cn
上海锦佳印刷有限公司印刷
开本 787×1092　1/16　印张 14.75　插页 8
字数 220 千字
2022 年 10 月第 1 版　2022 年 10 月第 1 次印刷
ISBN 978 - 7 - 5478 - 5861 - 5/R・2595
定价: 65.00 元

编委会名单

主　编　卞国本　孙莱莱

副主编　赵嘉捷　邹毛慧

编　委（按姓氏笔画排序）

庄　怡　许少菊　李　丹　言丽燕

范海渊　侯一鸣　徐银芳　檀　凯

前　言

———————— ❦ ————————

　　卞国本,男,汉族,生于 1947 年 11 月,江苏武进人,主任中医师,教授,江苏省名中医。1966 年高中毕业后在农村当赤脚医生 8 年,1977 年考入南京中医学院(今南京中医药大学),在校学习 5 年后毕业,1982 年底到常州市中医医院工作,师从孟河医派钱氏儿科名家、第十一代传人钱育寿老中医。卞国本主任从医 50 余年,是常州市卫生局医疗咨询专家库成员、江苏省及常州市医学会医疗事故技术鉴定专家库成员,曾任中华中医药学会儿科专业委员会委员、江苏省中医药学会儿科专业委员会副主任委员、江苏省中西医结合学会儿科专业委员会副主任委员、常州市中医药学会儿科专业委员会主任委员。

　　卞国本主任具有扎实的中医药理论基础和丰富的临床经验,在儿科常见病、多发病和某些疑难杂症方面具有独特的诊疗技术,擅长治疗小儿呼吸、消化系统及时行性的疾病,尤其对小儿支气管哮喘、慢性咳嗽、急慢性腹泻、厌食、病毒性心肌炎、过敏性紫癜、遗尿、多发性抽动-秽语综合征等疑难杂症的中西医结合治疗颇有研究,选方用药独特,临床疗效显著。他自主研发的科研制剂"固本防哮丸"对儿童哮喘缓解期疗效明显。他作为课题负责人主持的两项省级科研课题"中药超声雾化吸入治疗小儿肺炎的临床与实验研究"和"扶正固本法配合系统管理对儿童哮喘缓解期的防治研究"均通过鉴定,并获得了常州市科技成果奖。他作为编委参编的《中医辨治经验集萃——当代太湖地区医林聚英》一书(120 万字)于 1996 年 2 月由人民卫生出版社出版发行。他在省级以上医学期刊发表论文共 40 余篇,并 20 余次参加全国及江苏省中医儿科学术研讨大会交流论文。

鉴于卞国本主任对中医药事业的贡献，他被评为医院先进工作者10余次，荣获常州市卫生局优秀共产党员称号3次，1991年获得了江苏省首届青年中医奖励基金奖，1994年被评为常州市优秀中青年中医"十佳个人"，2001年被评为"常州市名中医"，2002年被评为"江苏省名中医"。目前卞国本主任已退休，但仍被常州市中医医院返聘，一直工作在临床一线，其学术成就及事迹收录在中国科学技术出版社出版的《中华名老中医学验传承宝库（第二卷）》（2013年版）中。2014年12月，他被江苏省中医药管理局确定为第二批省名老中医药专家学术经验继承工作指导老师，2017年被常州市卫生健康委员会确定为孟河医派百名人才传承工程指导老师，2019年11月被江苏省中医药管理局确定为第三批省名老中医药专家传承工作室导师，目前正在为创建名中医工作室而努力。

我有幸在2015—2017年成为第二批江苏省名老中医药专家学术经验继承工作的继承人，师从卞国本主任，令我受益良多，受用终身。我深深地体会到，他是一位博学多才、治学严谨、体贴入微的好老师。他对待患者细心耐心、热情诚恳，被患者家属和小患者亲切地称作"卞爷爷"。他善于把自己行医多年的临床经验总结上升为理论，用于指导学生的工作，使我开拓了思路，活跃了思维，开阔了视野，更新了观念，逐步提高了临床经验和诊疗技术。

本书分为名医之路、医论医话、医案精选、验方选录、学术论文摘选五个部分，涵盖了卞国本主任的成才之路、学术思想、临证经验、用药特色、常用经验方、成功医案、临床教学、论文科研及对孟河医派钱氏儿科的传承创新等多方面的实践，对他从事医疗工作50余年，尤其是从事儿科工作近40年的临床经验、学术观点、学术思想进行了充分总结，希望能给中医儿科临床、教学、科研带来一定的启发。本书可供中医儿科同道，以及从事中医儿科工作的本科、硕士、博士毕业生阅读和参考。

本书编写由常州市中医医院儿科及卞国本江苏省名老中医药专家传承工作室全体同仁通力合作完成。由于水平有限，疏漏谬误之处在所难免，希冀儿科同道及其他读者垂爱赐教，不胜感激！

卞国本名中医工作室主任　孙莱莱谨志

2022年8月

目　　录

第一章
名 医 之 路

———————————— ☁ ————————————

卞国本出生于江苏常州武进前黄的一个农民家庭。1966 年卞国本在前黄高中毕业时正巧赶上"文化大革命",毕业离校后,回到农村老家胜西大队,成为一个地地道道的农民,割麦、插秧、挑粪、罱河泥、摇船运氨水等农活样样干过。1970 年 5 月,公社和生产大队兴办合作医疗,经推荐,卞国本当赤脚医生,从此卞国本走上了行医的道路。

一、八年赤脚医生

当时全国农村都在兴办合作医疗,赤脚医生是一个新生事物,卞国本因为从小学到高中读了十二年书,在当时农村算是个有文化的年轻人,而且卞国本家庭出身贫农,毕业回农村后积极参加生产队和生产大队的所有社会活动,所以领导和群众推荐了卞国本。但怎样做一个能看病的医生? 卞国本真如一张白纸,一无所知,因此,第二天大队领导就安排卞国本背上铺盖去前黄人民医院培训学习。到了前黄人民医院,卞国本就在内科、外科、儿科的门诊和病房轮转学习,向当时的王伯仁、勇祖良、宋初学、杨伯平等老医生虚心请教。白天在门诊认真抄方实习,或者跟随老师去病房查房,晚上在宿舍如饥如渴地阅读医学书籍,做笔记摘录,或者记录整理白天看病时碰到的重要病例、用药情况等。经过 3 个月时间学习,生产大队领导就叫卞国本结束培训回大队了。当时大队卫生室只有一位 50 多岁姓钱的老医生,他中西药都懂,内科、外科、儿科也都会,可算是当地比较有名的全科医生。卞国本很尊重他,有不懂的地方经常向他虚心请教,在他的帮助下,卞国本很快就能自己独立看病了。

卞国本开始从医就是学习西医的一套诊疗方法和治疗用药,当时医院还有内、外、妇、儿科的分科,但是一个大队赤脚医生就是全科医生,对成人及儿童的感冒发热、气管炎咳嗽、腹泻、消化不良、皮肤过敏瘙痒等疾病都要学会处理。当时号召"一根针、一把草"为群众看病,所以卞国本还到前黄人民医院进行短期针灸培训,对照书本及针灸穴位图谱,在老师指导下学会了针灸。回到大队后,他对胃痛、腹泻、腹痛等病针刺内关、足三里等穴位很有心得。后来还对坐骨神经痛、中风偏瘫后遗症等患者进行针灸治疗,也取得很好的疗效。1973—1974 年卞国本曾经用针灸治疗 2 个中风后偏瘫患者,让他们重新站起来走路,在当地引起了不小的轰动。

卞国本还和其他一些赤脚医生到宜兴丁山、张渚等山区采集中草药,拿回来给患者煎熬服用。同时,在大队卫生室旁边的空地上栽种半亩地的中草药,如紫苏、苍耳子、鸡冠花、一枝黄花、大黄、蒲公英等,收割及初步加工后配给患者煎煮服用,治疗感冒、发热、扁桃体炎、妇女月经不调等,都有较好的疗效。卞国本还向卫生室钱医生及前黄医院的王伯仁、勇祖良等老医生请教学习中医药知识,对照书本学习开中药方治疗感冒发热、咳嗽、小儿麻疹、水痘、扁桃体炎、胃痛、腹泻、胆囊炎、阑尾炎等患者,加上西药注射或输液,中西医结合治疗,取得很好疗效,既为群众看好了病,又节省了医药费。最近,卞国本在老家箱底翻到了当年记录上述这些病例的两本笔记本,是 1972 年开始记录的病案,以及当年看医学杂志时的摘录笔记。

当时卫生室订阅《新医学》杂志和《赤脚医生杂志》,卞国本经常翻阅杂志,摘录卡片,学习别人的经验,拓宽视野,提高自己的诊疗技术。经过几年的刻苦学习,不断实践,医疗技术大有长进,患者越看越多,影响也越来越大,在当时附近几个大队农村已小有名气。1976 年被评为公社优秀赤脚医生,参加武进县赤脚医生代表大会,受到县政府的表彰奖励。

二、五年大学生活

1976 年"文革"结束后,1977 年秋季党中央决定恢复高考,当时卞国本已是当地的"赤脚医生",而且已结婚有了一个 4 岁的儿子,如果外出学习,家里 60 多岁的父母亲及孩子怎么办？正在犹豫不决的时候，前黄高中母校的老师劝卞国本说："不要着眼于目前较安定的生活，不要捡了芝麻丢了西瓜。"他们说："你是赤脚医生，可以去考专业对口的医学院，毕业后仍然可以做医生，以后回来还能为我们这些老师看病呢！"于是卞国本就决定复习功课，参加高考。白天在农村走村串户，为群众看病，晚上在灯光下复习数理化等课程。由于卞国本是前黄高中 66 届毕业生，原来的学习基础比较扎实，因此以较好的成绩考上了南京中医学院，即现在的南京中医药大学。1978 年 3 月初，卞国本带上铺盖行李到南京汉中门的南京中医学院中医系报到学习。

当时中医系 4 个班 120 人左右，由于他们是恢复高考后的第一届大学生，年龄层次差距很大，可谓空前绝后，有不满 18 岁的年轻人，也有像卞国本这样 30 多岁结婚生子当了父亲的人。卞国本等 6 个"老三届"男同学都住在一个宿舍。卞国本和同学们开始学习《中医基础理论》《中医诊断学》《中药学》《方剂学》等，还学习西医知识的《解剖学》《生理病理学》《诊断学》等。此外，当时认为学了中医可能以后要与日本人打交道，所以他还学了日语。

卞国本从 1966 年高中毕业后，过了 12 年才重新跨进学校大门，因此特别珍惜这次上大学的读书机会，而且他来自农村，由于家庭经济困难，享受每月 20 元的全额助学金而读完 5 年大学。虽然卞国本已有 8 年赤脚医生工作经历，有一定的中西医诊疗知识，但捧着这些书及看到学校图书馆那么多的藏书，真是觉得自己知识太少了。上大学真可谓是进入了知识的海洋，有学不完的知识看不完的书。卞国本不但上好白天的课，还坚持每日到教室晚自修。星期天也很少外出，在教室看书，做笔记，背诵汤头歌诀。有好几次晚上学校停电，卞国本和部分同学到附近工厂的大门口或传达室借光看书。卞国本不但进行课堂理论学习，还到江苏省中医院及江苏省人民医院进行临床教学实习。由于卞国本有 8 年临床工作的基础，被同学们推选为班级学习委员，经常组织同学讨论实习时遇到的病案，或者让学习成绩好的同学介绍学习经验等。上大学的第五年，卞国本和常州地区同学回本地，到常州市中医医院毕业实习，跟随张志坚、徐迪华、王静仪、钱育寿、程子俊、赵敖大、倪爱德、骆慧等内、外、妇、儿各科的老师学习临床诊疗技术。在实习最后阶段还完成毕业论文的撰写,实习结束后回校进行毕业考试,卞国本每门课程考试都获得优秀,1982 年底合格毕业,被分配到常州市中医医院工作。

三、成为一名儿科医生

1982 年底到常州市中医医院工作后,卞国本开始被安排在内科,在内科门诊独立坐诊看病,后又到病房轮转做住院医师,收住院患者、写病历、查房、值夜班、参加重危患者抢救等。1985 年医院领导为了加强儿科建设,增加儿科人员力量,决定把卞国本从内科调到儿科,从此卞国本跨入儿科门槛,成为一名儿科医生。

虽然卞国本有 8 年赤脚医生工作经历及 3 年内科医生经历,但做一个专职的儿科医生,业务还比较生疏,因此医院派卞国本去南京市儿童医院及江苏省中医院儿科进修。在南京两家省级大医院的进修学习,使卞国本扩大了视野,增加了许多新的知识,在处理儿科常见多发病及疑难危重病方面有了较大提高。进修回来后在儿科病房跟随许桂英主任查房、参加重危患者抢救、值夜班等,并利用休息时间看各种医学书籍,还订阅《中医杂志》,做读书摘录笔记等,诊疗技术不断提高。平时还注意总结临床体会,在《江苏中医杂志》和《南京中医学院学报》发表了 2 篇论文。1988 年 1 月在进入常州市中医医院刚满 5 年时,在一起来的同学中,卞国本脱颖而出,第一个晋升为主治中医师。

要做一个合格的儿科临床医生,不但要有过硬的诊疗技术,更要有对患儿的一颗爱心,要认真负责地对待每一个患儿。在病房不但要早查房,在下班前也要再次去晚查房,尤其对小儿肺炎并发心衰这样的重症患者,更要经常去观察,了解洋地黄制剂西地兰(去乙酰毛花苷)用过后的反应,观察患儿气急、咳喘、心跳、肺部湿啰音的改变等情况,以防出现呼吸衰竭。那时在病房里许多肺炎心衰患儿,还有腹泻后电解质紊乱引起高渗性或低渗性脱水的患儿,都能抢救成功。儿科病房的患者越来越多,卞国本一日要写 3～4 份甚至 5～6 份病历,根本不能按时下班,常常加班。儿科病房当时收治病种不但有常见的支气管炎、肺炎及肺炎合并心衰、腹泻、菌痢,还有高热惊厥、病毒性脑炎、病毒性心肌炎、急性肾炎、肾病综合征、过敏性紫癜等。他们对患儿不但用西药治疗,而且常常加用中药调治,大多数是中西医结合治疗,当时钱育寿老中医每周1～2次到病房查房开中药。

卞国本不但在儿科病房跟随钱育寿查房开中药,还经常到儿科门诊跟随他抄方,学习钱氏儿科的学术经验,而且在协助钱育寿举办全国中医儿科进修班的过程中,经常听钱育寿讲课,认真记笔记,学习钱育寿诊治儿科疾病的思路、方药及临床经验,并在自己独立门诊时加以应用和体会,不断提高自己的中医辨证施治能力。随着儿科呼吸道疾病的增多,尤其是支气管哮喘疾病的多发,卞国本在20世纪90年代初就开设儿童哮喘专病门诊,主要用中医中药治疗,但也关注世界卫生组织推荐的全球哮喘防治创议(GINA)方案,关注现代医学对该病发病机制及防治研究进展,适当加用少量西药。此外,连续多年组织患儿家长开展"哮喘之家活动",播放哮喘发病的录像视频,进行哮喘防治科普知识宣传,取得患儿家长配合,提高哮喘控制率,减少复发率。

1994年卞国本晋升为副主任中医师,当时原科主任因年龄关系即将退休,医院领导任命卞国本担任科主任。卞国本带领儿科团队继续做好儿科门诊、病房的医疗、教学、科研等工作,每年轮流选派一名主治医师或副主任医师外出到上海、南京进修学习,使全体儿科医师的临床业务水平有很大提高。大家都能熟练处理儿科常见多发病及危重疑难患者抢救。因此,儿科门诊及病房从未有过医疗纠纷事故。卞国本担任科主任及2000年晋升主任中医师后,依然参加病房及夜间急诊值班。由于卞国本住在医院旁边的麻巷医师楼,每年除夕夜值班,为了让其他医师回家过年,连续十多年的除夕夜班,都是卞国本自告奋勇,主动承担。由于儿科医生少,夜间急诊班又不能停,卞国本一直坚持值班到60岁退休。

四、注重教学、科研工作及论文撰写

从1986年开始,以钱育寿为学科带头人的常州市中医医院儿科受国家卫生部及省卫生厅委托,举办全国中医儿科医师进修班。卞国本到儿科后被安排协助钱育寿办班,做有关课程设置、学员生活安排、讲课老师联系等具体工作,同时也参加听课。该进修班共举办七期,每期一年,共招收了全国 20 多个省市自治区的 100 多名学员。其间每年举办华东地区儿科名老中医学术讲座,邀请江苏的江育仁、贝叔英、孙浩,上海董廷瑶、朱大年、徐蔚霖,浙江俞景茂,安徽郭锦章,福建李学耕等教授专家来此讲课。在办班过程中,卞国本自己的实际工作能力得到了锻炼,还聆听了这些中医大师的讲课,受益终身。卞国本在儿科病房或门诊的大学本科毕业生带教工作中,对学生按照教学大纲严格要求,在业务上认真带教,毫无保留地给他们讲解指导,提高他们临床辨证论治能力。而且每年给全体同学进行多次辅导讲课,尤其给每届学生都讲"怎样撰写毕业论文",深受学生们好评,因此每年都被评为优秀带教老师。除了给学生讲课外,卞国本还根据医教科的要求,多次给本院年轻医师西学中学习班、护士中医护理提高班讲课,讲授中医基础理论、中医诊断学及"怎样撰写中医论文"等课程,深受年轻医师及护士的欢迎。在讲课教学工作中,卞国本自己也不断学习,不断提高,真所谓教学相长。

唐代孙思邈说:医道是"至精至微之事",医者必须"博极医源,精勤不倦"。卞国本认为,要想成为一名优秀的临床医师,不能仅满足于日常临床工作,还应在平时多动脑,多留意医疗工作中的一些重点难点,并想办法去解决,这样就会产生一些想做科研的想法。卞国本在儿科病房看到肺炎患儿服中药较困难,但用庆大霉素加地塞米松超声雾化吸入后症状明显好转,卞国本就想能否把中药做成针剂后也用超声雾化吸入治疗呢?在与药剂科联系商量后,他们说可以试试,卞国本就再和钱育寿主任商量,用钱育寿的经验方由药剂科做成针剂,给肺炎患儿吸入治疗,解决中药服用困难的问题。卞国本带领科室同事与药剂科联合向江苏省中医药管理局申报了"中药超声雾化吸入治疗小儿肺炎的临床和实验研究"课题,并成功获审批。经过 3 年时间的实验研究和临床使用观察,疗效较好,并在 1994 年通过江苏省中医药管理局鉴定,之后还获得了常州市政府科技成果奖。卞国本在开展儿童哮喘专病门诊工作中经常碰到患儿家长问:"为什么哮喘患儿会反复发作?有无办法治好?"为了解决这个问题,卞国本在 1998 年向江苏省科技厅申报了"扶正固本法配合系统管理对儿童哮喘缓解期的防治研究",又获审批通过。经 2 年时间的临床观察,开发的科研制剂固本防哮丸对儿童哮喘缓解期的疗效较好,可与获得卫生部科技成果奖的市售固本咳喘片相媲美。同时开展多次"儿童哮喘之家"活动,加强对哮喘患儿进行系统管理,提高了哮喘治愈控制率,降低了复发率,增强了哮喘这一常见性难治性疾病的防治效果。2000年11月该课题通过省科技厅鉴定,以全国名中医汪受传教授为鉴定组长的专家鉴定意见认为,该研究成果达到了国内先进水平。在20世纪90年代及20世纪末,卞国本有两项课题通过鉴定并获奖,在常州市中医医院是少有的,因此受到了医院的表彰奖励。

汪受传教授在他所著的《儿科临证医论医案精选》一书中说:他的导师、南京中医药大学全国名老中医江育仁教授"曾要求学生做到四能,即能看病、能写作、能讲课、能科研,这是江育仁提出的培养中医高级人才的目标"。无论从晋升晋级的要求还是从学术业务提高的要求来说,卞国本认为医生应该结合临床写一些心得体会文章。但有些医生说,临床工作那么忙,哪有时间写论文;而且每日门诊看病或病房查房,平平常常的事有什么可写的。卞国本并不认同这些说法。他认为只要有一种想要写文章的追求,就能做一个有心人,处处留心皆学问。如1990—1992年卞国本在儿科门诊经常遇到手足口病的患儿,但中医儿科教科书上没有此病,卞国本也没学过,卞国本就和科室同事一起收集病例,查找《皮肤病学》书籍及有关文献资料,商讨中医治疗方药,然后写出辨证论治的体会文章发表。又如在治疗多例小儿病毒性心肌炎的过程中,在业余休息时翻阅大量医学杂志并做卡片摘录,撰写发表《小儿病毒性心肌炎中医研究进展》的文献综述类论文。还有,在阅读中医杂志上刊发的《上病下取法在内科的临床应用》论文时,卞国本受到启发,就写了儿科的肺炎、哮喘、滞颐等病用上病下取法获效的论文并发表。在跟随钱育寿老中医抄方过程中,卞国本不断学习他的治病思路、用药经验,从而写出多篇总结钱氏儿科治疗咳嗽、腹泻、出疹性疾病等老中医经验总结类论文。卞国本还经常根据全国中医儿科学会及江苏省中医儿科学会开展学术活动征文通知要求,结合自己的临床实践,将诊治小儿咳嗽变异性哮喘、抽动秽语综合征、小儿厌食从瘀论治等方面的体会写成论文,投寄学术会议交流或有关杂志发表。卞国本曾20多次参加全国和华东地区及江苏省中医儿科学术研讨大会交流论文。卞国本曾经在1992年一年内创下发表9篇第一作者论文的最高纪录,在20世纪的80年代及90年代,卞国本在省级以上医学杂志共发表论文近 40 篇,在常州市中医医院是数一数二的。他在 1996 年还参与编著《中医辨治经验集萃——当代太湖地区医林聚英》一书,共 120 万字,由人民卫生出版社出版发行,卞国本负责其中 20 万字的撰稿、审稿、誊写工作。卞国本写这些论文及出版医著都是利用节假日或夜间休息时间,通过查找资料,翻阅文献,认真仔细撰稿。爱因斯坦曾经说过:"人的差异产生于业余时间,业余时间能成就一个人,也能毁灭一个人。"

由于卞国本在临床、教学、科研、论文撰写等方面的努力及其取得的成绩,1991 年获得江苏省首届青年中医奖励基金,1994 年被评为常州市优秀中青年中医十佳个人,1993 年当选为全国中医儿科学会理事,2004 年当选为江苏省中医儿科及中西医结合儿科学会副主任委员,2001 年被评为常州市名中医,2002 年被评为江苏省名中医。

五、为中医儿科事业继续努力

因年龄关系,卞国本 2005 年从科主任位置上退下来,虽离开病房到门诊坐诊,但仍参加儿科夜间急诊值班,直到 2007 年满 60 周岁退休时为止。退休后卞国本被医院返聘,每周一到周六上午专家门诊,同时继续带教南京、安徽等中医药大学的本科毕业生及硕士研究生,以及全科规范化培训医师及外地进修医师。2014 年 12 月卞国本被江苏省中医药管理局确定为第二批江苏省老中医药专家学术经验继承指导老师,培养常州市中医医院儿科及武进中医院儿科主治中医师共 2 名,周期为 3 年,到 2018 年 1 月结束,两名学员最后经考核优秀而结业。从 2017 年开始,卞国本被确定为常州市卫健委孟河医派百名人才传承工程指导老师,至今已带教 3 批主治中医师学员。2020 年 7 月常州市中医医院与新北区孟河中医院成立孟河医派医联体,卞国本作为指导老师带教该院儿科医师一名。2019 年冬季与 2021 年 3 月还分别带教国家中医药管理局全国中医临床特色技术传承骨干人才培训班学员,如新疆维吾尔自治区昌吉回族自治州中医医院和重庆市忠县中医院主治及副主任医师各一名。2017 年起连续 3 年受邀到武进中医院举办的儿科省级继续教育班讲课。2020 年 9 月受邀参加常州市卫健委举办的中医经典大讲堂讲课。

2019年11月江苏省中医药管理局确定卞国本为第三批江苏省名老中医药专家传承工作室导师,要求常州市中医医院儿科用3年时间将此工作室创建成功,其中有规模条件建设、人才培养、传承建设等任务,尤其是要举办至少2期省级继续教育学习班,争取立项并完成一个省、市级科研课题,出版一本名老中医药专家学术经验著作。这对于创建和完善名老中医药专家学术经验传承推广平台、培养中医儿科人才、提升常州市中医医院儿科影响及学术水平,都是一个很好的契机。卞国本从2020年至今,经常为工作室申报省级继续教育班联系讲课专家、确定讲课主题内容等事宜而忙碌;为科研课题立项申报出谋划策,对申报书内容逐字逐句修改;为出版老中医学术经验著作,与主要筹划者商量确定目录,搭建书籍的框架结构,并提供材料,亲自撰写书稿;为带教科室年轻医师,收集门诊十多个病种的就诊病案,建立电脑临床资料数据库,为名中医工作室做好基础资料积累工作;为年轻医师撰写老中医医案的书稿提出要求,规范格式,多次修改审稿。

"老骥伏枥,志在千里。烈士暮年,壮心不已。"虽然卞国本已75岁,在行医路上走过了50多个春秋,但在党和国家重视发展中医药的大好环境下,为了中医儿科事业的进一步发展,卞国本立志生命不息,战斗不止,继续努力,贡献自己的余生!(卞国本、孙菜菜)

第二章
医论医话

一、注重辨证与辨病相结合

辨证论治是中医学的特点和精华,中医的辨证方法有八纲辨证、脏腑辨证、气血津液辨证、卫气营血辨证等,根据外感病和内伤病的不同及疾病的不同阶段,分别采取不同的辨证方法来确定患者的证(病因、病机、病位),然后再确定治法和方药。作为新时代的中医工作者,不能仅仅懂得中医的辨证论治方法,还必须懂得现代医学的辨病论治方法,才能适应临床工作之需要。例如在遇到小儿肺炎、哮喘时,不能停留在仅用中医的辨证思维把它们诊断为肺炎喘嗽及哮喘,也不能仅用中医的望、问、闻、切去辨证它们为风寒证、风热证或寒哮热哮,还应该利用现代医学的诊疗方法如听诊器听诊心肺、X 线摄胸片、实验室血常规检查等手段,拓宽延长中医的诊断视野,对小儿肺炎、哮喘的病情了解得更全面,分期分型更清楚,诊断治疗更正确,用药就更有效。

辨证与辨病相结合,不但在病情诊断与检查方法上相结合,在疾病的治疗上也应相结合,像小儿慢性咳嗽若仅用中医的辨证方法,分为寒痰、热痰、湿痰等证候去论治,则收效较慢。若结合现代医学知识,将它进一步鉴别诊断为咳嗽变异性哮喘,或上气道咳嗽综合征,或食管反流性咳嗽等,则可相应地采用针对性更强的药物。如对咳嗽变异性哮喘可加用祛风止咳的虫类中药及西药白三烯受体拮抗剂和支气管扩张剂等,对上气道咳嗽综合征可加用祛风通窍、清喉利咽的中药及少量抗组胺药,对食管反流性咳嗽则加用和胃降逆中药及少量促胃肠动力药,则疗效可迅速提高,病程也将会大大缩短。笔者认为中医并不排斥西医西药，但也不能全盘西化，而应该能中勿西，衷中参西，中西结合，以患者为中心，以疗效为第一，辨证与辨病相结合，这才是正道。

二、四诊合参，尤重望诊

审证求因是中医诊断疾病的基本原则，而诊察疾病的基本方法是望问闻切，四诊合参，但儿科自古以来就被称为"哑科"，因此，笔者临诊时对望诊尤为注重。如对患儿的精神状态、面部气色、肢体形态，还有山根、目眶下眼圈、巩膜结膜、口腔咽喉、舌质舌苔等部位的观察格外当心，格外仔细。山根是指两目内眦间位置，它常与鼻梁、眉心及两目眶下眼圈相连，这部位形色的变化能反映气血的盛衰和邪气所在，对患儿病情有重要的诊断意义。《幼幼集成》云："山根，足阳明脉所起。"可见该部位的筋脉形色与脾胃病变是有内在联系的，如山根、目眶下青筋显露，肤色紫暗则常见于脾胃虚弱或脾虚湿困或夹有气滞血瘀引起的消化不良、厌食、腹泻、贫血等病症。因脾肺属母子关系，相互影响，肺系病变也常见上述部位筋脉肤色变化，如反复呼吸道感染、支气管哮喘患儿的肺脾气虚证或血瘀气滞证也可见山根及目眶下眼圈淡青色或淡褐色。另据报道，小儿山根及目眶下眼圈淡青色从免疫学方面的研究发现：这些患儿的 T 细胞亚群检测，CD3、CD4、CD5 均明显低于正常儿童，提示这些患儿细胞免疫功能低下，因此易于反复呼吸道感染及哮喘反复发作。这些现代病理学、免疫学的研究结果也支持中医望诊的重要性，通过望诊，得出正确的病因病机分析，丰富了中医审证求因的内涵。

对巩膜的望诊除黄染为小儿黄疸的典型表现外，还有如外感引起的咽结膜综合征和外感高热时的眼结膜红肿，小儿麻疹时的结膜红肿、目眵较多，以及眼泪汪汪等也都是既常见、又具明确的诊断意义，我们都不能疏忽。对口腔、咽喉的望诊是我看病时对每个患儿都必不可少的一个检查项目，如口腔黏膜、咽峡有无疱疹、溃疡；有无白屑白垢（霉菌感染所致的鹅口疮）；咽喉部有无充血或咽喉壁淋巴滤泡是否增生；扁桃体有无红肿或化脓；腮腺炎时口腔颊黏膜处有无腮腺管口红肿或挤压溢脓等，这些对疾病的明确诊断有很重要的临床指导意义。

小儿舌诊更是我看病时对每个患儿都必做的一个检查项目,因小儿舌诊确有客观、特异的诊断意义,对判断疾病性质、病情轻重和病变部位、转归及预后都极为重要,是审证求因的重要方面。舌质表现的是身体的本质和五脏虚实情况,如常见的地图舌大多见于反复呼吸道感染、厌食偏食、过敏、代谢障碍、微量元素缺乏等病症,临床多属肺脾气阴两虚。舌苔表现的是邪气的盛衰,常表明人体正气与邪气作斗争时的状态,它随治疗进展而发生改变。因此,舌苔的变化能指导医生判断病变部位、病邪深浅、病情轻重与转归,如黄苔和白苔、腻苔和腐苔、厚苔与薄苔等表现,其临床意义都不同,对审证求因和立法处方都有不同的指导意义。正如古人所说,"辨舌质,可决五脏之虚实;视舌苔,可察六淫之浅深"。我们都应牢记先贤的这句名言。

三、博采众长,推陈出新,疗效为先

笔者早年跟随常州钱氏儿科十一代传人钱育寿老中医学习,抄方试诊,聆听教诲,对钱育寿的小儿咳喘治肺十法、化痰八法、泄泻的疏和运化,以及出疹性疾病和肾炎、紫癜、遗尿等杂病的治疗经验都深有体会,分别撰写多篇论文发表在省级以上杂志。同时还到南京中医药大学附属医院儿科全国名老中医江育仁教授及曹颂昭老中医处进修学习,得到江育仁和曹颂昭的悉心指导,学习了他们治肺炎、哮喘、厌食、腹泻等病的经验,特别对江育仁的"脾健不在补而贵在运"的学术思想深有体会,至今仍广泛应用于小儿脾胃病的治疗过程中。此外,笔者曾担任全国中医药学会儿科分会委员及江苏省中医药学会儿科专业委员会副主任委员,曾20余次参加全国及江苏省的中医儿科学术交流研讨会,认真学习全国各地儿科名家的学术经验,兼收并蓄,博采众长,并通过自己的思考实践,去伪存真,扬长避短,形成了自己独特的诊疗特点,临床疗效不断提高。如钱育寿老中医治咳常用麻黄、蝉蜕祛风宣肺,笔者在使用这两味药时,对多汗之咳嗽则少用或不用麻黄,因为它有耗散肺气,加重自汗、盗汗之副作用;对蝉蜕则不但提高其用量到10 g,而且对有湿疹史等过敏体质的咳喘患儿,还加用全蝎等虫类药,治咳治喘效果更好,而钱育寿则从来不用蜈蚣、全蝎。又如江育仁老中医治小儿厌食、积滞、疳证等病常用苍术、砂仁等运脾药,但若无脾湿而反为胃阴虚、舌红者,可否仍用苍术呢？笔者也用之,但常配伍沙参、石斛等养阴之品而制苍术之燥,保留苍术醒脾开胃之功,则相得益彰,脾气健运,胃阴不伤,生化有源,疗效更好。

笔者临床工作50余年,既注重传统的中医药理论,又不墨守成规;既参合现代医学的研究成果,又不生搬硬套。随着现代医学的发展,疾病的分类越来越细,病种也越来越多,因此,新时代中医必须博采中西医学之长,为提高临床疗效服务,在我们常用的中药性味归经、功用主治等方面,结合现代药理研究,把生化、免疫、微生物、遗传学等现代科技知识引进中医药范畴,更好地为我们中医辨证论治所用。如儿童哮喘是气道的慢性炎症及气道高反应性疾病,其发病常与病毒、细菌感染以及虫螨、花粉等异常物质吸入有关,而且也与患儿过敏体质有关。我们就必须了解这些现代医学的最新研究成果,在我们治疗儿童哮喘时,在传统的中医辨证施治基础上,加用更有针对性的现代药理研究支持的药物,如僵蚕、蝉蜕、全蝎、蜈蚣、干地龙等虫类药。这些药物有抗炎、解痉、抗过敏作用,相当于中医的祛风、平喘作用,可使哮喘的中医治疗更有效,对儿童哮喘的治愈控制率更高,复发率更低。临床医生治病首先看疗效,应疗效优先,疗效是我们中医生命力之所在,没有疗效,其他一切都是空谈。中医的继承发展很重要,继承不泥古,发展不走样,推陈出新,守正创新,这是我们应该遵循的原则。

四、儿童抽动障碍的辨治心得

儿童抽动障碍是儿科的疑难杂症,但在临床并不少见,近几十年来,其发病率有上升趋势。西医西药对其治疗虽有一定疗效,但因副作用较大,患儿及家长不易接受,依从性较差。然而,中医中药的治疗效果较好,副作用相对较小,笔者临床经常诊治这类患者,兹将有关辨治心得体会介绍于下。

(一) 现代医学认识

1. 概述与临床表现 抽动障碍是起病于儿童时期的,以不由自主地反复、突发、快速、重复、无节律性的一个或多个部位运动抽动和(或)发声抽动为主要特征的综合征，它是儿童和青少年时期的心理障碍性疾病，以往用多发性抽动症或抽动秽语综合征命名，近十多年来规范用“抽动障碍”命名。其病因尚未完全明确，可能与遗传因素、脑器质性因素如基底节和胼胝体异常、大脑神经生化因素如多巴胺活动过度、社会环境因素等有关。

其主要临床表现为运动性抽动和（或）发声性抽动，前者表现为不自主的眨眼、点头、摇头、皱眉、嗅鼻、噘嘴、张嘴、扭颈、耸肩、抬臂、抖手、踢腿、鼓肚子或瘪肚子等。后者表现为呃呃声或嗯嗯声干咳，或噢噢叫声，或重复某些字句，或谩骂，或说脏话等。发作时可见一项或几项动作同时出现，每日数十次，甚至多则数百次。抽动可因焦虑、疲劳、兴奋，或感冒发热而加重，也可因放松、专注某事而减轻，睡眠时消失。

2. 临床分型

(1) 短暂性抽动障碍：主要表现为简单的运动性抽动，常局限于一个部位抽动，且持续时间不超过1年。

(2) 慢性运动抽动或发声抽动障碍：主要表现为多个部位抽动或发声抽动，但运动抽动和发声抽动不会同时存在，时间可持续数年。

(3) 发声与多种运动联合抽动障碍（抽动秽语综合征）：它是抽动障碍中最为严重的一型，见面部和肢体多个部位抽动加上发声抽动同时存在，且这类患儿一半伴有强迫症及注意缺陷多动综合征，病程较长，可持续数年，严重影响患儿的学习和生活。

3. *治疗和预后*　采用药物治疗和心理治疗，前者如氟哌啶醇、盐酸硫必利片、可乐定等，后者是药物治疗以外的必要补充，需要家长和老师共同配合，相互沟通，帮助患儿通过治疗取效。关于预后，第一型预后良好，症状在1年内可消失。第二型预后也较好，但症状迁延，病程较长。第三型即抽动秽语综合征预后较差，需较长时间服药治疗才能控制症状，但停药后易加重或复发，病程更长，病情可持续到成年，甚至终生。

（二）中医病因病机

宋代钱乙《小儿药证直诀》说：“凡病或新或久，皆引肝风，风动止于头目，目属肝，风入于目，上下左右如风吹，不轻不重，儿不能任，故目连劄也。”明代王肯堂《幼科证治准绳》说：“水生肝木，木为风化，木克脾土，胃为脾之腑,故胃中有风,瘛疭渐生。其瘛疭症状,两肩微耸,两手下垂,时复动摇不已,名曰慢惊。"本病以肌肉抽动及口中发声为主要临床表现,可归属中医学"瘛疭""肝风""慢惊风"等范畴。其病因是多方面的,与先天禀赋不足、产伤、窒息、感受外邪、其他疾病影响、劳累、情志失调等因素有关。

本病病位在肝,与心肺脾肾也相关。肝体阴而用阳,喜条达而主疏泄,为风木之脏,风性善动而数变。肝又主藏血、藏魂,开窍于目,其声为呼,其变动为握,故不自主的动作如眨眼、皱眉、点头、摇头、仰颈、耸肩、抖手及怪声秽语等,均与肝风内动有关。

病机变化:① 若禀赋不足或病后失养,损伤脾胃,脾失健运,水湿潴留,聚液成痰,痰气互结,壅塞胸中,蒙蔽心神,则抽动呼叫、秽语粗言。② 若痰气互结,蕴于咽喉,气道不利,则喉发怪声。③ 若脾虚肝旺,木亢生风,脾开窍于口,脾主四肢肌肉,则可见噘嘴张嘴、甩手踢腿、四肢或腹肌抽动。④ 若脾虚气血生化乏源,血虚筋脉失养,虚风内动,则可见伸颈缩脑、手足颤动等症状。⑤ 若情志失调,气机不畅,气郁化火,引动肝风,则可见烦躁、眨眼、摇头、耸肩等。⑥ 若肝火伤阴或其他热病伤阴,或肝病及肾,肾阴虚亏,水不涵木,虚风内动,则可见眨眼、肢体颤动、摇头晃脑。⑦ 若阴虚火旺,木火刑金,肺阴受损,金鸣失常,则可见喉发异声。⑧ 若阴血不足,心失所养,心神不宁,也会秽语不断。

综上所述,本病病位责之于五脏,但主要在肝。病理性质有虚有实,血虚阴虚是为虚,风火痰湿是为实;病情起初为实证,迁延日久转虚证或虚实夹杂。

(三) 中医辨证治疗

本病辨证重在辨虚实,病之标在风火痰湿,病之本在肝、脾、肾三脏的不足。临床往往风火痰湿与阴虚血亏并存,虚实夹杂。本病的临床表现主要是抽动,因此平肝息风是基本的治疗法则。

笔者以天麻钩藤饮合止痉散加减为基本方,药用天麻、钩藤、石决明、僵蚕、蝉蜕、全蝎、蜈蚣、炙甘草,然后根据患者不同的症状及不同病机,辨证治疗。

1. 阴虚风动证 症见形体偏瘦,挤眉弄眼,摇头耸肩,口出呃呃声,睡眠不安,舌质红,苔薄或光剥,脉细数。治法:滋阴潜阳,平肝息风。处方:基本方加地黄、玄参、麦冬、牡丹皮、菊花、酸枣仁、炒枳壳等。

2. 痰湿风动证 症见面黄形瘦或虚胖,食欲一般,眨眼嗅鼻,嘴角或四肢抽动,喉响秽语,舌质淡红,苔白或腻,脉滑。治法:祛湿化痰,平肝息风,处方:基本方加茯苓、法半夏、胆南星、石菖蒲、陈皮、焦山楂等。

3. 血虚风动证 症见面色少华,厌食纳少,张口噘嘴,手足颤动,口发怪声,舌质淡红,苔薄白,脉细数。治法:健脾养血,息风止痉。基本方加太子参、炒白术、茯苓、炙鸡内金、当归、川芎、陈皮等。

4. 加减变化

(1) 若阴血虚亏,睡眠不宁,惊悸不安者,去石决明、天麻,加酸枣仁、夜交藤、生龙骨、生牡蛎等。

(2) 若仰脖扭颈,肢体抽动明显者,加葛根、伸筋草等。

(3) 若上述各证中有上呼吸道感染者,加金银花、连翘、黄芩等。

(4) 若痰气互结,蕴于咽喉而见喉发异声者,加射干、牛蒡子、桔梗等。

(5) 若有大便干结难解者,加火麻仁、瓜蒌仁或大黄等。

(6) 关于虫类药应用:这是每个患儿都必须用的,僵蚕、蝉蜕常规剂量为 5~10 g,全蝎 2~3 g,蜈蚣 1 条。若年龄超过 10 岁或体重较重者,全蝎可用 4~5 g,蜈蚣可用 2 条。而且,此两个虫类药研粉末冲服效果比煎煮服用更好。有人担心这两个虫类药的毒性作用,已故国医大师朱良春在其所著的《虫类药的应用》一书中说:"历来认为蜈蚣、全蝎有毒,事实是其活体毒液有毒,但经过炮制后其毒液已被氧化,并无毒害作用。"笔者曾对服用这两个虫类药 3 个月到半年的患儿化验检查肝、肾功能及血生化,结果正常,说明用这些虫类药确实没有毒副作用,临床用药是安全的。

(7) 冬季对这些患者可用膏方治疗,也取得很好的疗效。对病情缓解的患儿,若不服用煎药,春季或夏秋季也可用膏方的方药,研末水发为丸口服,效果也很好。

综上所述,本病病程较长,来渐去缓,且易反复,临床往往需要较长时间的药物治疗,常需要几个月甚至半年到一年的服药才能见效。要向家长讲解该病发生的简单知识,病情变化及预后,正确认识该病,消除家长对患儿病情的过分焦虑及紧张心情,争取家长配合,对患儿采取适当的教育方法,消除患儿的自卑心理，提高其自信心，才能获得更好疗效。

五、儿童哮喘的中医诊治体会

支气管哮喘是儿童时期最常见的慢性呼吸道疾病，它是一种慢性非特异性炎症性疾病和气道高反应性疾病，病程较长，容易反复发作，而且目前还有逐年上升的趋势，因此，它是国内外儿科同道深感棘手的一个难题。对于该病的诊断与分期，中医和西医都比较一致，即分为发作期、慢性持续期（中医称迁延期）、缓解期。笔者在此主要介绍对该病不同分期的中医治疗及个人体会。

（一）发作初期治疗

发作初期一般指哮喘发作 3～5 日或 1 周内的阶段，对其治疗不必像教科书那样分得太详细，只需一张基本方为基础，根据寒热等其他兼证的不同而随证加减。基本方为：炙麻黄、杏仁、甘草、射干、葶苈子、紫苏子、蝉蜕、蜈蚣、干地龙、降香、罗汉果。其中，炙麻黄、杏仁、甘草为三拗汤疏风宣肺平喘；射干、葶苈子、紫苏子、降香合麻黄有射干麻黄汤及苏葶丸意，均可化痰降气平喘；蝉蜕、蜈蚣、干地龙，还有僵蚕、全蝎等虫类药都有祛风解痉，止咳平喘功效。现代药理研究虫类药都有抗过敏作用，而哮喘发病机制与过敏有关，因此用这些虫类药有效。

笔者在治疗哮喘的方药中，不仅用僵蚕、蝉蜕、干地龙，还超出教科书范畴使用蜈蚣、全蝎。大家都知道蜈蚣、全蝎有毒，所以很少有人敢用它。蜈蚣与全蝎均味辛，性温或性平，有小毒，具有息风止痉、攻毒散结、通络止痛的功效，通常用于癫痫、中风半身不遂、偏头痛、破伤风、流行性脑脊髓膜炎、流行性乙型脑炎等肝风内动、肢体痉挛抽搐者，也可用于各种癌症肿瘤疼痛者，以及风湿性关节炎等顽痹疼痛者。但笔者在开设哮喘专病门诊的 20～30 年临床工作中，发现蜈蚣、全蝎治疗与过敏有关的哮喘、过敏性咳嗽、过敏性鼻炎等病都非常有效，只要蜈蚣用量不超过 1～2 条，全蝎不超过 3～5 g，还是很安全的，没有什么毒副作用，而且治咳喘的作用，蜈蚣比全蝎更强。所以笔者在所有治哮喘的方药中，若病情较重者都会用蜈蚣，待病情好转后改用全蝎。有关这些虫类药有无毒害作用的论述,可参考本章"儿童抽动障碍的辨治心得"及"浅谈虫类药在儿科的临床应用"内容。

基本方中的罗汉果止咳化痰,药味较甜而使整个方药易为患儿所接受,在笔者治咳喘的方药中都会加用这个药,这也是笔者用药的一个特点。哮喘发作初期不管热证、寒证,都可用这张基本方。若热哮兼有发热表证,可加金银花、连翘,疏风清热;若发热重,舌质红,舌苔黄,脉滑数,咳喘重,为肺热壅盛,可加生石膏、黄芩清解肺热,有麻杏石甘汤意;若有黄痰,可加天竺黄、浙贝母、鱼腥草清肺化痰;若大便干燥或便秘,可加火麻仁、炒枳壳(实)通腑泄热。说明:门诊处方很少用大黄,怕药量掌握不好,因为门诊中药方一般每次开 3~5 剂,如果用量小则无效,若用量多则会泻下厉害,若想去掉一些也去不了,因为现在是免煎颗粒剂,每帖中药都分装在两个小塑料盒子里,混合在一起,根本分不出来,所以用火麻仁、郁李仁、瓜蒌仁等比较稳妥。

若为寒证寒哮则无发热,面色少华,鼻流清涕,舌苔薄白,舌质淡红,脉浮紧者,可加细辛、干姜温肺散寒,加苍耳子、辛夷花、白芷祛风通窍;若舌苔白腻,加法半夏、茯苓、陈皮祛痰化湿,有杏苏二陈汤之意;若白黏痰多,可加白芥子、莱菔子化痰祛湿,有三子养亲汤之意。

若素体痰热较盛,近又外感风寒未解,表现为寒热错杂证,可见咳喘痰鸣,鼻塞清涕,咽喉红,舌质红,苔薄微腻,脉滑数,则宜解表清肺,化痰平喘,用基本方加生石膏、黄芩清解肺热,再加桂枝、生姜合麻黄散寒解表,有大青龙汤之意,还可加苍耳子、辛夷花祛风通窍。

(二) 发作中期治疗

哮喘发作 7~10 日后就应算是中期,且已得到治疗而病情有所减轻,两肺哮鸣音减少或消失,此阶段可分为 2 个证型,一个是初期热哮经治好转后变成的阴虚咳喘证,另一个是寒哮经治好转后变成的痰湿咳喘证。

前者咳喘减而未止,舌质红,舌苔薄,脉细数,可用阴虚咳喘基本方:南沙参、玄参、杏仁、射干、葶苈子、紫苏子、蝉蜕、蜈蚣、罗汉果、浙贝母、鱼腥草、甘草清肺养阴,祛风化痰。若有喘鸣,可加干地龙、降香降气平喘;若有黄痰,加黄芩、天竺黄清肺化痰;若大便干结,加火麻仁、炒枳壳通腑泄热;若鼻塞多涕加苍耳子、辛夷花祛风通窍;若夜寝盗汗,加瘪桃干或浮小麦固表敛汗。

后者咳嗽稍减,或稍喘,咯白黏痰,舌质不红,苔薄腻,脉细滑,可用痰湿咳喘基本方:紫苏子、葶苈子、杏仁、法半夏、茯苓、陈皮、白芥子、莱菔子、蝉蜕、蜈蚣、罗汉果、炙甘草。该方有苏葶丸、杏苏二陈汤及三子养亲汤合方之意,可祛痰化湿、降气平喘。若胃纳不香,可加焦山楂、炒神曲消食开胃;若大便溏烂,可加炒扁豆、芡实健脾止泻;若鼻塞多涕,可加苍耳子、白芷、通草祛风通窍。

(三) 发作后期即迁延期治疗

哮喘发作半个月或 20 日后,咳嗽明显减少,喘鸣也消失,仅晨起或夜间或运动后稍咳,或胃纳不佳,或易于出汗,或晨起及受凉吹风后鼻涕喷嚏多,这一类证候属于西医所说的哮喘慢性持续期,中医称为迁延期,病情为虚实夹杂,风痰留恋未解,同时肺脾肾虚证亦见,此为病情没有完全好转,但正在逐步恢复的阶段。

治疗应标本兼顾,笔者常用哮喘恢复期基本方:黄芪、白术、防风、太子参、麦冬、五味子、陈皮、蝉蜕、全蝎、罗汉果、炙甘草。该方由玉屏风散合生脉饮及虫类药化痰药组成,有补肺健脾、益气养阴、祛风化痰之功效。

若咳嗽,咯白黏痰,舌淡红,苔薄腻,脉细滑,可加法半夏、茯苓、款冬花祛痰化湿,有二陈汤之意;若胃纳不香,可加焦山楂、炒鸡内金消食开胃;若大便溏薄,可加怀山药、芡实健脾止泻。

若咳嗽咯黄痰,咽红,舌红,苔薄,脉滑数,为痰热未尽表现,加浙贝母、炙桑白皮、鱼腥草清肺化痰;若鼻塞多涕,加辛夷花、白芷、通草祛风通窍;若盗汗、自汗,加瘪桃干、浮小麦固表敛汗。

(四) 缓解期治疗

哮喘发作期经治疗后咳嗽、喘鸣症状完全消失,已正常生活和正常学习,此即为缓解期。这一阶段的持续时间可长可短,长则 1～2 个月或 3 个月,数月不发作,短则 1 周到半个月或 1 个月,就会再次伤风而咳喘又作。许多家长甚至医生都认为病好了,不重视这一阶段的防治,从而导致哮喘的反复发作。

为什么会反复发作呢？就是西医所说的哮喘发病机制是气道的慢性炎症和高反应性未去除，中医则说这是内因责之于先天禀赋异常，素体肺、脾、肾三脏俱虚，功能不足，痰饮留伏于肺，成为哮喘之夙根。若由外因如风寒外邪或接触异物异味等，则外因诱发伏痰而重新发作。此即《证治汇补·哮病》所论："哮即痰喘之久而常发者，因内有壅塞之气，外有非时之感，膈有胶固之痰，三者相合，闭拒气道，搏击有声，发为哮病。"

对缓解期的治疗，笔者主张一年四季都应治疗即四季疗法。夏季用冬病夏治贴敷治疗，这是全国所有中医院都在使用的外治疗法，即用明末清初张璐的《张氏医通》方子，即白芥子、细辛、肉桂、甘遂、延胡索研末，加生姜汁调成面团状贴敷腰背穴位。目前常州市中医医院外贴方药稍有改动，关于此外敷疗法，就恕不赘述。

冬季用中药膏方对哮喘缓解期患儿进行调理，近20～30年来这是一个常规的治疗方法。临床实践证明，冬令进补膏方不但适用于成人、妇女、老人，也适合体虚易感的哮喘反复发作的儿童。大家不必担心患儿服用人参、阿胶、紫河车等有补益作用的膏方后会发生性早熟，因为这些哮喘患儿均属肺、脾、肾三脏俱虚的生长发育欠佳的儿童，他们比正常发育儿童的健康水平要低1～2个档次，他们经常感冒咳喘，食欲不振，面黄肌瘦，个子矮小，或面色少华，虚胖乏力，经过膏方调补后，他们才逐渐赶上发育水平正常的孩子。因此，不必担心服膏方后会性早熟，笔者在几十年的临床工作中，从未发现服膏方的哮喘患儿有性早熟或肥胖症发生。

笔者用的膏方基本方是：白参、黄芪、白术、白芍、茯苓、熟地、山茱萸、怀山药、阿胶、蛤蚧、紫河车、南沙参、北沙参、玄参、枸杞子、牡丹皮、丹参、当归、桃仁、红花、僵蚕、蝉蜕、浙贝母、半夏、紫菀、款冬花、陈皮、枳壳、神曲等，有调补阴阳、健脾益肺、补肾纳气、活血化瘀、祛风化痰、匡扶正气之功效。根据患儿肺、脾、肾三脏虚亏程度的轻重不同，有无盗汗，有无厌食，有无便秘，以及偏阴虚或偏阳虚的孰轻孰重等不同情况，再增加一些其他对症中药，每个患儿的膏方均不同。一料膏方可服用2～3个月时间，经多年观察，服膏方期间患儿很少感冒及哮喘复发，确有增强免疫功能，提高抵抗力之作用。

对于哮喘春季、秋季的治疗，10 多年前笔者常用科研开发的院内制剂"固本防哮丸"给患儿口服，疗效较好。这是我们在 2000 年通过鉴定的省级课题开发的丸剂，它的主要成分是白参、黄芪、地黄、山茱萸、蛤蚧、紫河车、当归、桃仁、浙贝母、半夏、陈皮、茯苓、神曲等十多味药，研末炼蜜为绿豆大小丸药，每次服 3 g，每日 2 次，连服 3～6 个月，与北京中医研究院西苑医院研制并获得国家卫生部科技成果奖的市售的"固本咳喘片"作对照，不但总疗效相平，而且临床控制率及显效率还略高于对照组。由于近几年医院自制制剂条件欠缺而停止生产，停止使用。2020 年底开始，常州市中医医院与有关药厂商量后，把笔者的膏方基本方加工生产成小包装，每盒 20 袋，取名"固本防喘膏"，每日一小袋，可在春秋二季服用，起到预防哮喘反复发作的作用。

儿科教科书对哮喘缓解期三个证型使用中药汤剂治疗，这虽然符合教学需要，但并不符合临床实际。试问，有多少患儿及家长能接受 3 个月到半年，甚至一年的中药煎剂长时间口服呢？所以，我们夏季用贴敷，冬季用膏方，春秋季用丸药或小包装膏滋药倒是可行的，患儿及家长都能接受，缓解期的治疗才能真正得到落实。相反，如果缓解期不能得到很好治疗，儿童哮喘就会反复发作而不能长期控制，最后变成青年人及成年人哮喘，从而贻害终生。

六、凉血化瘀治疗过敏性紫癜

过敏性紫癜是儿童常见的毛细血管变态反应性炎性疾病，以广泛的小血管炎为病理基础，好发于学龄期儿童，以两下肢皮疹、紫癜和（或）伴腹痛、关节痛、血尿、蛋白尿等症状为主要临床表现，属中医的斑疹、葡萄疫、紫癜风等范畴。小儿脏腑娇嫩，形气未充，经脉未盛，因外感风热湿热邪毒，内入营血，与气血相搏，络脉损伤，血不循经，外溢脉道而发此病；或邪热伤阴，阴虚火旺，灼伤血络，血溢脉外，均可导致紫癜，故治法宜清热凉血止血。同时，凡离经之血即为瘀血，正如王清任《医林改错》所说："紫癜风，血瘀于肤里。"它不仅阻碍新血化生，还会加重经络瘀滞而使出血不易停止，因此仅用清热凉血止血还不够，还必须加用活血化瘀方为周全。

若仅见皮肤紫癜而尿常规检查无血尿蛋白尿的门诊患者,则为单纯性紫癜,笔者用自拟凉血化瘀汤为基本方,常用药是:水牛角、紫草、生地、牡丹皮、赤芍、三七粉、丹参、侧柏叶、茜草根、大蓟、小蓟、陈皮、甘草。若发病初期有上呼吸道感染、咽红咽痛等症状,可加金银花、连翘;若有腹痛,可加广木香、延胡索;若有关节痛,可加秦艽、防己。若病情好转,紫癜渐退,清热凉血药可减少,酌加鳖甲、熟地等养阴之品;若病情日久,阴虚血热渐去,有气虚表现时,则应改方用归脾汤合小蓟饮子益气健脾,养血摄血。

若皮肤紫癜伴有血尿和(或)蛋白尿,则不是单纯性过敏性紫癜,而是紫癜性肾炎。还有,皮肤紫癜已消失,仅见肉眼血尿或镜下血尿,或者仅有蛋白尿,也都是紫癜性肾炎。这类患者的血尿或蛋白尿不易消失,常迁延反复,病程较长。而且,部分患儿已服激素日久而未停,这些患儿以阴虚火旺者为多,笔者仍用上述凉血化瘀汤为基本方。若舌质红绛,尿血＋＋～＋＋＋,且有尿蛋白,可加知母、黄柏,即用知柏地黄汤加减;若舌质红绛好转,可加墨旱莲、女贞子;若有盗汗,可加瘪桃干、浮小麦;若舌质由红转淡,食欲不振,出现气虚表现,则应改用健脾益气、摄血止血方药。

总之,过敏性紫癜和紫癜性肾炎的发病机制是一致的,仅临床表现轻重不同,所以,辨证论治及用药基本相同。但前者易治,病程较短,后者难治,病程较长,这是两者的主要区别。

七、慢性咳嗽鉴别诊断重在问诊

小儿慢性咳嗽是指超过 4～8 周的咳嗽,是儿科临床常见病症,而且是难以明确诊断,故治疗效果欠佳的疑难病症。《2013 年中国儿童慢性咳嗽诊断与治疗指南》指出:儿童慢性咳嗽前 3 位的病因是咳嗽变异性哮喘(CVA)、上气道咳嗽综合征(UACS)(以前称鼻后滴流综合征)、呼吸道感染后咳嗽(PIC),第四位是胃食管反流性咳嗽(GERC)。儿童慢性咳嗽由于经常被误诊为感染性咳嗽而长期、大量使用抗生素,但收效甚微而成为儿科临床一大难症。

对慢性咳嗽要鉴别诊断,关键应详细询问病史,认真体格检查和做必要的实验室检查,才能做出明确的诊断。笔者认为,尤其是详细询问病史最重要。如对咳嗽变异性哮喘,应询问咳嗽迁延反复多长时间,有无喘鸣喘吼声,患儿原先有无湿疹等过敏病史或家长有无过敏病史,用抗生素治疗效果怎样,咳嗽是否干咳为主,咳嗽好发的时间段如何,即早晨、晚上、白天哪个时间段咳嗽更多见,是否白天运动后多咳,有无用过支气管扩张剂,用过此药的效果如何,等等,通过这些问诊了解信息,基本上能判断是否属咳嗽变异性哮喘。

对上气道咳嗽综合征(原先病名为鼻后滴流综合征),除上述问诊内容外,更要问有无鼻塞、鼻涕、喷嚏? 鼻涕是清涕、黏涕或脓涕,是否有脓鼻涕及头痛等鼻窦炎症状,有无早晨起床时或体位改变时咳嗽加重,而其他时间段咳嗽则较少,是否常有"呃呃"样清嗓声,是否咽喉红且有咽喉壁淋巴滤泡,是否有扁桃体肿大或腺样体肥大。

对呼吸道感染后咳嗽,要问近期有无明确的呼吸道感染病史,咳嗽初期若曾用过抗生素,但近阶段多少时候未用,咳嗽是否以干咳为主或咯少许白黏痰,有无上述咳嗽变异性哮喘和上气道咳嗽综合征的表现,该病要与上述两种疾病相鉴别。

胃食管反流性咳嗽临床较少见,但正因为如此,故更应该重视它,不要漏诊误诊。这种咳嗽多见于夜间,或进食后也会加剧,我们就要问患儿有无嗳气或打嗝,有无泛酸,有无恶心、呕吐,患儿的肠胃道消化功能如何,这些问诊内容对诊断此病是必须的。

总之,对儿童慢性咳嗽要进行鉴别诊断,关键是重在问诊,要详细询问病史才行,决不能简单草率。

八、小儿厌食与泄泻的诊治体会

儿童消化道疾病很多,如胃脘痛、呕吐、腹痛、泄泻、便秘、厌食、积滞、疳证等,笔者主要就儿科门诊最常见多发的小儿厌食与泄泻两个疾病的中医诊治,谈一些个人体会。

(一) 小儿厌食的中医诊治

1. 厌食的诊断与鉴别诊断　厌食是以较长时间厌恶进食,食量减少为特征的一种小儿常见病,中医古代文献中无厌食病名,它是一个现代病名。该病可发生于一年四季中的任何季节,而且各个年龄段的儿童均可发生。

(1) 诊断要点

1) 有喂养不当、病后失调或早产、先天不足等病史。

2) 长期食欲不振、厌恶进食,食量明显少于同龄正常儿童。

3) 形体偏瘦,面色少华,但精神尚好,生活、学习、活动如常。

4) 除外其他外感、内伤慢性疾病引起者。

(2) 鉴别诊断

1) 积滞:积滞是小儿内伤乳食,停聚中焦脾胃,积而不化,气滞不行所形成的一种胃肠疾病。它虽然亦有不思乳食、厌恶进食的表现,但更有食而不化、脘腹胀满、嗳气酸腐、大便不调或酸臭等症状。还有发病前饮食不节,或暴饮暴食的伤乳伤食病史。相当于西医儿科的消化不良病症,其病程较短,而厌食的病程较长。

2) 疳证:疳证是因喂养不当或其他疾病影响导致脾胃受损,气液耗伤,不能濡养脏腑、经脉、筋骨、肌肤而形成的一种慢性消耗性疾病,临床以长期饮食量少,大便干稀不调,且伴形体消瘦,面黄少华,毛发干枯,精神萎靡或烦躁易怒等为特征。

该病虽然也有厌恶进食的表现,但更有明显消瘦、贫血、面黄少华、毛发稀疏枯黄等症状。不但有病在脾胃表现,更有脾病及肝,出现两目干涩、畏光、眼角赤烂或夜盲,或瞳孔混浊等眼疳症状。或者脾病及心,出现口舌生疮、口腔溃疡、烦躁哭闹等口疳症状。或脾病及肾,出现足踝水肿、眼睑水肿或全身水肿、四肢欠温、小便短少的疳肿胀症状。这些都相当于西医儿科的轻度、中度及重度营养不良症,低蛋白血症,营养不良性水肿等病。

2. 厌食的中医治疗　厌食的中医治疗在教科书上分为四个证候类型,即脾失健运、脾胃气虚、脾胃阴虚、肝脾不和,这是根据教学需要才这样分类的。当然,在临床辨证时也可以这样思考分析,但实际在临诊时不能这样按照单一的分型开方用药,因为每个患儿都有不同的发病原因,不同的症状,不同的体质。一个患儿身上可能有上述 2～3 个证型混杂在一起,所以,笔者治疗小儿厌食时有一个基本方,是针对小儿脾胃气虚,运化失健共性的方药。因为既然有较长时间的厌恶进食,就必定有脾胃气虚、脾失健运的病机存在。

基本方：太子参、炒苍术、石斛、玉竹、砂仁、怀山药、焦山楂、焦神曲、炒谷芽、炒麦芽、炙鸡内金、炙甘草。其中不用白术而用苍术，是因为苍术醒脾健运的作用强于白术，它虽比白术性燥，但配伍石斛、玉竹养阴生津，则可制苍术之燥。南京中医药大学已故全国名老中医江育仁教授早就提出"脾健不在补而贵在运"的学术观点，提倡用苍术治厌食等脾胃疾病，证之临床是有效的、正确的。

加减：偏脾胃阴虚者，舌红明显、口干、皮肤干燥，加南沙参、北沙参、麦冬养阴生津；大便干结者加火麻仁、枳壳下气通腑；盗汗自汗者加生黄芪（生黄芪走表，炙黄芪补中）、炒防风、瘪桃干、浮小麦固表敛汗；脾虚夹湿者，苔腻明显、舌质不红，去玉竹、石斛，加炒白术、茯苓、炒薏苡仁、藿香芳香化湿、淡渗利湿；年龄稍大的孩子会生气，易发脾气者为肝脾不调，加柴胡、白芍、香附疏肝理气。

厌食病久，下眼圈淡紫色，舌下静脉瘀曲，舌淡暗红者为气虚血瘀，加丹参、当归、川芎活血化瘀。因厌食病程长者，必夹瘀象，考虑为消化道微循环郁血，供血不畅，加用这类活血化瘀药，则取效更快，疗效更好。笔者曾在《中国医药学报》1995 年第五期发表过《小儿厌食从瘀兼治》的论文，其中讲到益气化瘀法、养阴化瘀法、理气化瘀法、燥湿化瘀法四种不同的治疗方法，在此不赘述。

小儿厌食病程短者，中药取效较快，但大多数患儿都有 2～3 年甚至 5～10 年的病程，则中药取效较慢，一般要服 1～2 个月，甚至 2～3 个月才能见效。这一点在患儿第一次就诊时就应给家长说明，要打消家长短期速效的想法，要求家长配合，否则服药 1～2 周没效果时，家长会对中药疗效产生怀疑，对你不信任而不再来复诊。因此，和患儿家长沟通，说明上述情况是很重要的。

（二）小儿泄泻的中医诊治

小儿泄泻是中医病名，它是以大便次数增多，粪质稀薄或如水样为特征的常见病多发病，西医称之为腹泻。

1. 泄泻的辨病与辨证　该病的诊治应辨病与辨证相结合，在辨病方面，小儿腹泻可分为感染性腹泻和非感染性腹泻两类。感染性腹泻多由病毒或细菌引起,如秋季或冬季腹泻、诸如病毒感染、急性肠炎等。非感染性腹泻如乳糖不耐综合征、肠道吸收功能紊乱、消化不良、迁延性或慢性腹泻等。

中医辨治应根据不同的临床表现而辨证分型,分虚实寒热:如腹泻水样或蛋花样、大便气味臭秽、口渴、舌红、苔黄腻者为湿热证型,属实证热证,以感染性腹泻为多,如夏季急性肠胃炎等;如大便清稀夹泡沫,臭气不重,伴鼻塞清涕、苔薄、舌淡红,多为风寒湿证,属实证寒证,如肠胃型感冒或秋季腹泻等。以上都是腹泻时间仅2～3日或1周之内者,为急性腹泻。

如腹泻时间超过半个月的患儿,伴有形瘦、胃纳乳食欠佳,多属非感染性腹泻,如乳糖不耐综合征、肠功能紊乱、迁延性或慢性腹泻等,多属脾胃气虚证。甚至腹泻无度,每日10～20次,引起严重脱水,气阴两伤,或阴竭阳脱,则面色青灰、表情淡漠,四肢厥冷而成危证、脱证、虚证,成为小儿泄泻的变证。

2. 泄泻的中医治疗 根据患儿泄泻的病因、症状、体征、病程长短等不同而辨证为不同证型,给予不同的治疗。

(1) 湿热证:治疗宜清肠化湿,常用药:炒金银花、炒黄芩、马齿苋清肠化湿;葛根解表升阳;藿香芳香化湿、茯苓淡渗利湿;古人说"化湿不利小便,非其治也",故用车前子利尿渗湿而实大便;木香、陈皮化湿理气止痛;甘草调和诸药。

(2) 风寒湿证:治疗宜疏散风寒,健脾化湿,常用药:藿香、紫苏叶或紫苏梗、炒防风疏散风寒;苍术或白术、茯苓、陈皮健脾化湿;车前子利尿渗湿;煨诃子、煨石榴皮收敛止泻;夹有食滞加炒山楂、焦神曲、炙鸡内金消食导滞;炙甘草调和诸药。此外,药店市售的婴儿暖脐止泻贴也可使用。

(3) 脾虚证:治疗宜健脾益气,化湿止泻,常用药:太子参、炒白术、怀山药、炙甘草健脾益气;茯苓、薏苡仁、白扁豆健脾化湿;陈皮、焦山楂、焦神曲理气消食;煨诃子、煨石榴皮、炙藕节涩肠止泻。此外,对6个月以下或12个月以下的小婴儿的脾虚泄泻日久者,属于肠功能紊乱的迁延性或慢性腹泻患儿,除用上述中药剂量的二分之一或三分之一,并少量多次喂服外,还有一个以芋头糊代食的治疗方法,因芋头糊有健脾涩肠的功用,对这类患儿效果很好。对迁、慢性腹泻的脾虚证,如果在上述内服中药的基础上,配合推拿、按摩、捏脊等疗法,效果会更好。

(4) 小儿泄泻的变证:至于小儿泄泻出现变证,即腹泻引起严重脱水、水液代谢及电解质紊乱、代谢性酸中毒、休克等危重病症时，则应住院抢救治疗，不适合在门诊单用中药口服治疗。关键是我们儿科医生应在患儿产生变证之前，了解病情的发展规律，预见到它会有演变成重症危症的可能，尽早建议住院治疗，以防产生危险，这是作为儿科临床医生应该引起警惕和重视的方面。

九、浅谈虫类药在儿科的临床应用

僵蚕、蝉蜕、干地龙、蜈蚣、全蝎等虫类药在临床有广泛的应用，但因为教科书上说蜈蚣、全蝎"有毒"，好多医生从未敢在儿科用此二味药，而且，对用这二味药有些担心、不放心，甚至质疑用这二味药是否合理？是否会产生毒副作用？为此，笔者谈谈这二味药在儿科临床应用的体会。

已故国医大师朱良春是国内中医界用虫类药最多最广泛的大家，笔者经常翻阅他主编的《虫类药的应用》一书。该书说，蜈蚣，味辛，性微温，有小毒，入肝、心经。它是一味功效多样性的药物，既能息风定痉、搜风通络，又能化瘀解毒、消肿止痛，尚有益肾壮阳之功，故临床应用甚广。现代药理研究，它有抗惊厥作用、抗心肌缺血及动脉粥样硬化作用、有抗菌抑菌作用、有抗肿瘤作用及促进免疫功能作用。凡风动惊厥、抽搐拘挛、僵肿硬结、疼痛难忍，均可参用。若与全蝎同用，有协同加强作用，重症危候多可兼而用之。

全蝎，味辛，性平，有小毒，入肝经。有息风止痉、攻毒散结、通络止痛的功效。现代药理研究，它对中枢神经系统有抗惊厥作用、抗癫痫作用及镇痛作用；对心血管系统的心脏心肌收缩力可明显增加，对主动脉也有明显收缩作用；有抗血栓形成的作用及抗肿瘤作用。可用于小儿急慢惊风、癫痫、抽搐痉挛、中风口眼歪斜、半身不遂、破伤风、风湿顽痹、瘰疬痰核、蛇咬伤、顽癣湿疹等。全蝎与蜈蚣配伍合用，可加强息风止痉功效，如止痉散，可用于小儿急、慢惊风，四肢抽搐，角弓反张等病症。

在《虫类药的应用》中，朱良春国医大师介绍蜈蚣、全蝎用于儿科的支气管哮喘、咳嗽变异性哮喘、慢性支气管炎、百日咳、小儿支原体肺炎、儿童抽动秽语综合征、带状疱疹、慢性荨麻疹等。笔者在临床多用于支气管哮喘及咳嗽变异性哮喘、荨麻疹、特应性皮炎、过敏性鼻炎等与过敏有关的疾病,以及肢体抽动性的抽动障碍疾病。现代药理研究,这些虫类药有较强的抗炎作用,还有抗组胺作用和免疫抑制的促肾上腺皮质激素样作用,所以它们治疗上述咳喘及皮肤疾病有效。由于这些虫类药对神经系统有抗惊厥、镇静等作用,故也可用于治疗儿童抽动障碍、急慢惊风等病症。

《虫类药的应用》写道:"蜈蚣、全蝎活体的毒液有毒,但经炮制后的干品的毒液已氧化,并无多少毒害。"所以大家不必对这两个虫类药特别害怕。笔者在临床使用时,蜈蚣每日一条(1 g),10岁以上患儿可用2条(2 g),全蝎每日3 g,10岁以上可用5 g,从未见有毒副作用发生。而且笔者曾对长期服用2~3个月或4~5个月的抽动障碍患儿做实验室检查,血肝功能、肾功能等均正常,说明长期服用这两个虫类药是安全的。笔者还发现蜈蚣、全蝎研粉冲服的效果比汤剂煎熬的效果更好,这可能与煎熬后药物蛋白质、酶类等大量活性物质被破坏而药效降低有关。但研粉服用有腥味,患儿不太容易接受。笔者还发现,治咳喘及抽动障碍时,蜈蚣的作用比全蝎更强,所以初期病症较重时,笔者常用蜈蚣,待病情好转后则改用全蝎。正如恽铁樵所说:"此数种虫药中,亦有等级,蜈蚣最猛,全蝎最平。有用全蝎、蝎尾不能制止之风,用蜈蚣则无有不制止者。"

至于僵蚕、蝉蜕、干地龙,在儿科的临床应用就更广泛了。如地龙主要用于支气管哮喘的发作期,凡咳喘伴有两肺闻及哮鸣音者,即可加用干地龙,每日用量10 g。僵蚕、蝉蜕除上述蜈蚣、全蝎所用病症外,还可用于小儿上呼吸道感染发热、各种出疹性疾病如风疹、幼儿急疹、水痘、猩红热,急慢性扁桃体炎、疱疹性咽峡炎、支气管炎、肺炎、鼻窦炎、中耳炎、过敏性紫癜、湿疹等,用量每日5~10 g。笔者认为,在辨证论治的基础上,参用上述虫类药,常可提高疗效,缩短病程,值得推广应用。

十、浅谈儿科常用药对

所谓"药对",是指两味中药的配对应用,这是中药配伍中的最小单位,它不是随机取用两味药物凑合所成,而是两味中药的有机结合。它是以中医药基本理论为指导,针对一定的证候特点所采取的相应治法为前提,选择性地将两味中药组合配对，以求最佳的治疗效果。其配对组成的方式有相须配对、相使配对、寒热配对等多种不同方式。相须配对是将两种性能功效相类似的药物配对使用，从而可以明显地增强原有疗效。一般来说，这两种药物的性味、功效、归经大体相同，例如知母与黄柏、知母与石膏等。相使配对是将两种性能功效方面有某些共性的药物配对使用，从而提高用药后的疗效，如黄连与大黄、生地与麦冬等。寒热配对是将两种药性截然相反的药物配对使用，适宜于寒热错杂症，如黄连与肉桂、黄连与吴茱萸、大黄与附子等。

千百年来，药对这门学问为历代医家所重视，从《神农本草经》《名医别录》到《本草从新》及现代中药有关著作；从张仲景、孙思邈到张山雷、张锡纯及近现代的秦伯未、焦树德等名家，无不留下珍贵的药对经验，内容非常丰富。笔者在几十年的儿科临床工作中，不断学习前贤的宝贵经验，在临床实践中体会、领悟，不断摸索、总结，收到满意的效果。现将笔者经常使用的药对，就其性味、功用、主治等方面之体会，不揣浅陋，试陈管见于下。

（一）半夏-黄芩

半夏辛温性燥，入脾能祛痰化饮，入胃能降逆止呕。黄芩苦寒，善入肺经，苦可燥肺中之痰，寒可清肺中之热。"脾为生痰之源，肺为贮痰之器"，两药配对，相辅相成，有清肺化痰、燥湿降逆之功。对小儿痰热壅肺之咳嗽、痰多色黄、舌红、苔黄腻者尤宜。此药对可肺脾同治，辛开苦降，对痰热痞结、气逆不降所致小儿呕吐、胃痛者也可应用。

（二）半夏-陈皮

半夏与陈皮的性味皆辛温，入脾经，均可燥湿化痰。历代医家认为，两者入药以陈久者为贵，故有"二陈"之谓。半夏之辛，行水气，燥痰湿且能健脾；陈皮之辛，通三焦，理气机，又能和胃。半夏得陈皮之助则气顺而痰自消，化痰湿之力尤胜；陈皮得半夏之辅则痰除而气自下，理气和胃之功更著。两者相使相助，共奏燥湿化痰、健脾和胃、理气止呕之功效。广泛用于舌淡红、苔白腻的小儿痰湿咳嗽、脾胃失和之胃痛、胃胀、呕吐等症。

（三）木香-槟榔

木香与槟榔均为理气药,木香偏于温中助运、兼能燥湿;槟榔偏于消食导滞、且可杀虫。两者常配伍应用,相辅而行,不仅可增强行气止痛之力,而且善导滞消胀、燥湿杀虫。常用于儿科胃肠气滞、脘腹胀满的食积、疳积、脐周攻窜作痛的虫积等症。

（四）旋覆花-代赭石

旋覆花苦辛咸、性温,降气消痰之功最著,古有"诸花皆升,旋覆独降"之言。代赭石味苦,降下作苦,且其质重而沉,功效镇逆涤痰。旋覆花与代赭石虽一花一石,质有轻重之别,但其性主降则同,相须合用,有镇逆气、消痰涎之功。常用于儿童嗳气、打嗝之胃炎或咳喘呕逆之气管炎、哮喘等病。

（五）紫苏子-莱菔子

紫苏子与莱菔子均能降逆顺气、消痰平喘,但莱菔子破气消积之功强于紫苏子,且能利气宽中、消食导滞;紫苏子散气甚捷,下气开郁之力优于莱菔子,且能温中降逆。两药配对,相须为用,既加强了降气祛痰之力,又能消食和中、除满开郁,可用于小儿食积气滞、胃失和降的急慢性胃炎或咳嗽、咯白黏痰、舌不红、苔腻的支气管炎、肺炎、哮喘等病。

（六）白芍-甘草

白芍味酸苦,性偏寒,能敛营气而泻肝木;甘草性味甘平,能补脾土而缓急。两者合用,酸甘化阴、缓肝和脾、缓急止痛,常用于小儿脐腹拘急疼痛、时痛时止的胃肠痉挛;笔者发现,如将白芍用量突破常规,加大到 20～30 g,其止腹痛作用更佳。现代药理研究认为白芍对横纹肌、胃肠平滑肌均有舒缓止痛作用。

（七）石膏-知母

石膏与知母相配伍是白虎汤中的主要部分,石膏辛甘大寒,其辛可透肌热,其寒可胜胃火,质重沉降,可清肺胃实热。知母苦寒,其苦可以降火,其寒可以胜热。两者相须合用,有清解阳明胃热的强大作用,故谓"白虎"也。可治小儿急性扁桃体炎、肺炎、川崎病等高热不退者。

(八) 知母-黄柏

黄柏味苦性寒,长于清下焦湿热,且可坚肾益阴,与知母配伍,是临床常见的苦寒清热药对。黄柏泻肾中相火,知母清肺气之热,两者相合,清火之力大增,去火可保阴,常与熟地、山茱萸、牡丹皮等合用,为知柏地黄丸之意。笔者常将此药对用于儿童性早熟、抽动障碍、过敏性紫癜等病的阴虚火旺证。

(九) 黄连-吴茱萸

黄连和吴茱萸为寒热配对,即朱丹溪"左金丸",其中黄连苦寒泻火为君,佐以辛热之吴茱萸,既能制约黄连过于苦寒之性,又能和胃降逆止呕吐。二药配伍,一辛一苦,一清一温,辛开苦降,相反相成,可用于小儿急慢性胃炎中有寒热错杂的、舌红苔腻的胃痛、呕吐表现者。

(十) 水牛角-生地

因犀角价贵货缺,现常用水牛角代之,水牛角味苦性寒,有清热解毒、凉血止血功用。生地味甘微苦、性寒,有清热凉血、养阴生津之作用。两药配伍,相使为用,有清热解毒、凉血止血之功效,可用于小儿过敏性紫癜阴虚血热证及紫癜性肾炎血尿者。

(十一) 牡丹皮-赤芍

牡丹皮与赤芍功效相似,皆有凉血解毒、活血化瘀功效。牡丹皮偏泻心经之火,长于清热凉血,善治血中结热。赤芍偏清肝经之火,活血化瘀作用较佳,善治脉道瘀滞。两药同用,相须配对,凉血活血之力倍增,使血热得清而不妄行,血流畅通而不留瘀,且具有凉血不妨祛瘀、活血不碍止血的特点,常用于小儿过敏性紫癜阴虚血热证及紫癜性肾炎血尿者。

(十二) 金银花-连翘

金银花与连翘均为清热解毒类药物,两者配伍,相须为用,起到协同作用,能显著提高疗效。在小儿外感病中,无论邪热在表、在里、在气、在血都可应用。若在表可配伍疏风清热的豆豉、荆芥、防风等;在里在气分证时可配伍石膏、黄芩等清气分热盛;在里在血分证时可配伍生地、玄参清营凉血。

(十三) 荆芥-防风

荆芥、防风均属辛温解表药,为祛风散寒之品,两者配对,相须为用,药力大增,可用于小儿外感风寒、恶寒发热、头身疼痛者。即使风热在表,也可与金银花、连翘、薄荷、菊花等配伍使用。另外,二药合用,祛风止痒功效亦佳,常用于小儿荨麻疹、湿疹等风邪袭于肌肤之瘙痒症。

(十四) 紫苏梗-藿香

紫苏有叶、梗之分,功效略异,紫苏叶治风寒湿表证为好,紫苏梗治暑湿表证或湿困中焦者为佳。藿香气味芳香但不强烈,温煦而不偏燥热,不但能解暑发表,更以化湿和中、醒脾开胃见长。二药相辅为用,既能化湿止泻,又能和胃止呕,常用于小儿暑湿呕吐、泄泻、腹满痞胀的患者。

(十五) 苍耳子-辛夷花

苍耳子辛苦而温,专入肺经,能使清阳之气上行巅顶,有祛风通窍功效。辛夷花辛温,亦为肺经之药,能上走脑舍、疏风通窍、散寒止痛。二药合用,相须配对,有较强的疏散风寒、宣通鼻窍的作用,是治疗小儿鼻衄、鼻渊、鼾眠的常用药对。若有肺热或肺气虚等不同兼证,则可加入清肺或补肺益气方中使用。

(十六) 辛夷花-细辛

辛夷花与细辛皆属辛温解表之药,均有辛散通窍功用。辛夷走气入肺,助清阳上行头面,为治鼻疾之要药。细辛气香味烈,清而不浊,能通达周身之阳气,宣泄郁滞而通诸窍。辛夷通阳之力不及细辛,而细辛通窍之功不如辛夷。二药合用,相辅相助,辛散通窍之力大增,可用于小儿鼻塞不通、不闻香臭、鼻流脓涕之鼻窦炎、过敏性鼻炎等。此二药用于鼻炎风寒证最合适,若偏风热者则配伍寒凉清热药即可。

(十七) 射干-牛蒡子

射干、牛蒡子皆属味苦寒凉之药,均有清热解毒、利咽消肿的功用。射干清肺胃痰热、消咽喉肿痛,与麻黄配伍还可治咳喘气急、喉中如水鸡声者。牛蒡子可疏散风热、解表利咽,与射干合用可治疗肺经风热或热毒上炎的小儿急性咽喉炎、扁桃体炎及腺样体肥大所致的夜寐打鼾、张口呼吸等。

(十八) 藏青果-胖大海

藏青果性平、味甘酸,有清热解毒、利咽生津、止咳化痰的作用。胖大海甘寒、气清味淡,善于开宣肺气、清喉利咽,为治肺金有热、声音嘶哑之佳品。两者相须,加入复方中可治小儿咽喉炎、咽喉肿痛、"呃呃"声干咳、声音嘶哑等症。或者单取此二药,沸水冲泡,频服当茶饮,也可治咽痛、声嘶、咽喉似有异物感等症状。

(十九) 黄芪-浮小麦

黄芪味甘性温,其功不仅补气升阳、利水消肿,还能固表实卫而止汗。《本草正义》云:"其直达人之肤表肌肉,固护卫阳,充实表分,是其专长,所以表虚诸病,最为神剂。"浮小麦甘凉,入心经,敛心液而止汗,质轻而浮,又固表止汗。两药相辅相助,标本兼顾,益气固表,敛液止汗。可用于小儿反复呼吸道感染、病后体虚、自汗盗汗者。由于炙黄芪偏于走里,生黄芪善于走表,故补中气宜用炙黄芪,如补中益气汤;固表敛汗宜用生黄芪,如玉屏风散。

(二十) 龙骨-牡蛎

龙骨与牡蛎均为质重沉降之品,具有敛阴潜阳、镇惊定志、收敛固涩之功,两药相须合用,起到镇定平肝、摄精固脱作用,可疗阴阳乖离之病。笔者常将此二药用于小儿抽动障碍、夜寐不宁、惊厥等病,此时多用生品。若用煅品,则可治小儿自汗盗汗、小儿流涎等。

(二十一) 金樱子-芡实

金樱子、芡实均为收涩类药,金樱子味酸涩而性温,善收敛固脱之气,可固精缩尿、涩肠止泻。芡实味甘涩而性平,有补脾止泻、益肾固精、固脬缩尿作用。两药配对，相须为用，最能益肾敛精、固涩下元，笔者常将此药对用于治疗小儿遗尿方药中。

（二十二）益智仁-乌药

益智仁味辛性温，温脾摄涎止泻，暖肾固精缩尿；乌药味辛性温，虽多作行气止痛药用，但其温肾散寒、除膀胱冷气之功亦佳。故两者合用，同气相求，相辅相助，温肾缩尿之功专一力宏。常可用此药对治疗儿童肾虚遗尿、小儿流涎过多之"滞颐"。

（二十三）僵蚕-蝉蜕

僵蚕味辛咸性平，有息风止痉、祛风止痛、化痰散结功效。蝉蜕味甘咸性凉，可疏散风热、透疹止痒、利咽开音、解痉息风。两药合用、相使配对，既可疏散风热以祛外风，又可以定搐止痉以息内风，常可用于小儿急惊风、癫痫、抽动障碍、咽喉肿痛等症。

（二十四）蜈蚣-全蝎

蜈蚣与全蝎均味辛性平或温，都有息风止痉、通络止痛、解毒散结作用，两药相须配对，同入肝经，可起协同作用，增强息风止痉药力，是治内风要药。笔者常将此药对用于小儿高热惊风、癫痫惊厥、抽动障碍。此二药也可单独使用，相比较而言，全蝎息风止痉止痛作用稍弱，蜈蚣力猛性燥，息风止痉止痛功效较强，可用于儿童哮喘、鼻窦炎脓涕头痛等，只要配伍得当，疗效甚佳。

（二十五）天麻-钩藤

天麻与钩藤同属平肝息风类药物，天麻味甘性平，息风止痉作用较强，为治眩晕要药，钩藤味甘性寒，可息风止痉、清热平肝。此二药常用于内科脑晕、肢麻、中风等病，但也可用于儿科惊风、癫痫，笔者常用此药对治疗小儿抽动障碍，再配伍虫类药及其他辨证用药，疗效甚佳。

（二十六）白鲜皮-地肤子

白鲜皮味苦性寒，有清热燥湿、祛风止痒作用，既治风湿热痹，亦疗皮肤湿疹瘙痒。地肤子味甘苦性寒,除湿止痒、利尿通淋。两药合用,相须配对,可增强清热化湿、祛风止痒功效。可用于小儿湿疹、特应性皮炎的湿热为患之证。

(二十七) 焦山楂-六神曲

焦山楂酸甘微温,入脾胃能消食化积,散瘀行滞。神曲甘辛性温,其甘不甚壅,其辛不甚散,其温不甚燥,香能醒脾助运,导滞之力较强,善于消食除满。两药同用,相须配对,可增强消食除积、破滞除满之力。可用于小儿脾胃虚弱、食欲不振之厌食、消化不良、疳积等病,常与其他健脾和胃之药合用。

(二十八) 白术-茯苓

白术及茯苓均为健脾除湿药,两药常相须配对,是治疗小儿脾虚湿停、运化失常的常用药对。脾喜燥而恶湿,白术甘可益脾,苦温而又燥湿;茯苓甘以扶脾,淡以利湿,功善渗湿而益脾。两药合用,一燥一渗,运利结合,使水湿除而脾气健,益脾气而又运湿,共为平补平利之剂。可用于小儿脾胃虚弱的厌食、消化不良、泄泻等病。

(二十九) 南沙参-玄参

南沙参微苦微寒,体轻质松,清肺热,养肺阴,化痰止咳,益胃生津。玄参味苦性寒,清热解表,养阴凉血。两药配对,相使为用,共奏清热养阴、化痰止咳、益胃生津之功。笔者常将此药对用于小儿支气管炎、肺炎、咽喉炎的咳嗽、口干、舌红、少苔之阴虚痰热证,也可用于小儿胃炎、过敏性紫癜、反复呼吸道感染等病的阴虚内热证。

(三十) 北沙参-麦冬

北沙参与麦冬均为养阴生津之品,性味归经也相仿。北沙参体质轻清,具轻扬上浮之性,多入上焦而清肺中邪火,养肺中阴液;麦冬甘寒多汁,善入中焦而清胃生津力强。两药合用,相须配对,肺胃同治,有清肺凉胃、养阴生津的良好功效。可用于小儿咽喉炎、支气管炎、咽红咽痛、干咳少痰、舌红之阴虚内热证,也可用于儿童咽干口渴、大便干结、舌红少苔、胃脘隐痛之胃炎、便秘等病。

(三十一) 玄参-麦冬

玄参味咸苦性寒,有清热解毒、凉血养阴功效。麦冬味甘性微寒,可养阴润肺、清心除烦、益胃生津。两者合用,相使配伍,若加桔梗、甘草为"玄麦甘桔汤",可治疗小儿咽红咽痛、呃呃声干咳之咽喉炎,疗效甚佳;还可配伍其他药物治疗小儿厌食、胃炎、反复呼吸道感染等病的阴虚内热之证。

(三十二) 墨旱莲-女贞子

墨旱莲与女贞子配伍名"二至丸",《医方集解》释云:"二至丸补肾、补腰膝、壮筋骨、强阴肾、乌髭发,价廉而功大。女贞子甘平,少阴之精,隆冬不凋,其色青黑,益肝补肾;旱莲草甘寒,汁黑入肾补精,故能益下而荣上,强阴而黑发也。"由此可知,此二药合用,补肝益肾、功专力宏。笔者常将此药对用于小儿抽动障碍、过敏性紫癜、性早熟、慢性荨麻疹等病的肝肾阴虚证。此二药虽为滋补之味,但性质平知,不如生地、熟地之腻滞,宜久服缓补。

(三十三) 大蓟-小蓟

大蓟与小蓟均味甘微苦性凉,皆有凉血止血、解毒消肿散瘀功效。

大蓟散瘀消肿力强,多用于热毒痈肿,小蓟长于清热通淋、利尿止血。两药合用,相须配对,可增强凉血止血之功,笔者常用之于小儿过敏性紫癜及紫癜性肾炎的阴虚血热所致血尿。

(三十四) 麻黄-杏仁

麻黄与杏仁同入肺经,均有良好的止咳平喘作用,但作用机制却不同。麻黄以宣畅肺气而奏功,杏仁以泻降肺气而收效。两药相伍,一宣一降,相辅相济,正合肺气宣发肃降之生理特性,故止咳平喘作用显著。小儿咳喘无论属寒属热,均可随证配伍用之,治寒咳寒喘可加干姜、细辛等配伍如小青龙汤;治热咳热喘可加石膏、黄芩等如麻杏石甘汤及定喘汤等。

(三十五) 射干-麻黄

射干苦寒,擅入肺经,有清热解毒、降逆祛痰、利咽散结功效。麻黄辛温,擅长宣肺平喘。两药配对,一以降气消痰,一以宣肺平喘,一降一宣,相互协调,正合肺气宣发肃降之机宜,共奏消痰平喘之功,此乃仲景射干麻黄汤之意,用于儿童咳喘气急、喉中痰鸣如水鸡声者尤宜。

(三十六) 射干-葶苈子

射干苦寒,擅入肺经,有降逆祛痰、利咽泄热之功,能消痰涎、解热毒、利咽喉。葶苈子辛苦性寒,功能泻肺气之闭塞,消痰涎而平喘。两药合用,相须配对,笔者常用此药对治疗小儿痰热壅肺、咳嗽气喘、咽喉疼痛的肺炎、哮喘等病。

(三十七) 紫苏子-葶苈子

紫苏子与葶苈子同为止咳平喘药物,紫苏子功专降上逆之肺气,化痰饮、止喘嗽。葶苈子功专泻肺气之闭塞,消痰涎而平喘,同时有利水消肿、通调水道功能。两者合用,相辅而行,可用于小儿痰涎壅盛、咳喘胸闷、小便不利、舌不红、苔厚腻者。

(三十八) 莱菔子-白芥子

莱菔子辛甘味平,功能顺气开郁、祛痰降逆。白芥子味辛性温,辛能入肺,温能发散,其味厚气轻、开导迅速,能利气豁痰、温肺化饮。两药配对,相须为用,顺气消痰,止咳平喘功著。可用于儿童痰壅气滞、咳嗽喘逆、舌苔偏腻者,且常与紫苏子同用,此乃《韩氏医通》三子养亲汤。

(三十九) 紫菀-款冬花

紫菀味辛微苦、性温,辛散苦泄,温肺下气,祛痰明显。款冬花亦味辛微苦、性温,止咳作用较强,偏于散寒止咳。两药相须配伍,可奏温肺下气、化痰止咳功效。可用于小儿舌质不红、咳嗽有痰之新咳、久咳,外感新咳宜生用,肺虚久咳宜蜜炙用。

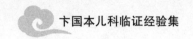

（四十）浙贝母-鱼腥草

浙贝母味苦、性微寒，有清热解毒、化痰止咳、消肿散结的功效。鱼腥草味辛、性寒，可清热解毒、排脓消痈、利尿通淋。两药合用，相使配对，常可用于小儿支气管炎、肺炎、哮喘等病的咳嗽、痰多、舌红、喘鸣之肺热壅盛证。

十一、再谈儿科常用药对

药对在临床治疗中应用广泛，它可以单独应用，如苍术-黄柏组成方即为二妙散，干姜-附子组成方即为干姜附子汤。它也可以两个或两个以上组成一个方子，如当归-川芎加熟地-白芍，这两个药对组成四物汤。人参-甘草加白术-茯苓这两个药对组成四君子汤，若以上四个药对组方又可组成八珍汤等。目前最多见的是在中药复方中加入一个或数个药对，使整个方子发挥最佳疗效，减少或制约其中某些药物的副作用，以求复方疗效的最大化。以前我曾介绍过使用儿科常用药对的一些体会，以下对近年来笔者在儿科临床常用的药对再次作简要介绍，以飨同道。

（一）蝉蜕-全蝎（蜈蚣）

蝉蜕味咸性凉，既能疏散风热以祛外风，又可定搐止痉以息内风。全蝎味辛性平（蜈蚣味辛性温），最善息风止痉、通络止痛、解毒散结。蝉蜕得全蝎（蜈蚣）为引，则善走里，直达病所以息内风；全蝎（蜈蚣）得蝉蜕之助则平肝息风之力更强。两药合用，相使配对，协同发挥息风解痉作用，常用以治疗肝风内动的小儿抽动障碍、高热惊风；除此之外，笔者还常以此药对治疗有过敏体质的、风邪为患的小儿哮喘、变应性鼻炎、湿疹、荨麻疹等病，而且，病情重时用蜈蚣，病情好转时改用全蝎，即蜈蚣息风止痉作用强于全蝎。

（二）地龙-降香

地龙味咸性寒，有清热平肝、解痉平喘、活血通络作用。降香味辛性温，有散瘀止痛、行气降气及止血功用。两药相使配对，可活血化瘀、降气平喘，用于儿童哮喘，两肺闻及哮鸣音者尤为适用。

（三）罗汉果-甘草

罗汉果味甘性凉,有清肺化痰、润肠通便功用。甘草味甘性平,有健脾益气、清热解毒、祛痰止咳、缓急止痛作用。两药合用,相使配对,不但可治疗小儿咳喘病,而且由于药物甜味,易于被患儿接受,故可用于儿科所有病症的煎剂汤药中,调和诸药,此乃儿科用药的一个特点。

（四）射干-藏青果

两药均为治咽喉病之要药,射干味苦性寒,有清热解毒、利咽祛痰功效。藏青果味酸苦性凉,有清热化痰、生津利咽作用。两药合用,相须配对,可治小儿急性或慢性咽喉炎、扁桃体炎、腺样体肥大等病,脾虚便溏者慎用。

（五）射干-桔梗

射干味苦性寒,有清热解毒、利咽祛痰功效。桔梗味苦辛性平,系开提肺气之药,有宣肺祛痰、开音利咽、利气宽胸作用。两药配伍,共奏清热解毒、宣肺祛痰、开音利咽之功,可用于小儿咽喉肿痛、声音嘶哑、咳嗽咯痰、舌质偏红者。

（六）白芷-藁本

白芷味辛性温,芳香上达,通鼻窍,能祛风止痛,善走阳明而治头面诸病。藁本味辛性温,祛风止痛、散寒除湿。两药合用,相须配对,可治小儿过敏性鼻炎、鼻窦炎,若舌质红、黄脓涕者可加清热解毒之品。

（七）细辛-通草

细辛味辛性温,有祛风解表、散寒止痛、温肺化饮、宣通鼻窍等作用。通草味甘淡性微寒,有利水渗湿、通乳通窍功效。两药配对,一温一寒,温者气味香烈,能通达周身之阳气,寒者宣泄郁滞而通鼻窍之闭塞,可用于小儿鼻炎、鼻窦炎之鼻塞、不闻香臭、夜寐打鼾、张口呼吸等症。传统有"辛不过钱"之说,此乃用于散剂,若用于煎剂,则5～6 g也不必过虑。

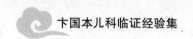

（八）瘪桃干-浮小麦

瘪桃干味酸性平,有敛汗、止血功效。浮小麦味甘性凉,枯浮体轻,最善走表止汗,且入心经,可除虚热骨蒸,敛心液而止汗。两药合用,相须配对,可用于小儿体质虚弱、反复呼吸道感染、自汗盗汗者。

（九）糯稻根-麻黄根

糯稻根味甘性平,有固表止汗、消肿止痛作用。麻黄根味甘性平,善走表固卫而止汗。它与糯稻根合用,相须配对,可增强固表敛汗功效。此外,麻黄根还能引黄芪等补气药达卫分、走肌表,共奏益气固表作用,常用于小儿反复呼吸道感染、气虚阴虚之自汗、盗汗者。

（十）白术-白芍

白术苦温刚燥,味甘补脾,能助脾胃之健运以促生化之有源,使气血充盛而诸病无以生。白芍酸寒柔润,微苦可补阴,微酸可收敛,最能敛肝之液,收肝之气,而令肝气不能妄行,故为养肝柔肝之要药。白术和白芍配对,一则益脾气助脾阳以运之,一则养肝血敛肝阴以藏之。二者合用,一阳一阴,刚柔相济,具有柔肝安脾之功,是调和肝脾的常用药对。可用于小儿脾虚肝旺、肝脾不和之厌食、疳积、慢性腹泻、反复呼吸道感染等病。

（十一）半夏-枳壳

半夏味辛性温,有燥湿化痰、降逆止呕、消痞散结功效。枳壳味苦辛性微寒,为苦泄下降之品,可消痞散结、下气消痰。两药合用,相使配对,有和胃降逆、祛痰化湿功效,可用于小儿呕吐、嗳气之胃炎或者咳嗽、咯痰、呕逆、苔腻之支气管炎、肺炎等。

（十二）火麻仁-枳壳

火麻仁味甘性平,有润肠通便、滋阴补虚作用。枳壳味苦辛性微寒,可下气消痰、除痞散结,降肺胃之逆。两药配对合用,用于小儿厌食、消化不良、胃炎、气管炎、肺炎等病见便秘、呕逆者。

（十三）炒谷芽-炒麦芽

炒谷芽味甘性温,有健脾开胃、消食化积、生津止渴作用。炒麦芽味甘性微温,有行气健脾、消食化积、疏肝理气、回奶消胀功用。两者相须配对,共奏健脾开胃、消食化积功效,可用于小儿厌食、消化不良、疳积等病。

（十四）炒苍术-石斛

苍术味辛苦性温,有燥湿健脾、祛风散寒、明目等作用,与白术相比,白术偏于补气健脾,苍术偏于燥湿醒脾运脾。中医儿科泰斗江育仁教授谓"脾健不在补而贵在运",擅长用苍术,因其健脾醒脾之力强于白术。石斛味甘性微寒,有养胃生津、滋阴清热、润肺益肾功用。两药合用,润燥配对,石斛制苍术之燥,而保留苍术醒脾运脾之功效,用于小儿厌食、消化不良,疗效奇佳。

（十五）苍术-黄柏

苍术味辛苦性温而燥,可化湿运脾,通治内外湿邪。黄柏味苦性寒,性沉而降,以清下焦湿热为长。苍术得黄柏,二苦相合,燥湿之力大增;黄柏得苍术,以温制寒,清热而不至伤阳。两药配伍,相使相制,清热燥湿之功尤为显著。可用于小儿下焦湿热所致尿路感染、湿疹、关节肿痛、舌苔黄腻者。

（十六）苍术-厚朴

苍术与厚朴同属芳香化湿类药物,苍术苦温性燥主升,最擅除湿运脾。厚朴苦温性散主降,偏于温中下气、化湿除满。苍术与厚朴配伍,既升脾气,又降胃气,升降相宜,合而化湿运脾、行气和胃,可用于小儿苔白厚腻的厌食、消化不良、疳积、脘腹胀满者。

（十七）半夏-厚朴

半夏与厚朴均有燥湿化痰、降逆消痞之功。半夏长于燥湿健脾、化痰散结、下气止呕。厚朴偏于燥湿平胃、导滞除满、下气平喘。两药同用,相使配对,既治痰湿,亦治气滞,共奏燥湿化痰、行气开结功效,为痰气郁结之证所宜。常用于小儿胃炎胀闷、"呃呃"声干咳、咽喉有痰阻感且舌苔偏腻的咽喉炎,此乃仲景"半夏厚朴汤"之主要用药。

(十八) 藿香-佩兰

藿香与佩兰是常用的暑湿时令要药,藿香味辛微温,芳香而不过于猛烈,温煦而不偏于燥热,醒脾和胃、祛暑解表之功尤佳。佩兰气香辛平,醒脾化湿之功亦强。两药相须合用,辟秽恶、除湿浊、散表邪之功有增无减。常用于小儿暑湿感冒、胃炎呕吐、腹泻便溏、舌苔垢腻者。

(十九) 萹蓄-瞿麦

萹蓄与瞿麦均味苦性寒,皆有清热利尿通淋功效。萹蓄苦降下行入膀胱经,长于清利膀胱湿热而利水通淋。瞿麦苦寒不但入膀胱经,还入心经与小肠经,为沉降疏泄之品,偏治小便淋涩赤痛之血淋。两药合用,相须配对,可用于小儿尿路感染、急性肾炎和紫癜性肾炎伴下焦湿热者。

(二十) 菟丝子-覆盆子

菟丝子味辛甘微温,有补肾益精、固冲缩尿、养肝明目等功用。覆盆子味甘酸性温,有补益肝肾、固精缩尿作用。两药合用,相须配对,有补益肝肾、固脬缩尿功效,可用于小儿遗尿、尿频失禁等。

(二十一) 益智仁-桑螵蛸

益智仁味辛性温,温脾摄涎止泻、暖肾固精缩尿。桑螵蛸味甘咸辛平,补肾固精、缩尿止带。两药相须配伍,可补肾摄涎、固脬缩尿。常用于小儿遗尿、尿频失禁、小儿流涎过多(滞颐)。

(二十二) 桑螵蛸-金樱子

桑螵蛸和金樱子同入肾经,均有补肾固涩作用。然而桑螵蛸补益之力较强,偏于补肾助阳而固脬缩尿;金樱子酸敛收涩之力较盛,偏于助肾秘气而涩精缩尿。两药配伍,相辅相成,使补益与固涩两方面药力均得以加强。常用于小儿尿频、遗尿、尿失禁等。

(二十三) 诃子-石榴皮

诃子微苦酸涩性平,有涩肠止泻、敛肺利咽功用。石榴皮味酸涩性温,有涩肠止泻、止血止带作用。两药相须配伍,可涩肠止泻,常用于小儿慢性腹泻、久泻久利之病,但两者不宜生用而需炒用。

(二十四) 芡实-炙乌梅

芡实味甘涩性平,有补脾止泻、益肾固精、缩尿止带功用。炙乌梅味酸涩性平,有敛肺止咳、涩肠止泻、安蛔、止血等作用。两药配对,相须为用,可用于小儿慢性腹泻、久泻不止者。

(二十五) 补骨脂-肉豆蔻

补骨脂味辛苦性温,有补肾壮阳、纳气平喘、暖脾止泻功用。肉豆蔻味辛性温,可温中行气、固肠止泻。两药合用,相使配对,有温肾暖脾、涩肠止泻功效,治疗小儿脾肾虚亏之慢性腹泻、久泻久利者。

(二十六) 酸枣仁-柏子仁

酸枣仁味甘酸性平,有养心安神、生津敛汗作用。柏子仁味甘性平,有养心安神、滋阴敛汗、润肠通便功用。两者配伍,相须为用,可治小儿失眠、注意力缺陷多动综合征、夜啼不安之佝偻病。

(二十七) 茯苓-茯神

茯苓与茯神本于一体,茯神抱木而生,以此区别于茯苓。两者均味甘淡性平,有利水渗湿、健脾安神之功。然茯苓入脾之多用,而茯神则入心之多用。两者相须为用,配对入药,常用于小儿佝偻病夜啼、失眠、注意力缺陷多动综合征等。

(二十八) 夜交藤-合欢花

夜交藤与合欢花同为甘平之品,皆有宁心安神功用。夜交藤偏于养血宁心,能引阳入阴而收安神之效。合欢花偏于开郁解忧、宁心安神之功。可用于青少年焦虑烦躁、虚烦不眠、多梦易醒及注意力缺陷多动综合征。

(二十九) 炙远志-石菖蒲

炙远志味辛苦性温,能祛痰开窍、安神定志。石菖蒲味辛苦微温,有豁痰开窍、宁心安神之功用。两药合用,相须配对,同入心经,具有祛痰开窍、宁心安神之功,使痰浊消散不蒙清窍,气机通畅壅塞自开。可用于小儿癫痫、梦魇、失眠、注意力缺陷多动综合征等痰湿内蕴之证。

(三十) 石菖蒲-胆南星

石菖蒲味辛苦微温,能豁痰开窍、宁心安神、化湿和中。胆南星味辛苦性温,有燥湿化痰、祛风定惊功用,擅长散风痰、走经络、开结闭,前人称为"开涤风痰之专药"。两药并用,相使配对,有较好的醒脑开窍、祛风化痰之功。常用于小儿癫痫、抽动障碍之风痰鼓动者。

(三十一) 熟地-生地

熟地与生地同为一物,因加工炮制不同,其性有寒热之别,其功也各有所偏。熟地甘而微温,气味俱厚,补血填精必不可少。生地甘且寒凉,性润多汁,凉血生津常以为用。两药配对,补血且凉血,滋阴又生津。血虚而兼血热者用之最宜,阴虚而又津亏者,亦常选用。可用于儿科过敏性紫癜、性早熟、抽动障碍、哮喘缓解期肺肾阴虚者等。

(三十二) 熟地-砂仁

熟地味甘性温,气浓味厚,功专养阴补血,但其药性滋润,有碍胃滞脾之弊。此时若以砂仁配伍,一取砂仁辛散调理脾胃,抵消及制约熟地碍胃之性,二取砂仁行气下达以引熟地入肾补阴。砂仁为辅助之品,一药两用,既佐又使。此药对可用于儿科所有需补肾养阴且又恐碍胃之病症,如性早熟、抽动障碍、过敏性紫癜、自汗盗汗等。

(三十三) 生地-紫草

生地味甘微苦性寒,有清热凉血、养阴生津之功。紫草味苦性寒,能清热解毒、凉血活血。两药合用,相须配对,有清热养阴、凉血止血功效。可用于小儿过敏性紫癜、川崎病高热不退等症。

(三十四) 水牛角-紫草

因犀角价贵缺货,现常用水牛角代之,水牛角味苦性寒,有清热解毒、凉血止血功用。紫草味苦性寒,有清热解毒、凉血活血、透疹通便作用。两药相须配伍,有清热解毒、养阴凉血、活血祛瘀功效,可用于小儿过敏性紫癜、血小板减少性紫癜及猩红热斑疹者。

(三十五) 黄柏-生地

黄柏苦寒之味,泻火坚阴力胜。生地甘寒之品,养阴清热功宏,《本草经疏》称其为"补肾家之要药,益阴血之上品"。两药相合,以黄柏主清肾中相火,用生地滋壮肾之阴水,水充足则火自平息。此药对泻中寓补、补中寓泻,共奏泻火滋阴之功,常用于小儿肾阴不足、虚火内炽之性早熟、抽动障碍、紫癜性肾炎等病。

(三十六) 桑白皮-地骨皮

桑白皮和地骨皮同为甘寒之品,皆可入肺经而除肺热、平咳喘。桑白皮质润而味辛,润以祛热,辛以泻肺,偏入气分,可祛肺中邪热。地骨皮质轻而性寒,轻可去实,寒以胜热,擅入血分,可泻肺中伏火。两药配伍,相须为用,一气一血,具有清肺热而不伤阴,护阴液而不致恋邪之特点,此乃钱乙"泻白散"之主药。常用于小儿肺热阴伤之咳喘,如支气管炎、肺炎、哮喘等病。

(三十七) 青蒿-鳖甲

青蒿性寒,其微苦微辛,气芳香,善清热透络,可引骨中之火外出肌表。鳖甲咸寒,善补至阴之水。青蒿与鳖甲,其功各异,然相使配伍,则青蒿得鳖甲,可潜入阴分以清伏邪;鳖甲得青蒿,可引阴分之邪达于肌表,共奏滋阴透邪清热之功效。可用于小儿夏季热、其他不明原因之低热不退、过敏性紫癜性肾炎等病。

(三十八) 侧柏叶-炒槐花

侧柏叶苦涩微寒,为凉血止血之佳品。槐花微苦微寒,生用清热凉血力强,炒用凉血止血更佳。两药合用,相须配对,可增强凉血止血功效。常用于小儿过敏性紫癜、血小板减少性紫癜等热性出血性疾病。

(三十九) 白茅根-茜草

白茅根味甘性寒,可凉血止血、清热利尿。茜草味苦性寒,有凉血止血、行血通络功用。两者配伍,相须为用,不但可凉血止血,还能行瘀止血,常用小儿过敏性紫癜、血小板减少性紫癜等阴虚血热证。

(四十) 仙鹤草-三七粉

仙鹤草味苦性平,有收敛止血、调补气血作用,只要配伍得当,可用于任何证型之出血。三七味甘苦性温,能散瘀止血、消肿定痛,药粉末冲服,用量较小,故比煎剂更为常用。两药配伍为用,止血而不留瘀为其一大特点,可用于小儿过敏性紫癜、血小板减少性紫癜之病程较久者。

十二、儿科患者如何用膏方

儿童能否服膏方,什么样的儿童可服膏方,如何服用膏方? 不少医生和家长都会提这些问题。因此,笔者就围绕这些问题谈一些个人看法。

(一) 儿童能否服膏方

(1) 要因人而异,凡健康儿童,或者青少年、初中生、高中生,只要身体健康,发育良好,不经常感冒发热,不经常咳嗽,平时食欲正常,就不必服膏方。因为健康的孩子只要一日三餐吃饱吃好,在目前较好的经济条件、社会条件及学校环境中正常生活、学习和体育锻炼,就能正常发育成长。相反,正常发育成长的孩子若给予人参、紫河车、鹿角胶等滋补药物,则会扰乱正常的生长发育过程,扰乱机体正常的内分泌系统,拔苗助长,适得其反,诸如性早熟、肥胖症等病症就会产生。

（2）只有体质差，平时经常感冒发热、咳嗽或哮喘反复发作，或面黄形瘦、个子矮小的儿童才适合服用膏方调理，用膏方可以改善这些儿童的消化功能，增加食欲，增强免疫功能，减少上述疾病的反复发作，这样也不会产生性早熟。因为这些有病的或体质差的儿童，发育水平要比健康儿童发育水平低下，在服用调补身体的膏方后，也仅仅只能赶上健康儿童的发育水平而少感冒、少发哮喘，基本不会产生性早熟或肥胖症。

（3）笔者的老师、孟河医派儿科名家钱育寿在世时每年冬天给孩子开很多膏方，未见有性早熟发生。笔者几十年来，每年冬季要开几百张膏方，也未见到服膏方患儿发生性早熟或肥胖症。因此可以说，有病或体质差的儿童服膏方是安全的，完全不必担心。

（二）什么样的儿童可服膏方，即儿童膏方适应证有哪些

1. 儿童哮喘　包括典型的支气管哮喘和不典型的哮喘、即只咳不喘的咳嗽变异性哮喘，这些患儿一方面由于过敏体质如原先患有湿疹、荨麻疹等病史，另一方面由于体质虚弱、免疫功能差，经常容易伤风感冒而诱发咳喘反复发作，可在哮喘缓解期服用膏方。

2. 反复呼吸道感染　反复呼吸道感染是指每年 6 次以上的上呼吸道感染或 3 次以上的下呼吸道感染，如支气管炎和肺炎等。这些患儿抵抗力差，免疫功能低下，每遇天气变化或受凉或幼儿园其他孩子生病发热、咳嗽就被传染而发病。这类孩子脾胃功能亦较差，食欲欠佳，面黄形瘦，常有自汗盗汗，亦很适合服膏方调理。

3. 儿童过敏性鼻炎、慢性鼻窦炎　这类患儿不但体质虚弱，还常伴有湿疹、花粉过敏等既往病史，常有鼻塞流涕、鼻涕清稀或感染时脓稠，常鼻痒、喷嚏，每因受凉或闻到刺激性气味则诱发或加重。这类疾病既是五官科病，也是儿科病，因为鼻子和气管同属一个气道，过敏性鼻炎和哮喘有时同属一个疾病，只是不同部位不同时期的不同表现。因此，这两个疾病既可单独为病，亦往往会合并发生，相互影响，相互加重，亦很适合用膏方治疗。

4. 抽动障碍（多发性抽动症）　它是一种以运动、语言和抽搐为特点的综合征或心理行为障碍性疾病，病程持续时间较长，属于中医的肝风内动、

慢惊风、瘛疭等范畴。常见挤眉弄眼,眨眼瞟眼,嗅鼻搐鼻,龇牙咧嘴,摇头晃脑,耸肩摆手,喉头发出"呃呃"声或"吭吭"声。该病除平时服用中药煎剂治疗外,冬季服用膏方效果亦很好。笔者在临床已有好多治愈的患儿,全都是在服用一次或二次膏方后,症状消失,未再复发。

(三) 如何开膏方

1. 儿童哮喘　中医认为儿童哮喘痰为夙根,遇感诱发,病程较长,易于反复发作,病机特点是本虚标实,本虚为肺、脾、肾三脏俱虚,标实为痰浊内恋。其治疗原则为发时治标、平时治本,膏方调理就是平时治本的措施,也是哮喘缓解期的主要治疗方法之一。笔者 20 多年前曾做过一个省级科研课题,其中膏方治疗哮喘缓解期就是主要的观察和研究内容。

基本方:治肺虚脾虚用白参 100 g,黄芪 200 g,怀山药、茯苓、炒白术、炒白芍、天冬、麦冬各 150 g,南沙参、北沙参各 200 g;治肾虚用紫河车 100 g、蛤蚧 5 对,生地、熟地、玄参、墨旱莲、女贞子各 150 g,山茱萸、枸杞子、制黄精各 100 g;熬膏剂用阿胶、龟甲胶各 100 g、冰糖 500 g;养血及活血化瘀药用当归、川芎、桃仁、红花、牡丹皮、丹参各 100 g;化痰药用杏仁、法半夏、浙贝母、炙紫菀、款冬花各 100 g;理气药用陈皮、炒枳壳、佛手各 100 g;虫类祛风药用僵蚕、蝉蜕、地龙各 100 g,全蝎 30 g;祛风通窍药用防风、苍耳子、辛夷花、白芷、通草各 100 g;健胃消食药用焦山楂、六神曲各 150 g。

加减:若食欲不振加炒山楂、焦神曲、炒谷芽、炒麦芽各 200 g,炙鸡内金 100 g;若盗汗自汗加瘪桃干、浮小麦各 300 g,五味子 100 g;若鼻衄加侧柏叶 150 g;若舌红,苔少,唇红,阴虚火旺明显者,加地骨皮、知母、炒黄柏各 150 g;若大便干结加火麻仁 150 g。

上述方药是 9～10 岁以上儿童常规用量,凡 5 周岁的患儿,白参和紫河车用量减一半,6～9 周岁者白参可依次递增 20 g,紫河车依次递增 10 g,防止年龄小用量大而产生副作用。另外,5 周岁以下儿童一般不开膏方。

以上膏方健脾益肺,补肾纳气,理气化痰,祛风通窍,活血化瘀,匡扶正气,增强免疫功能,改善过敏状态,可使感冒减少,哮喘少发。连服 3 年再配合夏季冬病夏治贴敷,哮喘发作逐年减少,最终致病除而愈。近几十年来,笔者用这种方法治愈的哮喘患儿已不计其数。

有一个印象很深的病例,男孩,6 岁,2018 年 7 月就诊,咳嗽已迁延反复大半年,重则伴喘,曾到常州市第一人民医院、儿童医院及上海儿童医学中心多次专家诊治,诊断为"咳嗽变异性哮喘、鼻窦炎",全用西药治疗而咳嗽不愈。通过他人介绍到笔者处诊治,笔者在他原有西药治疗的基础上,用中药治疗 1 个月,咳嗽明显减少,之后数月,间断服中药调理,感冒咳嗽基本消失。当年立冬后用膏方调治 3 个月,其中白参 100 g,紫河车 60 g,其他药物和基本方相同,略有加减。第二年很少感冒,偶有咳嗽,未发哮喘,食欲正常。之后两年冬天又连续服了两次膏方,两年夏季冬病夏治贴敷二次,体质增强,很少感冒,咳嗽变异性哮喘及鼻窦炎未再复发,也未见性早熟出现。

2. 反复呼吸道感染及鼻窦炎、过敏性鼻炎　这三种疾病的患儿也可以用上述哮喘的基本方,但要根据患儿不同病情、不同体质、不同病机,适当加减,辨证施治。总的治法应兼顾患儿的气、血、阴、阳,根据患儿五脏六腑功能之偏颇而纠偏治疗。因膏方一般要服用 2～3 个月,用药宜平和,不宜过寒过热。若服膏方后有鼻出血者,必为此膏方药性偏热所致,下次开方时应减少温热之药。同时,也不宜损伤胃气,为防滋腻碍胃,必加 2～3 味理气之药。若原有胃病者,为防药味甜而生酸,可加煅瓦楞、煅海螵蛸各 300 g 制酸护胃。

3. 多发性抽动症　该病病机大多属肝肾阴虚,气阴(血)不足而致阴虚风动,血虚生风,或者脾肾亏虚,脾虚生痰,脾虚肝旺,肝风夹痰,风痰鼓动。因此,宜根据患儿不同体质、不同病机而选择用药。

常用的益气养阴药、健脾运化药、滋养肝肾药、养血活血药,大致与上述哮喘基本方相同;化痰药可加用石菖蒲、胆南星各 150 g;平肝息风药加天麻、白蒺藜各 150 g,双钩藤 300 g,石决明、生龙骨、生牡蛎各 300 g;虫类息风药僵蚕、蝉蜕各 100～150 g,蜈蚣 50～100 g,全蝎 50～100 g;阿胶、鹿角胶、龟甲胶各 100 g。总之,可根据患者不同年龄、不同病机(血虚、阴虚、阳虚)选用不同药物及用量。

由于膏方中的许多滋补类药物在平时汤剂中不能加入,而且这些补益脾肾和滋养肝肾的药物确实改善了患儿的体质。因此,服膏方比平时的汤剂效果更好,抽动症表现都大有减少,有的可半年到一年不发,甚至治愈而一直未再复发。例如江阴璜土的一个孩子叫许某,溧阳市有个孩子叫姜某,他们都间断服用半年至 1 年中药后,连续 2 年冬季改服膏方后病愈而未再复发,他们家长还送笔者锦旗表示感谢,这样的病例还有很多。

(四) 儿科膏方服法及注意点

(1) 每日早晚各 1 次或晚上 1 次均可,每次一汤匙,用开水冲服,用量多少由患儿家长掌握,只要一酱菜瓶装的膏方药 10 日服完即可,则一料膏方药可服 3 个月左右。

(2) 只要不是发热、咳喘大发作,只要不上医院打针、输液就不必停服,即使稍有感冒或流涕、轻咳,也仍可服膏方而不必停服。

(3) 服膏方期间维持原有疾病的饮食忌宜,如忌辛辣,过敏体质者忌鱼虾海腥,不宜同食白萝卜等。

(4) 患儿服膏方后若有恶心、呕吐等胃部不适反应,宜及时与开膏方的医生联系,寻找原因,解除不适,或者暂停膏方观察。

(5) 膏方药最好放在冰箱冷藏柜内,以防天气暖和时霉变。

十三、经方在儿科临床应用举隅

东汉末年张仲景的《伤寒论》和《金匮要略》是我国医学史上的两本不朽著作,该书的几百个方子被后世尊称为经典药方,俗称“经方”。这些耳熟能详的经典方子如麻黄汤、桂枝汤、小柴胡汤等被后世医家广泛使用,流传至今。经方在儿科临床也有广泛应用,现将若干经方用于小儿呼吸、消化疾病的案例及体会介绍于下。

(一) 小青龙汤

周某,女,6 岁。

初诊(2018 年 12 月 22 日)

原有咳喘病史多年,近 3 日来因受凉而咳嗽作呛,咯痰白黏,稍有喘息,怕冷,鼻塞清涕,喷嚏,胃纳不佳,大便尚调,舌淡,苔白腻,脉滑数。查体:两肺可闻少许痰鸣声。摄全胸片示:两肺纹理增加,查血常规正常。

诊断：中医诊断,喘证(寒喘证);西医诊断,喘息性支气管炎。

证属：风寒外袭,痰饮内停。

治则：疏风散寒,祛痰化饮。

处方：小青龙汤加味。

麻黄6g,桂枝6g,细辛6g,干姜6g,白芍10g,五味子6g,法半夏10g,炙甘草6g,蝉蜕5g,陈皮10g,紫苏子10g。

每日1剂,连用3日。

二诊(2018年12月25日)

服药3日后,咳嗽咯痰明显减少,喘息亦轻,鼻涕喷嚏亦减,两肺痰鸣声消失,胃纳稍启,苔腻稍化,舌淡红,脉滑数。

治疗宜原方去桂枝,加茯苓10g,继服5剂而愈。

体会：小青龙汤大家都较熟悉,不管对成人还是儿童,治疗寒痰寒饮的寒证咳喘有效,笔者就不多说了。这里只讲一下关于细辛的用量问题：历来有"辛不过钱"之说,这来源于明代李时珍的《本草纲目》,李时珍说："细辛……若单用末,不可过一钱。"古代16两为一斤,一钱大约3g,李时珍说的是用细辛药末不可超过3g,但我们用的是煎剂,不必受一钱3g的限制。《伤寒论》原书中小青龙汤内的细辛和麻黄、桂枝、干姜、白芍、甘草的用量都是一样的,都是三两。按中国古代度量衡关系换算,东汉时一两等于13.75g,三两就是41.25g。因此,目前若煎剂中细辛用3g就太少了,不起作用,一般可用6~10g,不会有毒副作用。

(二) 麻杏石甘汤和射干麻黄汤、葶苈大枣泻肺汤

张某,男,7岁。

初诊(2019年5月18日)

有湿疹及哮喘病史,咳嗽迁延近半月,昨日伤风感冒后发热39℃左右,咳嗽加重,气喘痰鸣,咽红咽痛,扁桃体红肿,胃纳不佳,大便尚调,苔腻微黄,舌质红,脉滑数。检查：两肺可闻明显哮鸣音如水鸡声,全胸片示：两肺纹理增加,血常规见白细胞数正常。

诊断：中医诊断,哮喘(寒热夹杂证);西医诊断,支气管哮喘急性发作期。

证属：痰饮内停,外感风寒,入里化热。

治则：疏风清热,祛痰化饮。

处方：麻杏石甘汤合射干麻黄汤和葶苈大枣泻肺汤加减。

麻黄 6 g,杏仁 10 g,生石膏 30 g,炙甘草 6 g,射干 10 g,细辛 6 g,炙紫菀 10 g,款冬花 10 g,法半夏 10 g,五味子 6 g,葶苈子 10 g,大枣 5 个,蝉蜕 5 g,紫苏子 10 g。

每日 1 剂,连用 3 日。

二诊(2019 年 5 月 21 日)

服药 3 日热退,咽痛及咳嗽、喘鸣明显减轻,腻苔稍化,舌质红,脉滑数。

治疗拟原方去石膏,加黄芩 10 g、陈皮 10 g,继服 5 剂。

三诊(2019 年 5 月 26 日)

咳喘及咽痛基本消失,改拟健脾化痰剂调理善后。

体会:《伤寒论》麻杏石甘汤是治疗外感风热、卫气同病的经典方,大家都很熟悉,笔者就不多介绍,至于葶苈大枣泻肺汤中的葶苈子,其作用是苦寒泻肺逐痰,笔者亦不多说。笔者这里主要介绍一下《伤寒论》小青龙汤与《金匮要略》射干麻黄汤之异同点:相同点是两方都可治寒饮痰湿内停之咳嗽气喘,不同点是:小青龙汤证寒重于饮,咳重于喘,治法为散寒祛痰止咳;射干麻黄汤证饮重于寒,喘重于咳,咳而上气,喉中水鸡声,治法为化饮祛痰平喘。此外,射干麻黄汤既可单独组方治寒痰寒饮咳喘,若加疏风清热方如麻杏石甘汤或银翘散等还可治寒热错杂之咳喘。

(三) 理中丸和吴茱萸汤

李某,男,8 岁。

初诊(2019 年 6 月 22 日)

平素常喝酸奶等冷饮,常有不规则胃脘疼痛。近 2 日来因吃冰激凌后胃脘疼痛又作,痛无规律,时有呕吐胃内容物,食欲不佳,大便溏薄,日行 2 次。苔白腻,舌淡红边有齿印,脉濡缓,彩超示:肝胆脾胰正常,腹腔未见肠系膜淋巴结肿大。

诊断:中医诊断,胃脘痛(虚寒证);西医诊断,急性胃炎。

证属:脾胃虚寒,胃气郁滞。

治则:健脾益气,温中散寒。

处方:理中丸合吴茱萸汤加味。

党参 10 g,炒白术 10 g,干姜 6 g,炙甘草 6 g,吴茱萸 6 g,大枣 6 只,陈皮 10 g,法半夏 10 g。

每日 1 剂,连用 3 日。

二诊(2019 年 6 月 25 日)

药后胃痛、呕吐消失,食欲稍启,大便转稠,舌脉同前。

治疗拟原方加茯苓 10 g、炙鸡内金 6 g,继服 5 剂,调理善后而愈,并嘱今后应忌食冷饮冰激凌等。

体会:理中丸是《伤寒论》里温中散寒、健脾益气的经典代表方,原书是做成丸药温服,4 味药的剂量是相等的,后世用作汤剂时,人参(党参)与白术的量稍大,干姜与甘草的量稍小,后者是前者的一半。吴茱萸汤(吴茱萸、人参、生姜、大枣),温中散寒,健脾和胃,还可降逆止呕,止痛,两方合用,故取效迅速。两方的区别是,理中丸重在健脾温运,吴茱萸汤重在温胃散寒,前者重点在脾,后者重点在胃。

(四)黄芪桂枝五物汤和桂枝龙骨牡蛎汤

王某,女,7 岁。

初诊(2019 年 10 月 12 日)

患儿近 2 年来经常伤风感冒,或咳嗽,或扁桃体炎,平均每月 1 次,面色少华,精神欠佳,平素常喊累,食欲一般,大便偏烂,白天易自汗,夜寝易盗汗,苔薄,舌淡红,脉细数。

诊断:中医诊断,易感儿;西医诊断,反复呼吸道感染。

证属:肺脾两虚,营卫不和,卫表不固。

治则:健脾益肺,调和营卫,固表敛汗。

处方:黄芪桂枝五物汤合桂枝龙骨牡蛎汤加味。

生黄芪 10 g,桂枝 6 g,炒白芍 10 g,炙甘草 6 g,大枣 6 个,煅龙骨 30 g,煅牡蛎 30 g,焦山楂 10 g,焦神曲 10 g,瘪桃干 30 g,陈皮 6 g。

每日 1 剂,连用 7 日。

二诊(2019 年 10 月 19 日)

药后汗出明显减少,食欲增加,精神好转。

原方加太子参 10 g、茯苓 10 g，继服 7 剂。

三诊（2019 年 10 月 26 日）

药后食欲大增，大便成形，自汗、盗汗基本消失。

治拟原方去山楂、瘪桃干，加炒白术 10 g、防风 6 g 有玉屏风散之意，继服 15 剂。3 个月后电话随访，家长告知，停药后 3 个月未再感冒，无盗汗，食欲及二便均正常。

体会：《金匮要略》将此二方用于治疗成人血痹虚劳病证，如原文"血痹阴阳俱微……夫失精家，少腹弦急，阴头寒，目眩发落……男子失精，女子梦交……"笔者经常用此二方加味治疗儿科反复呼吸道感染、自汗盗汗、肺炎恢复期及哮喘缓解期等患儿，效果很好，同时亦可配合玉屏风散一起使用。此外，方药中黄芪要用生黄芪，请记住"生黄芪走表，炙黄芪补中"的特性，如玉屏风散要用生黄芪，而补中益气汤要用炙黄芪，这是笔者对黄芪用法的一点体会。

笔者简单讲述以上几个经方应用的案例及体会，应该说经方在儿科的临床应用很广泛，如麻黄汤（麻黄、桂枝、杏仁、甘草）和桂枝汤（桂枝、白芍、甘草、生姜、大枣）治小儿风寒感冒，白虎汤（石膏、知母、甘草、粳米）治小儿高热不退，麻黄连翘赤小豆汤（麻黄、连翘、赤小豆、杏仁、桑白皮、大枣、生姜）治小儿急性肾炎初起的风水相搏证，白头翁汤（白头翁、黄连、黄柏、秦皮）治小儿菌痢，葛根黄芩黄连汤（葛根、黄芩、黄连、甘草）治小儿急性肠炎腹泻，乌梅丸（乌梅、细辛、干姜、黄连、黄柏、当归、附子、桂枝、川椒、人参）治小儿胆道蛔虫症等，都很有效。仲景经方内容丰富，值得我们好好学习，深刻领会，认真应用，这样才能不断提高我们的辨证论治能力。

十四、钱氏儿科的传承与创新

常州中医历史悠久，名医辈出，明末清初，孟河医派逐渐形成，到 19 世纪中叶，在全国已有很大影响。清代中后期，以费伯雄、马培之、巢渭芳、丁甘仁四家为代表的孟河医派已名扬大江南北，成为中国传统医学近代发展史上的一大流派，享有"吴中医学甲天下，孟河名医冠吴中"之美誉。

民国时期的孟河医派大家谢观（谢利恒），曾长期担任全国最早的中医高等教育院校——上海中医专门学校校长。1942年他给钱今阳编著的《中国儿科学》一书作的序言中说:"常州武进的中医学术分城乡二派,乡派多在孟河之滨,巢氏及费马两家为著,城派则钱氏居首。"谢利恒所说的城派钱氏就是钱氏儿科,钱育寿是第十一代传人。

钱育寿主任中医师为江苏省名中医,享受国务院政府特殊津贴,曾任江苏省中医儿科学会副主任委员、常州市中医学会秘书长等职。他从小跟随其父同高先生学医侍诊,1943年独立悬壶应诊。新中国成立后在联合诊所工作,1956年和屠揆先、朱普生、吴卓耀等人创立常州市中医医院,之后一直在常州市中医医院儿科工作到2005年去世。他是常州市中医医院儿科创始人、学科带头人,他在60余年的临床生涯中,继承钱氏儿科世家的精华,不断探索、发展,形成了独特的学术思想和临床经验。笔者在跟随钱育寿多年的临床、教学、科研工作中,体会到钱育寿临床辨证精当,治法灵活,处方严谨,用药轻灵,强调审证求因,治病求本。如诊治小儿出疹性疾病时他提出要掌握各种出疹病的特点,对麻疹要抓住热型、眼部表现及口内变化等"报标"特征进行鉴别诊断,治疗初期要因势利导,务必使邪有出路,主张透邪外出,中期重在解毒,后期则宜养阴。对风痧(风疹)与奶痧(幼儿急疹)的鉴别诊断与治疗,概括为"视身热而察痧疹,重轻宣而佐凉营"。对丹痧(猩红热)的诊治,钱育寿主张证型不必得得过细,只需分轻重二证即可,治疗总则为轻者清凉宣透,重者泄热解毒。

钱育寿诊治小儿咳嗽有十法,即宣肺法、肃肺法、清肺法、润肺法、化痰法、顺气法、护阴法、运脾法、镇逆法、泻肝法,但临诊时常常二法或三法合用,如运脾化痰法或宣肃清化法等,治法灵活,配伍恰当,取效迅速。又如治疗小儿遗尿,钱育寿总以脾肾虚亏、固摄无权为辨证要点,多用健益固脬为治疗大法,常用益智仁、怀山药、乌药、菟丝子、桑螵蛸、金樱子、芡实等益肾固涩之品获效。

对于小儿紫癜的早、中期治疗,钱育寿常用滋阴降火、清营凉血治法,而对病程长久者,多以气虚阴虚辨证为主,气虚者用益气摄血法,选用药性平和之品,阴虚者用养阴凉血法,选药性不太苦寒之物。治疗小儿泄泻,钱育寿常用疏和运化、芳香化湿治法,既不多用苦寒清利之品,也很少用补脾呆胃之剂,常用藿香、紫苏梗、炒白术、茯苓、白扁豆、白豆蔻、炙藕节等,用药平和,顾护胃气,以达健脾除泻之效。

钱育寿临床用药基本上不用黄连、黄芩、黄柏、大黄等大苦大寒之品,他说:一方面,小儿为稚阴稚阳之体,不耐苦寒之品攻伐;另一方面,这类药物药味太苦,小儿难以下咽,易致呕吐,从而影响患儿的接受程度。因此,钱育寿所开药方都不是太苦,这是钱氏儿科用药的又一个特色之处。

近20多年来随着时代发展,社会变革,儿科疾病谱也有了很大变化,如以往肆虐流行的麻疹、脊髓灰质炎、百日咳等病已基本绝迹,城市儿童肠寄生虫病如胆道蛔虫病、钩虫病、蛲虫病等也基本不见,而代之以精神情志、代谢性疾病增加,如注意力缺陷多动障碍、抽动障碍、性早熟等病逐年增加。钱育寿在世时常用的对麻疹"报标"诊法,对百日咳治疗的镇逆法、泻肝法等都用不上了,但治疗上述多动症、抽动症、性早熟等疾病的方药却层出不穷。如对注意力缺陷多动障碍的肝肾阴虚证,笔者常以杞菊地黄汤合酸枣仁汤加减,以益肾养阴、宁心安神取效;对该病的心脾两虚证,笔者常用归脾汤合五味子汤加减治疗,可起到益气养血、宁心安神作用,疗效较好。

对抽动障碍笔者常用天麻钩藤饮合六味地黄汤再加僵蚕、蝉蜕、蜈蚣、全蝎,有滋养肝肾、平肝息风作用,可治疗该病的阴虚阳亢、肝风内动者;用天麻钩藤饮合温胆汤再加虫类药,有祛痰化湿、平肝息风作用,可治疗该病的痰湿风动证,尤其是加用虫类药取效更佳。笔者还经常把蜈蚣、全蝎用于支气管哮喘(包括咳嗽变异性哮喘)者,因这类咳喘病从中医角度看都与风邪善行数变有关,从现代医学观点看都与气道高反应及慢性炎症还有原先的过敏体质有关,而这些虫类药都有祛风解痉作用,现代药理研究它们都有抗炎、抗过敏作用,因此这些虫类药不但治疗肝风内动的抽动障碍有效,而且治疗咳喘病也很有效。

钱育寿在世时对一些风邪为患的咳、喘、出疹性疾病等也用僵蚕、蝉蜕作祛风治疗,但从未用过蜈蚣、全蝎,而笔者在治疗抽动障碍及哮喘时则每个患者都用蜈蚣或全蝎,他认为对这类肝风内动者和风邪为患的咳喘者作用很明显,而且研末磨粉冲服的效果比汤药煎煮的效果更好。

有人担心这些虫类药的毒性作用而不敢在儿科使用,已故孟河医派名家、国医大师朱良春在他所著的《虫类药的应用》中说:"蜈蚣、全蝎有毒,事实是其毒液有毒,但干品其毒液已氧化,并无毒害。"笔者曾对服用这些虫类药3个月到半年的部分抽动障碍患儿查血肝功能、肾功能均正常,服这些虫类药的咳喘患儿也未见有毒副作用,因此可以说这些虫类药临床使用是安全的。

20～30年前基本上看不到性早熟患儿,但近几年来,尤其是2020年新型冠状病毒肺炎疫情暴发以来,由于小学、幼儿园的停课,儿童大多待在家里,吃吃玩玩,活动减少,体重增加,性早熟患儿急剧增加。这类患儿不但第二性征提前出现,而且有的肥胖、苔腻、舌淡红,辨证属痰湿壅滞、冲任失调、天癸早至;有的不胖,稍偏瘦,舌红、苔少,辨证为肝肾阴虚、相火偏亢,亦可天癸早至。对前者笔者多用苍附导痰汤合二陈汤加减健脾燥湿、化痰散结,对后者多用知柏地黄汤加减滋肾养阴、清泻相火而取效。

除了上述由于疾病谱的改变而出现许多治疗用药的创新外,对传统的出疹性疾病、咳嗽、泄泻、紫癜、遗尿等儿科疾病,笔者在临床继续用跟随钱育寿时学到的治疗方法和经验用药,如宣肃清化治咳嗽,疏和运化治泄泻,滋阴凉血治紫癜,益肾固脬治遗尿。但在此基础上,笔者还创新使用生麻黄、石菖蒲宣肺醒脑开窍治遗尿,用三七、牡丹皮、赤芍活血化瘀治紫癜,用清热利咽、消肿散结治小儿腺样体肥大、夜寐打鼾、张口呼吸,用滋阴凉血、养血祛风治儿童荨麻疹,用清热化湿、活血祛风治小儿湿疹。笔者在治咳喘时喜用罗汉果,因为它的甜味而易于被患儿接受,所以在所有汤剂中都使用。对4岁以下患儿嘱咐每日服中药半剂,即1剂中药可服2日,为常规中药用量的一半,强调根据年龄大小、体重多少而定,以防用药过量。笔者不但将钱育寿创制的院内自制制剂"健运口服液""呼吸道一号"目前仍使用于临床,而且,对小儿上呼吸道感染发热、气管炎咳嗽、哮喘、厌食、泄泻、紫癜等疾病拟定20多张协定处方,在门诊常规使用。笔者还把平时门诊看病的病例都归类记录在电脑中,建立临床病例数据库,以备科研、病例总结时使用。

钱氏儿科从明末清初开始传承至今,已达十二代,历经300余年,历史上名医辈出,名闻遐迩,2013年被评为江苏省非物质文化遗产。常州市中医医院儿科许多医生都是钱育寿的学生,我们不仅要继承好钱氏儿科的经验,更要发扬光大。在目前党和国家重视、发展中医事业的大好环境下,在习近平主席"守正创新"号召下,我们要推陈出新,与时俱进,不但要传承钱氏儿科的学术经验,更要发展创新,从而更好地为保障儿童健康服务,更好地为发展中医儿科事业贡献力量!(卞国本)

第三章
医案精选

一、上呼吸道感染(感冒)

> 案 1

陈某,男,4 岁。

初诊(2020 年 8 月 14 日)

主诉:发热、流涕、轻咳 4 日。

现病史:患儿 4 日前出现发热,发热峰值 38.8℃,自服中成药及西药治疗症状缓解不明显,稍鼻涕,稍咳嗽,少痰,无咽痛,无腹泻,纳食欠香,二便调。查体:咽红,双肺呼吸音粗,苔薄黄,舌质红,脉浮数。血常规:白细胞计数 3.97×10^9/L,单核细胞百分比 13.1%。

诊断:中医诊断,感冒(外感风热);西医诊断,急性上呼吸道感染。

治则:疏风清热,辛凉解表。

处方:金银花 10 g,连翘 10 g,僵蚕 10 g,牛蒡子 10 g,射干 10 g,荆芥 10 g,防风 10 g,淡豆豉 10 g,青蒿 10 g,醋柴胡 10 g,陈皮 10 g,罗汉果 10 g,生甘草 6 g,生石膏 30 g。

2 剂,每日服半剂,可服 4 日。

4 日后电话随诊,服药 2 日即热退,咳嗽消失,3 日后症状都消失,现感冒已愈。

【按语】 卞国本认为本案患儿为风热侵犯肺卫,卫表失和则发热;肺气失宣则致流涕、咳嗽。小儿肌肤薄,藩篱疏,感邪之后易于传变,即使外感风寒,正邪相争,寒易化热,故治以疏风清热,辛凉解表。方中金银花、连翘解表清热;荆芥、防风、豆豉、柴胡辛温透表,助辛凉药散邪达表;射干、牛蒡子、僵蚕、青蒿、罗汉果疏风散热,清喉利咽;生石膏清气分热盛;陈皮理气化痰,生甘草清热解毒,调和诸药。(许少菊)

案　2

朱某,男,3岁。

初诊(2020 年 8 月 26 日)

主诉:发热、流涕伴呕吐 3 日。

现病史:患儿 3 日前出现发热,流涕,伴呕吐,稍有咳嗽,纳差,大便偏干,小便调。自服中成药及西药不效,遂至医院求诊。查体:咽红,心肺听诊未见异常,舌质红,苔薄腻,脉滑数。

诊断:中医诊断,感冒(外感风热,积滞内停);西医诊断,急性上呼吸道感染。

治则:辛凉解表,消食导滞。

处方:金银花 10 g,连翘 10 g,蝉蜕 6 g,射干 10 g,荆芥 10 g,防风 10 g,淡豆豉 10 g,醋柴胡 10 g,枳壳 10 g,炙鸡内金 10 g,罗汉果 10 g,火麻仁 10 g,竹茹 10 g,生甘草 6 g。

2 剂,每日服半剂,可服 4 日。

二诊(2020 年 8 月 30 日)

患儿热退,流涕、呕吐已止,大便软,食欲转佳,仍稍咳嗽,舌脉同前。

原方去金银花、连翘、竹茹、柴胡、豆豉,加炒山楂 10 g、六神曲 10 g、鱼腥草 30 g,1 剂,分 2 日服用。

【按语】　卞国本认为本案患儿当属风热感冒夹滞之证,多因风热外邪内侵,首犯肺卫,引起发热、咳嗽、流涕,又因小儿脾常不足,乳食不知自节,感邪之后,肺病及脾,脾运失司,乳食积滞,积于中焦,气机不利,则呕吐、大便干结,故证属外感风热、积滞内停,治以辛凉解表,消食导滞,方用银翘散为基础,增加竹茹、炙鸡内金、火麻仁、枳壳等化痰消积、通腑泄热。服药 4 日热退,呕吐止,大便软,继用原方稍作加减,服用 2 日而愈。(许少菊)

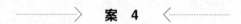

案 3

谢某,女,7岁。

初诊(2021 年 6 月 5 日)

主诉:发热、流涕、轻咳 1 日。

现病史:患儿昨日起出现发热,流涕,伴咽痛,稍有咳嗽,纳差,大便干结,小便黄。查体:体温 39℃,咽红,心肺听诊未见异常,舌质红,苔黄,脉浮数。血常规:未见明显异常。

诊断:中医诊断,感冒(外感风热,肺胃积热);西医诊断,急性上呼吸道感染。

治则:宣肺解表,利咽通腑。

处方:金银花 10 g,桔梗 10 g,荆芥 10 g,防风 10 g,淡豆豉 10 g,射干 10 g,牛蒡子 10 g,蝉蜕 10 g,柴胡 10 g,青蒿 10 g,陈皮 10 g,罗汉果 10 g,生甘草 6 g,生石膏 30 g,火麻仁 10 g。

3 剂。

【按语】 卞国本分析小儿肺常不足,易受外邪,风热犯肺则发热、咽痛;小儿脾常不足,易因食积滞而化热,一旦遇外感旋即发病则纳差、大便干结。本案患儿因素体肺胃积热,又外感风热,致使内外合邪犯及肺卫及咽喉,症见发热、咽痛、大便干结,治以宣肺解表、利咽通腑。金银花、桔梗、射干、牛蒡子、蝉蜕、青蒿、罗汉果清热宣肺,清喉利咽;荆芥、防风、豆豉、柴胡辛温透表,助辛凉药散邪达表;生石膏清气分热盛;火麻仁通腑泄热;陈皮理气化痰,生甘草清热解毒,调和诸药。诸药相合,寒温并用,升清降浊,泄热通腑,表里双解,则发热、咽痛可除也。(许少菊)

案 4

张某,男,9岁。

初诊(2021 年 4 月 12 日)

主诉:发热、咽痛 1 日。

现病史:患儿昨日起出现发热,峰值 39.8℃,流黄涕,咽痛,不咳嗽,胃纳可,二便调。查体:咽红,心肺听诊未见异常,舌红,苔薄黄,脉浮数。血

常规：白细胞计数 4.58×10⁹/L，中性粒细胞百分比 65％，淋巴细胞百分比
33％，单核细胞百分比 15％。

诊断：中医诊断，感冒(外感风热，侵袭咽喉)；西医诊断，急性上呼吸道
感染。

治则：辛凉解表，清肺利咽。

处方：金银花 10 g，连翘 10 g，荆芥 10 g，防风 10 g，淡豆豉 10 g，射干
10 g，牛蒡子 10 g，蝉蜕 10 g，青蒿 10 g，陈皮 10 g，罗汉果 1 个，生石膏 30 g，
生甘草 6 g。

3 剂。

1 周后电话随访，药后 2 日热退，咽痛消失，服药 3 日，感冒痊愈。

【按语】　卞国本提出小儿感冒发热以风热感冒为多，此乃小儿不但为
稚阴稚阳之体，更因"凡孩子三岁以下，呼为纯阳"，即使初因风寒外感，不久
则入里化热转变成风热证，故治以辛凉解表，疏风清热。风热犯表，热郁肌
腠，卫表失和，故身热；风热上扰则流涕、咽痛。予银翘散加减辛凉透表，清
热解毒。该患儿发热重，加用石膏解肌清热，卫气同治。诸药相合，邪去正
安，诸症解除。(许少菊)

二、支气管炎(咳嗽)

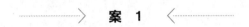

案　1

姚某，男，3 岁。

初诊(2020 年 6 月 13 日)

主诉：咳嗽 3 日。

现病史：患儿 3 日前不慎外感而出现咳嗽，流浊涕，伴有鼻痒、眼痒，大
便偏干，纳谷尚可，咽红，舌红苔微黄，脉细数，两肺可闻及干啰音。患儿原
患湿疹过敏史，平素稍有不慎即易外感，每月至少 1 次。

诊断：中医诊断，咳嗽(风热袭肺证)；西医诊断，支气管炎。

治法：祛风清肺，化痰止咳。

处方：气管炎初期方加减。

炙麻黄 6 g，苦杏仁 10 g，射干 6 g，黄芩 10 g，葶苈子 10 g，蝉蜕 6 g，蜈蚣

1条,浙贝母10 g,鱼腥草30 g,苍耳子10 g,辛夷6 g,罗汉果6 g,枳壳10 g,炙甘草6 g。

3剂,每日服半剂,可服6日。西药予头孢克肟,每日2次,每次50 mg。

二诊(2020年6月19日)

咳嗽消失,大便畅软,胃纳可,汗不多,咽红,舌红苔薄,脉滑数。治拟益气养阴,扶正固表。

处方:复感儿方加减。

太子参10 g,麦冬10 g,五味子10 g,黄芪10 g,炒白术10 g,炒白芍10 g,防风6 g,南沙参10 g,玄参10 g,茯苓10 g,陈皮10 g,罗汉果10 g,炙甘草6 g,红景天10 g。

5剂,每日服半剂,可服10日。

三诊(2020年6月30日)

药后不咳,胃纳可,大便略干,汗不多,舌稍红,苔薄,脉细数。

原方去玄参、陈皮,加火麻仁10 g、炒枳壳6 g。5剂,每日服半剂,可服10天。

【按语】 卞国本认为患儿因护养不当,外感风邪,出现鼻塞、流涕等肺卫表证,风邪入里,从阳化热,风热上袭于肺,痰浊壅于气道,肺失宣降,则出现咳嗽、痰鸣,其大便干、舌红苔微黄均为一派肺热之象。故治宜祛风清肺、化痰止咳,方选气管炎初期方加减,服药6日,咳嗽消失。在该方药中需要特别说明的是卞国本用蝉蜕、蜈蚣之理由,因患儿有湿疹过敏史,而现代药理研究发现蝉蜕、僵蚕、全蝎、蜈蚣、地龙等虫类药都有抗炎、抗过敏作用,且蜈蚣的上述作用强于其他虫类药。此外,历来认为蜈蚣、全蝎有毒,事实是其活体毒液有毒,但经过炮制后其毒液已被氧化,并无毒害作用。国医大师朱良春所著《虫类药的应用》如是说,故卞国本治疗有过敏病史的咳喘患儿时初起或重症时均用蜈蚣,病情好转后改用全蝎,不但止咳治喘疗效好,而且从未发现有毒副作用。二诊、三诊时其家长述患儿体质薄弱,调护稍有不当即易外感,每月至少1次,考虑其平素易感,久病体虚,为反复呼吸道感染患儿,故改拟复感儿方加减以益气养阴,扶正固表。继服10日,诸症皆消,唯大便略干,再宗前法,去玄参、陈皮,加火麻仁、炒枳壳以润肠通便。二诊、三诊为调养肺脾,扶正固本,以善其后之思路。(侯一鸣)

> ··········· 案　2 ···········

张某,男,6岁。

初诊(2020年9月25日)

主诉:咳嗽1周。

现病史:咳嗽1周,痰多,夜间尤甚,伴有鼻塞鼻痒,喷嚏时作,流脓涕,纳谷不香,形体偏瘦,大便偏干,咽红,舌稍红,苔薄,脉细数。既往有湿疹、过敏性鼻炎病史。

诊断:中医诊断:咳嗽(风热外袭,痰热郁肺证);西医诊断:支气管炎。

治法:祛风散邪,清肺化痰。

处方:气管炎初期方加减。

炙麻黄6g,苦杏仁10g,黄芩10g,射干6g,葶苈子10g,蝉蜕6g,蜈蚣1条,浙贝母10g,鱼腥草30g,枳壳10g,苍耳子10g,辛夷6g,罗汉果6g,炙甘草6g。

7剂。西药予头孢克肟,每日2次,每次50mg。

二诊(2020年10月3日)

咳嗽明显减少,大便质软,胃纳仍不香,盗汗多,舌红,苔根腻,脉滑数。治拟健脾化痰,养阴固表。处方:咳嗽恢复期方加减。

黄芪10g,麸炒白术10g,防风6g,太子参10g,麦冬10g,醋五味子5g,蝉蜕6g,全蝎3g,鱼腥草30g,浮小麦30g,茯苓10g,陈皮6g,罗汉果10g,炙甘草6g,焦山楂10g,六神曲10g。

7剂。

【按语】 卞国本认为该患儿外感风邪,上犯于肺,肺失宣肃,痰气壅阻气道,故见咳嗽、痰多、鼻塞、流涕等症。小儿脾常不足,肺病极易影响脾之功能,出现脾虚失运之证,如纳谷不香、便干等。治疗当兼顾肺脾二脏,肺脾同治,采用祛风散邪、清肺化痰、健脾开胃之法,方用气管炎初期方以祛风散邪、清肺化痰,配伍枳壳、鸡内金等行气健脾开胃之品以助脾运,使肺脏得安,脾胃得健。患儿服药7剂,咳嗽明显减少,但盗汗较多,此即咳久损伤气阴、正气不固之象,拟用固表养阴之法以助正气恢复,故改用咳嗽恢复期方加减以养阴固表、健脾化痰,标本兼顾。患儿脾胃受损,胃纳仍差,一时难以恢复,故加焦山楂、

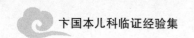

六神曲、茯苓、太子参益气健脾、消食助运以扶正气。（侯一鸣）

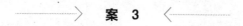
案　3

高某，男，6岁。

初诊（2020年9月25日）

主诉：咳嗽1周。

现病史：患儿咳嗽1周，曾服用头孢等药物，疗效欠佳。现咳嗽频作，痰少，流涕打嚏，胃纳尚可，大便干结，2～3日1行，汗多，咽红，舌红苔薄，脉数，听诊两肺呼吸音粗。

诊断：中医诊断，咳嗽（肺热阴虚证）；西医诊断，支气管炎。

治法：清热养阴，化痰止咳。

处方：气管炎阴虚方加减。

黄芩10 g，南沙参10 g，玄参10 g，杏仁10 g，蝉蜕6 g，蜈蚣1条，射干10 g，葶苈子10 g，浙贝母10 g，鱼腥草30 g，苍耳子10 g，辛夷花6 g，炒枳壳6 g，火麻仁10 g，罗汉果6 g，炙甘草6 g。

7剂。

二诊（2020年10月3日）

咳嗽明显减少，但咽红、咽痒，有"呃呃"清嗓声，仍鼻涕喷嚏，或有鼻衄，纳可，大便干结，汗稍多。

原方去杏仁、葶苈子，加藏青果10 g、胖大海6 g、侧柏叶10 g。7剂，以资善后巩固。

【按语】　卞国本认为患儿素体阴虚，风热邪气外袭伤肺，耗津伤液，故咳嗽频作而少痰；气阴亏虚不能固表，则出汗较多；肺与大肠相表里，肺热阴伤则肠燥津亏，腑气不通，出现大便干结；咽红、舌红苔薄、脉数均为内热阴虚之象，故治疗当以清热泻肺、养阴润燥为要，处方用南沙参、玄参、黄芩等滋阴清热，杏仁、鱼腥草、浙贝母等清肺化痰止咳，配伍炒枳壳、火麻仁理气润肠通便，诸药合用，使肺热得清、肺阴得滋，肺安则大肠腑气自通，便干得解。服药7剂，二诊时咳嗽明显减少，汗出减少，但大便仍干，且近日出现咽红、咽痒，有"呃呃"清嗓声，鼻衄，提示前法虽已奏效，但肺热阴亏之象仍显，故继用前法，于前方加用侧柏叶清热凉血，加藏青果、胖大海清喉利咽，已冀

全功。(侯一鸣)

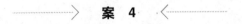

案 4

周某,男,6岁。

初诊(2020年11月6日)

主诉:咳嗽伴鼻塞脓涕半个月。

现病史:咳嗽伴鼻塞、流脓涕半月余,稍有黄白痰,两肺呼吸音粗,胃纳不香,大便尚调,平素汗多,咽红,舌红,苔薄,脉细数。

诊断:中医诊断,咳嗽(痰热蕴肺,肺阴受损);西医诊断,支气管炎合并鼻窦炎。

治法:清肺养阴,祛风通窍。

处方:气管炎阴虚方加减。

黄芩10 g,南沙参10 g,玄参10 g,苦杏仁10 g,蝉蜕6 g,蜈蚣1条,射干10 g,葶苈子10 g,浙贝母10 g,鱼腥草30 g,陈皮5 g,炒苍耳子10 g,通草5 g,罗汉果10 g,麻黄根10 g,炙甘草6 g。

7剂。

西药予阿奇霉素冲剂0.2 g,每日1次。

二诊(2020年11月13日)

病史:药后咳嗽及咯痰均减少,鼻涕亦减,偶有喷嚏,胃纳仍欠香,汗仍多,舌红,苔薄,脉细数。

原方去射干、葶苈子,加浮小麦30 g、炒鸡内金10 g。7剂。

【按语】 卞国本认为患儿平素阴虚汗多,咳嗽半月余,痰热壅肺,热灼肺津,肺阴亏虚,故咳嗽、咯黄白痰、舌质红、脉细数,同时伴有鼻塞、流脓涕,西医诊断为支气管炎合并鼻窦炎。中医认为肺开窍于鼻,外邪由口鼻入里袭肺,而肺病也可引起鼻窍不利,当以肺鼻同治,故治则为清肺养阴,祛风通窍。方用气管炎阴虚方加减以清肺养阴,配伍苍耳子、通草等清利鼻窍,兼以蝉蜕、蜈蚣等祛风以通鼻窍,罗汉果、甘草味甜,调和诸药。服药7剂后,患儿咳嗽明显减少,鼻部症状明显缓解。二诊继用前法治疗,因其出汗仍多,故于原方加浮小麦以益气固表敛汗。因患儿久病,脾胃运化失健,胃纳不香,应当注重调扶脾胃,故加用炒鸡内金以恢复脾运功能。(侯一鸣)

案 5

吴某,男,4岁。

初诊(2020年7月18日)

主诉:咳嗽3日。

现病史:患儿3日前伤风咳嗽,痰多,稍有流涕,汗多,胃纳欠香,二便尚调,咽红,舌红苔根腻,脉数。两肺呼吸音粗。既往有湿疹病史。

诊断:中医诊断,咳嗽(痰热壅肺证);西医诊断,支气管炎。

治法:清热化痰,肃肺止咳。

处方:气管炎初期方加减。

炙麻黄6g,苦杏仁10g,黄芩10g,射干6g,葶苈子10g,蝉蜕6g,蜈蚣1条,陈皮6g,前胡10g,浙贝母10g,鱼腥草30g,罗汉果10g,鸡内金10g,炙甘草6g。

3剂,每日服半剂,可服6日。

西药予头孢克肟,每日2次,每次50mg。

二诊(2020年7月25日)

咳嗽明显减轻,仍汗出较多,纳谷不香,二便尚调,手足心热,舌红苔薄,脉细数。治拟清肺养阴。

处方:气管炎阴虚方。

南沙参10g,玄参10g,黄芩10g,葶苈子10g,全蝎3g,蝉蜕6g,浙贝母10g,鱼腥草30g,瘪桃干30g,炒枳壳6g,罗汉果10g,炙甘草6g,焦山楂10g,六神曲10g,鸡内金10g。

3剂,每日服半剂,可服6日。

【按语】 卞国本认为小儿咳嗽一证,属痰热者最多。小儿肺常不足,外邪侵袭多入里伤肺而致肺失宣降,水液凝聚为痰。古人云:"凡孩子三岁以下,呼为纯阳。"小儿阳常有余,外邪入里最易从阳化热,故尤其多见痰热壅肺之咳嗽。该患儿以咳嗽、痰多为主要症状,舌红苔根腻、脉数为典型的痰热之象,治以清热化痰,肃肺止咳。方用卞国本协定处方气管炎初期方加减,重在清泻肺中火热,消除痰热之邪。因子盗母气,肺病影响脾运,出现纳谷不香,故加用鸡内金健脾消食。服药6日后,患儿咳嗽明显减少,但汗出仍较多,同时出现手足心热,此乃咳嗽日久,热病伤阴,出现阴虚之象,故改拟养阴清肺之方,既清肺热余邪,又养阴润肺。患儿纳谷依旧欠佳,恐脾胃一时难以恢复,故加用焦山楂、六神曲以增强消食助运之力。(侯一鸣)

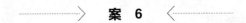

案 6

苏某,男,9岁。

初诊(2020 年 1 月 20 日)

主诉:咳嗽伴发热 2 日。

现病史:患儿因受凉而咳嗽 2 日,伴有发热(今晨查体温 38.6℃)、流涕、咽红咽痛,胃纳一般,偶伴呕恶,苔薄腻,舌红,脉浮数。两肺听诊呼吸音粗糙,未闻及干湿性啰音。辅助检查:血常规:白细胞计数 3.29 × 10^{12} mmol/L,中性粒细胞百分比 74.2%,淋巴细胞百分比 19.1%。

诊断:中医诊断,咳嗽(风热袭肺证);西医诊断,急性支气管炎。

治法:疏风清热,宣肺止咳。

处方:金银花 10 g,连翘 10 g,麻黄 5 g,苦杏仁 10 g,生石膏 30 g,荆芥 10 g,防风 10 g,淡豆豉 10 g,射干 10 g,牛蒡子 10 g,蝉蜕 10 g,浙贝母 10 g,柴胡 10 g,青蒿 10 g,陈皮 10 g,罗汉果 1 个,生甘草 6 g。

5 剂。

二诊(2020 年 4 月 24 日)

药后热退,咳减,舌红,苔薄,脉滑数,听诊两肺未闻及干湿性啰音。治拟清肺养阴。

处方:黄芩 10 g,南沙参 10 g,玄参 10 g,射干 10 g,葶苈子 10 g,杏仁 10 g,蝉蜕 10 g,鱼腥草 30 g,陈皮 6 g,罗汉果 10 g,甘草 6 g。

5 剂。

【按语】 卞国本认为本案患儿虽初因风寒外感,但不久则入里化热转变成风热证,治宜疏风清热,辛凉解表。方中金银花、连翘解表清热;该患儿咳嗽伴有发热,唇红舌红,为表邪入里化热,侵袭肺系,肺热则咳嗽,故合用麻杏石甘汤,清解肺热;用荆芥、防风、豆豉、柴胡辛温透表,助辛凉药散邪达表;射干、牛蒡子、蝉蜕、青蒿、罗汉果疏风散热,清肺利咽;陈皮理气化痰,生甘草清热解毒,调和诸药。全方疏清兼顾,宣降同施,共奏解表清热,宣肺止

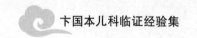
咳之效,故疗效甚佳。

二诊时热退咳减,此为风热渐去,肺热未尽,肺阴灼伤,故改用清肺热、养肺阴之方药而收全功。(檀凯)

三、支气管哮喘

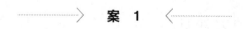

案 1

庄某,男,8岁。

初诊(2020年4月11日)

主诉:咳喘2月余,加重1周。

现病史:患儿2个月来咳喘反复发作,近1周来加重。3日前使用布地奈德等超声雾化治疗已减轻。夜间出汗多,无鼻塞流涕,饮食可,二便调。查体:咽红,肺呼吸音粗,可闻及少许痰鸣音。苔薄腻,舌稍红,脉滑数。

诊断:中医诊断,哮喘(肺卫不固,风痰内蕴);西医诊断,支气管哮喘。

治则:祛风化痰,降气平喘。

处方:紫苏子10 g,苦杏仁10 g,陈皮10 g,姜半夏6 g,茯苓10 g,射干10 g,葶苈子10 g,地龙10 g,降香10 g,蝉蜕6 g,蜈蚣1条,浙贝母10 g,鱼腥草30 g,瘪桃干30 g,白芥子10 g,莱菔子10 g,罗汉果6 g,炙甘草6 g。

7剂。

其间配合阿奇霉素胶囊0.25 g,每日1次,口服治疗。

二诊(2020年4月17日)

患儿服药后喘鸣消失,咳嗽也减少,无鼻塞喷嚏,盗汗减少。苔薄,舌稍红,脉滑数。心肺听诊未见异常。辨证:肺气亏虚,风痰留恋。治法:补肺益气,祛风化痰。

处方:黄芪10 g,白术10 g,白芍10 g,五味子6 g 防风6 g,麦冬10 g,杏仁10 g,蝉蜕6 g,全蝎3 g,浙贝母10 g,鱼腥草30 g,瘪桃干30 g,金樱子10 g,陈皮6 g,罗汉果6 g,炙甘草6 g。

7剂,之后守方稍作加减服用3周。

三诊(2020年5月16日)

患儿服药近1个月,早晚偶咳,无鼻涕,稍有鼻痒、喷嚏,仍有盗汗,纳可便调,苔薄舌红脉细数。证属恢复期。治法:健益养阴,祛风化痰。

处方:原方去陈皮,加枳壳 6 g、乌梅 10 g、五倍子 6 g。14 剂。

四诊(2020 年 7 月 11 日)

停药近 1 个半月未见咳嗽,无喷嚏鼻涕,纳可便调。苔薄舌红,脉细数。辨证属哮喘缓解期之肺肾阴虚。治拟补益肺肾。

予玉屏风冲剂,每次 1 包,每日 2 次;六味地黄软胶囊,每次 2 粒,每日 2 次,并且给予冬病夏治贴敷治疗以资巩固。

【按语】 卞国本认为本例患儿初诊时处于哮喘发作中期,咳嗽稍减,或稍喘,属肺卫不固,风痰内蕴,所用方药有苏葶丸、杏苏二陈汤及三子养亲汤合方之意,可祛痰化湿、降气平喘。服用 7 剂后,咳喘已平,卞国本治以标本兼顾,予玉屏风散合生脉饮及虫类药化痰药达补肺益气、祛风化痰之效。哮喘发作期经治疗后咳嗽、喘鸣症状完全消失,已正常生活和学习,此即为缓解期。卞国本主张夏季采用冬病夏治贴敷温经散寒、调补阴阳,冬季采用膏方治疗,并根据患儿肺、脾、肾三脏虚亏程度的轻重不同,以及偏阴虚或偏阳虚的孰轻孰重等不同情况,开不同的膏方进行治疗。本案体现了卞国本对哮喘分三期论治的学术思想,即发作期以祛邪平喘为主,迁延期、恢复期祛邪扶正兼顾,缓解期以扶正固本为主。(许少菊)

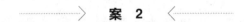

案 2

李某,男,7 岁。

初诊(2020 年 7 月 27 日)

主诉:咳嗽气喘 3 日,发热 1 日。

现病史:患儿原患哮喘病史 3 年,近 3 日咳嗽气喘,今日出现发热,稍有鼻涕喷嚏,夜间睡眠汗多,胃纳尚可,二便调。查体:咽红,体温 37.7℃,两肺可闻及哮鸣音。苔薄腻,舌红,脉滑数。

诊断:中医诊断,哮喘(热性哮喘);西医诊断,支气管哮喘。

治则:清热宣肺,化痰平喘。

处方:炙麻黄 6 g,苦杏仁 10 g,生石膏 30 g,金银花 10 g,连翘 10 g,射干 6 g,葶苈子 10 g,紫苏子 10 g,蝉蜕 6 g,地龙 10 g,降香 10 g,蜈蚣 1 条,浙贝母 10 g,鱼腥草 30 g,炒枳壳 10 g,罗汉果 6 g,甘草 6 g。

5 剂。

二诊(2020 年 8 月 1 日)

患儿服药后喘鸣消失,咳嗽减少,鼻塞喷嚏消失,胃纳一般,二便调,盗汗减少。苔薄腻,舌红,脉滑数。心肺听诊未见异常。辨证:风痰留恋,痰热未尽。治法:祛风止咳,清肺化痰。

处方:紫苏子 10 g,杏仁 10 g,陈皮 10 g,蝉蜕 6 g,茯苓 10 g,射干 10 g,葶苈子 10 g,白芥子 10 g,莱菔子 20 g,蜈蚣 1 条,罗汉果 10 g,半夏 6 g,浙贝母 10 g,鱼腥草 30 g,焦山楂 10 g,六神曲 10 g,甘草 6 g。

7 剂。

三诊(2020 年 8 月 10 日)

患儿药后咳嗽、气喘消失,无鼻涕、喷嚏,二便调,汗出已少,苔薄腻,舌稍红,脉滑数。证属哮喘迁延期。治法:健脾化痰,益肺固表。

处方:黄芪 10 g,炒白术 10 g,防风 6 g,太子参 10 g,麦冬 10 g,五味子 5 g,茯苓 10 g,蝉蜕 6 g,全蝎 2 g,鱼腥草 30 g,焦山楂 10 g,焦六神曲 10 g,陈皮 6 g,罗汉果 10 g,炙甘草 6 g。

14 剂。

3 个月后电话随诊,得知患儿服上药后 2～3 个月来未感冒,咳喘亦未发作。

【按语】 卞国本认为本案患儿咳嗽、气喘、发热,查体咽充血,苔薄腻,舌红,脉滑数,辨证属热性哮喘,故初诊治疗拟清热宣肺、化痰平喘法,予麻杏石甘汤合苏葶丸、银翘散化裁为用。方中炙麻黄、杏仁、石膏、甘草为麻杏石甘汤疏风清热,宣肺平喘;射干、葶苈子、紫苏子、降香合麻黄有射干麻黄汤意及苏葶丸意,均可化痰降气平喘;蝉蜕、蜈蚣、干地龙属虫类药都有祛风解痉,止咳平喘功效,现代药理研究认为蝉蜕、僵蚕、地龙、蜈蚣、全蝎等虫类药都有抗炎、抗过敏作用,故用于气道高反应及慢性炎症引起的哮喘有效;金银花、连翘,可疏散风热;炒枳壳通腑泄热;浙贝母、鱼腥草清肺化痰;罗汉果止咳化痰,药味较甜可使整个方药易为患儿接受。诸药合用,共奏宣肺、清热、止咳、化痰、平喘之功。经治疗患儿病情有所减轻后,应标本兼顾,祛邪与扶正并举,治以健脾化痰,益肺固表。此外,卞国本提出哮喘发病机制因与过敏有关,在治疗哮喘的方药中,可适当使用僵蚕、蝉蜕、干地龙、蜈蚣、全蝎等虫类药。病情较重者可应用蜈蚣,待病情好转后可改用全蝎,治咳治喘疗效比不用虫类药者为好。卞国本提倡对有过敏性变态反应性疾病的患儿可大胆使用这些虫类药,他在几十年的临床使用过程中只要用量恰当,从未发现有什么毒副作用,临床使用是安全的。(许少菊)

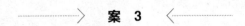

案 3

吴某,男,4 岁。

初诊(2020 年 8 月 11 日)

主诉:咳嗽气喘反复发作 2 年,消失半个月。

现病史:患儿原患湿疹,对芒果过敏,哮喘病史 2 年,平素易反复感冒,一个月前曾咳嗽气喘,经过雾化等治疗,近半个月咳喘消失,稍有鼻涕喷嚏,易出汗,胃纳一般,大便或溏或实,小便调。查体:咽稍红,两肺未闻及哮鸣音。舌稍红,苔薄,脉细数。

诊断:中医诊断,哮喘(肺脾气虚);西医诊断,支气管哮喘缓解期。

治则:健脾益气,补肺固表。

处方:太子参 10 g,麦冬 10 g,五味子 10 g,黄芪 10 g,炒白术 10 g,防风 6 g,南沙参 10 g,浮小麦 10 g,茯苓 10 g,陈皮 10 g,苍耳子 10 g,辛夷 6 g,罗汉果 10 g,炙甘草 6 g。

5 剂,每日半剂,可服 10 日。

二诊(2020 年 8 月 22 日)

患儿服药后无咳嗽,鼻涕喷嚏亦减少,盗汗减少,胃纳一般,二便尚调。舌稍红,苔薄,脉细数。心肺听诊未见异常。

原方去南沙参、辛夷,加焦山楂 10 g、六神曲 10 g。5 剂,每日半剂,可服10 日。

三诊(2020 年 8 月 31 日)

患儿服药后不咳,也未感冒,鼻塞喷嚏基本消失,胃纳较启,出汗减少,两便尚调。舌稍红,苔薄,脉细数。心肺听诊未见异常。

原方继服,5 剂,每日半剂,可服 10 日。

随访半年未感冒,咳喘未发作。

【按语】 卞国本强调哮喘的发病,内因责之于先天禀赋异常,素体肺、脾、肾三脏俱虚,功能不足,痰饮留伏于肺,成为哮喘之夙根;感受外邪、接触异物、饮食不慎、情志失调以及劳倦过度等,外因诱发伏痰而重新发作。此即《证治汇补·哮病》所论:"哮即痰喘之久而常发者,因内有壅塞之气,外有非时之感,膈有胶固之痰,三者相合,闭拒气道,搏击有声,发为哮病。"因此,发作期应攻邪急救治标,在临证时应根据患儿不同的临床表现,在化痰定喘的同时配以温肺、清肺、泻肺之品,或配以泄热降火、通腑导滞之品。哮喘缓解期卞国本认为肺、脾、肾三脏功能不足,痰饮内伏,不能自消,因而导致小儿哮喘反复发作。缓解期应健脾益气、补肺固表、补肾纳气,匡扶正气,使新痰难生而宿痰得化,终致哮喘不发。本案患儿属哮喘缓解期肺脾气虚证,经上述 1 个月的调治,脾健肺安,近半年未再感冒咳嗽。此外,卞国本对 4 岁以下患儿的中药用量为常规用量的一半,对不同年龄儿童区别对待,以防用药过量,值得我们后辈认真学习体会。(许少菊)

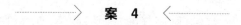

案 4

巢某,男,6 岁。

初诊(2020 年 8 月 11 日)

主诉:咳嗽气喘 1 周。

现病史:患儿原患哮喘病史 2 年,1 周前因感冒再次出现咳嗽、喘促,经过雾化、输液等治疗气喘不明显,但仍有咳嗽,流鼻涕,打喷嚏,胃纳欠香,二便尚调,自汗盗汗多。查体:咽红,两肺呼吸音粗,未闻及哮鸣音。苔薄根腻,舌稍红,脉细数。

诊断:中医诊断,哮喘(风痰内蕴,肺脾气虚);西医诊断,支气管哮喘。

治则:祛风止咳,健脾化痰。

处方:紫苏子 10 g,苦杏仁 10 g,蝉蜕 10 g,全蝎 3 g,陈皮 10 g,法半夏 5 g,茯苓 10 g,射干 10 g,葶苈子 10 g,莱菔子 10 g,蜜紫菀 10 g,款冬花10 g,瘪桃干 30 g,山楂 10 g,六神曲 10 g,罗汉果 1 个,炙甘草 6 g。

7 剂。

二诊(2020 年 8 月 18 日)

患儿药后稍有咳嗽,稍流涕,无喷嚏,盗汗减少,胃纳仍欠香,二便调。

苔薄,舌稍红,脉细数。心肺听诊未见异常。辨证:肺脾气虚,风痰未净。治则:健脾益肺,祛风化痰。

处方:黄芪10 g,太子参10 g,白术10 g,茯苓10 g,法半夏6 g,陈皮6 g,防风6 g,五味子6 g,苦杏仁10 g,蝉蜕6 g,全蝎3 g,鱼腥草30 g,瘪桃干30 g,焦山楂10 g,六神曲10 g,罗汉果6 g,炙甘草6 g。

10剂。

【按语】 卞国本认为本案患儿素体虚弱,脾失健运,不能运化水湿,聚而为痰,顽痰阻于膈间,每逢诱因如上呼吸道感染、受寒、劳累等因素,诱动顽痰,痰气上逆,交阻于气道,痰随气升,气因痰阻,相互搏击,气机升降不利,发为哮喘。卞国本据患儿病程及其病机转化特点,诊为风痰内蕴、肺脾气虚之证,治以祛风止咳,健脾化痰,方选杏苏二陈汤合苏葶丸加减。方中法半夏、茯苓、陈皮祛痰化湿;苦杏仁、蜜紫菀、款冬花、罗汉果止咳化痰;射干、葶苈子、紫苏子、莱菔子化痰降气平喘;蝉蜕、全蝎祛风解痉,止咳平喘;焦山楂、炒神曲消食开胃;瘪桃干固表敛汗;甘草调和诸药。服用7剂后,咳喘已平,二诊时卞国本予扶正兼顾祛邪,予玉屏风散合六君子汤加减,具有补肺健脾、祛风化痰之功效,从而经两周时间即完全控制了哮喘的这一次发作。(许少菊)

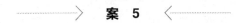

案 5

腾某,男,10岁。

初诊(2020年7月15日)

主诉:咳嗽气喘8日。

现病史:患儿原患哮喘病史、湿疹史,平时间断使用布地奈德福莫特罗粉吸入粉雾剂,近来感冒后再次出现咳嗽,喘促,经过雾化等治疗1周气喘略减,咳嗽仍作,鼻痒喷嚏,盗汗,胃纳欠香,二便调。查体:咽红,两肺呼吸音粗,可闻及哮鸣音。苔薄,舌红,脉滑数。

诊断:中医诊断,哮喘(痰热伤阴);西医诊断,支气管哮喘。

治则:清肺养阴,化痰平喘。

处方:黄芩10 g,南沙参10 g,玄参10 g,苦杏仁10 g,蝉蜕6 g,葶苈子10 g,地龙10 g,蜈蚣1条,降香10 g,浙贝母10 g,鱼腥草30 g,瘪桃干30 g,

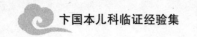

苍耳子 10 g,罗汉果 6 g,甘草 6 g。

5 剂。

二诊(2020 年 7 月 20 日)

患儿药后喘止咳减,稍有胸闷,稍鼻涕喷嚏,胃纳欠香,二便尚调,汗仍多,苔薄,舌稍红,脉细数。心肺听诊未见异常。辨证:肺热未尽,气阴受伤。治则:养阴清热,补肺益气。

处方:南沙参 10 g,麦冬 10 g,五味子 10 g,黄芪 10 g,防风 6 g,浮小麦 10 g,茯苓 10 g,陈皮 6 g,蝉蜕 6 g,鱼腥草 30 g,焦山楂 10 g,神曲 10 g,罗汉果 10 g,炙甘草 6 g。

7 剂。

三诊(2020 年 8 月 3 日)

患儿药后不咳不喘,胃纳较启,汗出减少。双肺呼吸音清。舌稍红,苔薄,脉细数。

前方继服 10 剂巩固。

【按语】 哮喘发作多因外有非时之感,内有壅塞之气,膈有胶固之痰。本例患儿咳嗽气喘,为肺失宣肃、痰热壅盛、闭塞气道所致;鼻痒、喷嚏,为外感风邪肺窍不利之象;盗汗结合苔薄,舌红,脉细数,为阴虚之候。本案总属哮喘发作中期痰热阴虚证,治以清肺养阴,化痰平喘。方中黄芩、南沙参、玄参、浙贝母、罗汉果、鱼腥草养阴清热化痰;葶苈子、杏仁、降香、陈皮化痰降气平喘;蝉蜕、蜈蚣、地龙祛风化痰,解痉平喘;苍耳子祛风通窍;瘪桃干固表敛汗;炙甘草调和诸药。服用 5 剂后,咳喘已平,卞国本给予养阴清热,补肺益气,健脾和胃,调整脏腑功能,去除生痰之因,终致哮喘控制而未发。(许少菊)

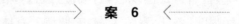 **案 6**

张某,男,10 岁。

初诊(2020 年 9 月 22 日)

主诉:咳嗽气喘伴发热 2 日。

现病史:患儿原患哮喘病史 3 年,近 2 日因伤风感冒而咳喘伴发热,喉中痰鸣,鼻塞流涕,咽痛,皮肤出现荨麻疹,胃纳欠香,二便尚调。查体:咽红,两肺呼吸音粗,可闻及少许哮鸣音及痰鸣音。苔黄,舌红,脉滑数。

诊断:中医诊断,哮喘(痰热壅肺);西医诊断,支气管哮喘。

治则:清热宣肺,化痰定喘。

处方:炙麻黄 6 g,苦杏仁 10 g,生石膏 30 g,金银花 10 g,连翘 10 g,蝉蜕 6 g,射干 10 g,葶苈子 10 g,紫苏子 10 g,地龙 10 g,降香 10 g,蜈蚣 1 条,浙贝母 10 g,鱼腥草 30 g,甘草 6 g,罗汉果 6 g。

7 剂。

二诊(2020 年 9 月 29 日)

患儿药后喘止咳减,荨麻疹消失,痰多质稠,胃纳欠香,大便正常。苔薄腻,舌稍红,脉细数。心肺听诊未见异常。辨证:脾胃气虚,痰热未尽。治则:健脾开胃,清化痰热。

处方:太子参 10 g,茯苓 10 g,白术 10 g,苦杏仁 10 g,蝉蜕 6 g,全蝎 3 g,浙贝母 10 g,鱼腥草 30 g,陈皮 6 g,罗汉果 6 g,炙甘草 6 g,焦山楂 10 g,六神曲 10 g。

7 剂。

三诊(2020 年 10 月 5 日)

药后咳嗽消失,改用中成药玉屏风散合六君子汤加减调理 1 个月而愈。

【按语】 哮喘发作的基本病理变化为内伏之痰,遇感引动,痰随气升,气因痰阻,相互搏结,壅塞气道,肺气宣降失常,气道挛急狭窄,通畅不利,而致哮鸣如吼,咳痰喘促。本例患儿初诊表现为热、咳、痰、喘,为邪实之候。痰热蕴肺,壅阻气道,肺气上逆,故喉中痰鸣,咽红咽痛,喘息,咳嗽;痰热内盛,则身热,苔黄,舌红,脉滑数;鼻塞流涕,荨麻疹,为外感风热袭于肌肤,内侵肺窍之象。治疗以清热宣肺,化痰定喘为主。予麻杏石甘汤合苏葶丸、银翘散化裁为用。二诊时,患儿病情好转,虚实夹杂,既有脾胃气虚,又有痰热内恋,因此扶正祛邪兼顾,方用太子参、白术、茯苓、陈皮、炙甘草健脾化痰;杏仁、蝉蜕、全蝎祛风化痰;罗汉果、鱼腥草、浙贝母清肺化痰;焦山楂、六神曲消食开胃。诸药合用,共奏益气健脾,清热化痰之效。三诊时,患儿咳嗽消失,已属缓解期,卞国本认为此时肺、脾、肾三脏功能不足,痰饮内伏,不能自消,是小儿哮喘反复发作的凤根。因而予玉屏风散合六君子汤扶正调理,健脾益气、补肺固表,使新痰难生而宿痰得化,可减少哮喘复发。(许少菊)

四、咳嗽变异性哮喘

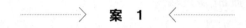

案 1

张某,男,4岁。

初诊(2020年7月7日)

主诉:咳嗽迁延反复半年,加重2日。

现病史:咳嗽迁延反复半年余,已用硫酸沙丁胺醇气雾剂、辅舒酮喷雾剂间断治疗2个月,咳嗽时轻时重,夜间或白天运动后多咳。近2日受凉伤风后咳嗽加重,不发热,伴有鼻塞、流清涕、喷嚏,胃纳尚可,大便偏干,约3日1行,夜寐盗汗。咽稍红,舌淡红,苔薄腻,脉滑数。听诊两肺呼吸音粗。既往有湿疹病史。

诊断:中医诊断,哮咳(风痰袭肺);西医诊断,咳嗽变异性哮喘。

治法:祛风化痰止咳。

处方:炙麻黄6 g,苦杏仁10 g,射干10 g,葶苈子10 g,蝉蜕6 g,蜈蚣1条,罗汉果10 g,苍耳子10 g,辛夷8 g,枳壳10 g,火麻仁10 g,枇杷叶10 g,浮小麦30 g,半夏10 g,炙甘草6 g。

4剂,每日半剂,可服8日。西药予孟鲁斯特钠咀嚼片,每晚1次,每次4 mg;丙卡特罗颗粒,每日两次,每次半袋;氯雷他定糖浆,每晚1次,每次3 ml。

二诊(2020年7月15日)

咳嗽明显减轻,偶有喷嚏,无流涕,胃纳欠佳,大便稍软,有盗汗,舌淡红,苔薄,脉细数。治拟健脾益肺,祛风止咳。

处方:黄芪10 g,炒白术10 g,防风6 g,苦杏仁10 g,蝉蜕6 g,全蝎3 g,浮小麦30 g,炒枳壳10 g,罗汉果10 g,火麻仁10 g,山楂10 g,神曲10 g。

5剂,每日半剂,可服10日,另嘱西药继服。

三诊(2020年7月25日)

咳嗽基本消失,纳可便调,盗汗亦减少,苔薄舌稍红,脉细数。

原方去浮小麦,加太子参10 g,茯苓10 g。5剂,每日半剂,可服10日。

【按语】 本案患儿咳嗽迁延反复半年余,属慢性咳嗽范畴,根据《中国儿童慢性咳嗽诊断与治疗指南(2013 年修订版)》的咳嗽变异性哮喘(CVA)诊断标准,该患儿可诊断为 CVA。该病属于中医何病? 它以咳嗽为主症,迁延反复,病程日久,用抗生素治疗无效,故诊断为咳嗽(支气管炎)似不妥。该患儿虽有过敏病史,且咳嗽病久,但不哮不喘,故诊断哮喘也不妥。国内中医儿科界有专家称它为"哮咳",也有专家称它为"风咳",目前中医儿科教科书上未有定论。儿科国医大师王烈教授提出该病可用"哮咳"命名,卜国本认为它似咳非咳,似哮非哮,用"哮咳"命名较为妥当。该患儿宿疾半年余,咳嗽反复发作,近两日外感后诸症加重,属风痰阻肺之证,治以祛风化痰止咳。风邪袭肺,与伏痰胶结是本病迁延难愈之凤根,风痰是本病重要的病理产物。治疗方中重用麻黄、杏仁、枇杷叶等疏风宣肺止咳,配伍蝉蜕、蜈蚣等祛风要药,驱散一身内外之风邪,以达风息咳止之效。服药 8 日后,患儿咳嗽明显好转,但胃纳欠佳,盗汗,此即久病损伤肺脾,正气不足之证,故再拟健脾益肺,祛风止咳,驱邪以止咳,扶正而固表。复以 10 日 5 剂,患儿咳嗽基本消失,纳可便调,盗汗减少,继以原方加减,去浮小麦,加用太子参、茯苓以健脾助运。药后诸症悉除,但考虑该患儿已病半年有余,正气不足,故嘱其再进 5 剂 10 日以资巩固。(侯一鸣)

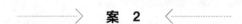

案 2

王某,男,6 岁。

初诊(2020 年 7 月 14 日)

主诉:咳嗽迁延反复半年余。

现病史:咳嗽迁延反复半年余,经治减轻,现早晚咳嗽较多,白天不咳,晨起鼻痒、流涕、打喷嚏,易盗汗,胃纳一般,二便尚调。舌淡红,苔薄腻,脉滑数。既往有过敏性鼻炎及湿疹病史。

诊断:中医诊断,哮咳(脾虚痰湿证);西医诊断,咳嗽变异性哮喘。

治法:健脾化痰,祛风止咳。

处方:紫苏子 10 g,杏仁 10 g,陈皮 6 g,法半夏 6 g,全蝎 3 g,蝉蜕 6 g,白术 10 g,茯苓 10 g,葶苈子 10 g,莱菔子 10 g,鱼腥草 30 g,山楂 10 g,神曲 10 g,罗汉果 10 g,甘草 6 g。

7 剂。

西药予氯雷他定,每日 1 次,每次 5 ml;孟鲁斯特钠咀嚼片,每晚 1 次,每次 5 mg;盐酸丙卡特罗颗粒,每日两次,每次 0.5 袋。

二诊(2020 年 7 月 25 日)

咳嗽消失,但晨起鼻痒、喷嚏仍多,胃纳可,便调,面色少华,夜寐欠宁,盗汗减少,舌淡红苔薄,脉细数。治拟健脾益肺,祛风通窍。

处方:太子参 10 g,黄芪 10 g,炒白术 10 g,防风 6 g,浮小麦 10 g,茯苓 10 g,陈皮 10 g,罗汉果 10 g,炙甘草 6 g,苍耳子 10 g,辛夷花 5 g,白芷 5 g,全蝎 3 g,蝉蜕 5 g。

14 剂。原西药继服。

三诊(2020 年 8 月 8 日)

病史:药后不咳嗽,鼻涕喷嚏减少,依旧鼻痒,胃纳一般,面黄少华,舌脉同前。

原方去白芷,加六神曲 10 g、当归 10 g。10 剂。

【按语】 卞国本认为该患儿宿咳半年余,素体脾虚失运,痰浊较盛,痰邪壅阻肺道,肺气失司而发为咳嗽。宿痰内伏,日久不愈而损伤脾胃,脾失健运则痰湿难化,使病情加重。故临床出现咳嗽迁延半年不愈,胃纳欠佳,苔腻脉滑等痰湿壅盛之象,治以健脾化痰,祛风止咳。方选杏苏二陈汤合三子养亲汤加减运用。卞国本说,哮咳(咳嗽变异性哮喘)与咳嗽(支气管炎)病机之间最大不同是前者内有伏风,后者仅是外风,故前者治疗应内外风同时兼治,后者则仅需治疗外风而已。本案初诊加用祛风之蝉蜕、全蝎以疏散内外之风邪,从而达到止咳之效。服药 7 剂后,患儿咳嗽即消失,但鼻部症状仍显,同时表现出面色少华、夜寐欠安等肺脾不足之象,故拟从肺脾论治,治以健脾益肺,祛风通窍,方选六君子汤合玉屏风散加减,重在调补肺脾之虚,使正复邪安。方中重用苍耳子、辛夷花、白芷等治鼻要药,专药专用,以图速效。继服 14 剂,咳未发作,鼻部症状好转,但胃纳、面色仍不佳,此因久病伤脾,一时难以恢复,故于原方加用六神曲、当归以健运脾胃,调补气血,使正气得复,疾病向愈。(侯一鸣)

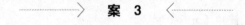

案 3

薛某,女,7 岁。

初诊(2020年4月14日)

主诉：咳嗽迁延反复2月余。

现病史：患儿近2个月来咳嗽迁延反复，经治后稍有缓解，但咳嗽仍频繁，多于清晨及夜间加重，干咳少痰，伴有流涕、喷嚏，盗汗，纳可，二便正常，舌红苔薄，脉滑数，两肺呼吸音清。既往有湿疹、过敏性鼻炎病史。

诊断：中医诊断，哮咳(肺热阴虚证)；西医诊断，咳嗽变异性哮喘。

治法：养阴清肺，祛风止咳。

处方：南沙参10g，玄参10g，苦杏仁10g，射干6g，葶苈子10g，蜈蚣1条，蝉蜕6g，浙贝母10g，鱼腥草30g，枳壳6g，罗汉果10g，瘪桃干30g，苍耳子10g，辛夷花6g，炙甘草6g。

7剂。

西药予盐酸西替利嗪糖浆，每日1次，每次5ml；孟鲁斯特钠咀嚼片，每晚1次，每次5mg；盐酸丙卡特罗颗粒，每日2次，每次1袋。

二诊(2020年4月23日)

药后咳嗽、喷嚏均减轻，运动后咳嗽会加重，盗汗减少，纳可，便调。舌红，苔薄。治法：益肺养阴，祛风止咳。

处方：黄芪10g，炒白术10g，防风6g，五味子10g，北沙参10g，南沙参10g，蝉蜕5g，全蝎3g，浙贝母10g，鱼腥草30g，瘪桃干30g，陈皮10g，罗汉果1个，炙甘草6g，金樱子10g。

10剂。另嘱原西药继服。

三诊(2020年5月6日)

药后咳嗽基本消失，无流涕、喷嚏，纳可便调，汗少，舌脉同前。治拟健益扶正。

原方去浙贝母、鱼腥草，加太子参10g。继服10剂。

【按语】　卞国本认为该患儿先天禀赋不足，属于特禀体质，平素稍有外感即易触发为咳嗽，且迁延反复，痰热内蕴，易损耗肺阴，辨证属痰热蕴肺，肺热阴虚而致喘咳日久。治以养阴清肺，祛风止咳，处以哮咳阴虚协定方加减治疗，祛风止咳与清肺养阴兼顾，使外风得散，肺热得清。7剂以后，痰热渐去，咳嗽减轻，且盗汗明显减少，提示前法奏效明显，然虑其久病必伤气阴，肺气耗散故久咳不止，故二诊时改用玉屏风散合沙参麦冬汤加减以调补气阴,并加五味子、金樱子敛肺止咳;同时哮咳病情好转,去蜈蚣而改全蝎,继续清除伏风之患。复拟 10 剂,患儿诸恙悉除,但本病具有迁延反复发作的特点,故三诊时再拟健益扶正,益气养阴,稍作修改,加太子参 10 g,继服 10 剂,以资巩固。(侯一鸣)

案 4

谢某,男,6 岁。

初诊(2020 年 5 月 30 日)

主诉:咳嗽迁延 1 月余。

现病史:咳嗽迁延 1 月余,清晨及夜间多咳,晨起喷嚏频作,鼻塞流涕,胃纳一般,二便尚调,汗不多,舌偏红,苔根薄腻,脉细数,两肺呼吸音粗。

诊断:中医诊断,哮咳(气阴亏虚证);西医诊断,咳嗽变异性哮喘。

治法:益气养阴,止咳化痰。

处方:生黄芪 10 g,炒白术 10 g,防风 6 g,麦冬 10 g,玄参 10 g,苦杏仁 10 g,蝉蜕 6 g,全蝎 3 g,浙贝母 10 g,鱼腥草 30 g,陈皮 6 g,罗汉果 6 g,炙甘草 6 g,苍耳子 10 g,辛夷花 5 g。

7 剂。西药予盐酸西替利嗪糖浆,每日 1 次,每次 5 ml;孟鲁斯特钠咀嚼片,每晚 1 次,每次 5 mg;盐酸丙卡特罗颗粒,每日 2 次,每次 0.5 袋。

二诊(2020 年 6 月 6 日)

咳嗽明显减轻,鼻涕喷嚏减少,胃纳欠香,二便调,舌脉同前。

原方去浙贝母、杏仁,加太子参 10 g、炒楂曲各 10 g。7 剂。西药继服。

三诊(2020 年 6 月 13 日)

药后基本不咳,唯运动后稍咳,伴有鼻痒喷嚏,纳可便调,舌脉同前。

处方:原方加去玄参、鱼腥草,加北沙参 10 g、怀山药 15 g。10 剂,西药同前继服。

【按语】 卞国本认为该患儿咳嗽迁延日久,极易耗气伤阴,加之小儿肺脾常虚,则易形成气阴不足之证。肺开窍于鼻,肺气虚亏则肺窍不利,故见鼻塞流涕、喷嚏等证。治宜扶正祛邪,益气养阴,止咳化痰,方选玉屏风散合沙参麦冬汤加减。7 剂以后,患儿咳嗽明显缓解,鼻塞流涕等均减轻,但小儿胃纳不佳,故继用上方,去浙贝母、杏仁,加太子参、炒楂曲以增健脾消食之力。三诊时咳嗽基本消失,肺脏得以平和,原方去玄参、鱼腥草,加北沙参10g、怀山药15g,调补脾肺之阴,继服10剂后,诸症皆消。该患儿治疗方药中自始至终一直用蝉蜕、全蝎,是针对哮咳病机内有伏风所设,伏风不消,此病难愈。(侯一鸣)

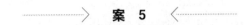

案 5

高某,男,6岁。

初诊(2020年9月23日)

主诉:咳嗽迁延反复2月余,加重2日。

现病史:2个月前初起咳嗽伴喘促,经机器雾化吸入治疗后减轻,之后用硫酸沙丁胺醇气雾剂、辅舒酮储雾罐喷雾吸入治疗,其间曾诊断有鼻窦炎,用抗生素治疗,经治咳嗽减轻,但晨起及夜间咳嗽稍多。近2日因外感以及吃羊肉等发物后,咳嗽加重,伴有鼻塞,喷嚏时作,无咽痛,纳可,大便调。咽红,舌红,苔黄腻,脉滑数。两肺呼吸音粗。既往有反复感冒咳嗽史及湿疹病史。

诊断:中医诊断,哮咳(风邪痰热证);西医诊断,咳嗽变异性哮喘。

治法:疏风散邪,清肺化痰。

处方:炙麻黄6g,苦杏仁10g,生石膏30g,射干10g,葶苈子10g,黄芩10g,法半夏6g,前胡10g,蝉蜕6g,蜈蚣1条,罗汉果6g,陈皮6g,浙贝母10g,鱼腥草30g,炙甘草6g。

7剂。

西药予盐酸西替利嗪糖浆,每日1次,每次5 ml;孟鲁司特钠咀嚼片5 mg,每日1次;盐酸丙卡特罗颗粒,每日2次,每次1/2袋;头孢克肟,每日3次,每次50 mg。

二诊(2020年10月2日)

药后咳减未止,仍有鼻塞鼻涕、喷嚏,胃纳可,二便调,盗汗,咽红,有"呃呃"清嗓声,舌红,苔黄腻已化,脉滑数。

治法:清肺养阴,祛风通窍。

原方去石膏、半夏,加藏青果10g、玄参10g、苍耳子10g、辛夷花6g。7剂。原西药继服。

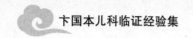

三诊(2020年10月11日)

药后晨起及夜间咳嗽消失,"呃呃"声消失,白天运动后稍咳,鼻涕喷嚏减少,胃纳可,舌稍红,苔薄腻,脉细数。

原方去黄芩、蜈蚣、前胡、葶苈子,加全蝎3 g、生黄芪10 g、炒白术10 g、防风6 g。10剂。原西药继服。

四诊(2020年10月25日)

药后咳嗽基本消失,纳可便调,稍有多汗,舌红苔薄,脉细数。本次慢性咳嗽得以控制,病情转成缓解期,时值冬季来临,改用膏方调理,治宜健脾益肺,补肾固本,祛风化痰。

拟哮喘膏方加瘪桃干300 g、浮小麦300 g等,连服3个月,以善其后。

【按语】 卞国本认为该患儿因护养不当,不慎外感及饮食不节从而诱发本病,前医对症给予消炎、雾化治疗,虽可缓解症状,但难祛本病之根,因此反复迁延发作。初诊时患儿痰热较盛,伴见风热表证,故治疗当以疏风清肺化痰为要,处以麻杏石甘汤合清金化痰汤加减,全方清肺热,化顽痰,功专力强,同时配伍祛风之蝉蜕、蜈蚣,搜剔内外之风邪。服药7剂,咳减少,但出现盗汗、咽喉炎,二诊时既清肺养阴,又利咽通窍,加用苍耳子、辛夷花、玄参、藏青果等。继服7剂,咳嗽基本消失,鼻咽症状明显改善。三诊时继以原方加减,去黄芩、前胡、葶苈子、蜈蚣,加生黄芪、炒白术、防风、全蝎以补肺固表,扶助正气。后期嘱患儿服用哮喘膏方调理3个月,功以健益肺脾、补肾扶正、固本防喘,从根本上改善患儿体质,提高免疫力,从而减少本病反复发作。(侯一鸣)

五、咽喉炎(喉痹)

(一)急性咽喉炎

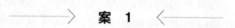

案 1

周某,男,4岁。

初诊(2020年4月3日)

主诉:咽痒咽痛、干咳1周。

现病史：患儿近1周来出现干咳,咽痒咽痛不适,无发热,胃纳可,二便调。查体：神清,精神可,咽红,咽喉壁可见淋巴滤泡增多。心音有力,律齐,两肺呼吸音清。苔薄舌红脉滑数。

诊断：中医诊断,急性喉痹(风热外侵,袭于咽喉);西医诊断：急性咽喉炎。

治法：疏风清热,利咽消肿。

处方：金银花10 g,连翘10 g,玄参10 g,麦冬10 g,桔梗10 g,蝉蜕6 g,射干10 g,牛蒡子10 g,马勃4 g,藏青果10 g,浙贝母10 g,金荞麦20 g,陈皮6 g,罗汉果10 g,炙甘草6 g。

3剂,每日半剂,可服6日。

西药：头孢颗粒50 mg,每日2次。

二诊(2020年4月10日)

病情改善,咽痛减轻,咳嗽减少。苔薄舌红脉滑数。治拟原方出入。

原方去牛蒡子、金银花、连翘,加百合10 g、怀山药10 g。3剂,每日半剂,可服6日。

三诊(2020年4月17日)

药后咽痛基本消失,咳嗽消失,苔薄舌红脉滑数。治拟原方出入。

原方去金荞麦、浙贝母,加胖大海10 g。2剂,每日半剂,可服4日,以资巩固。

【按语】　医学典籍中,称急性咽喉炎为"喉痹"。《医学汇海》也说："喉痹,喉嗌闭痛也。以有形而肿者为乳蛾,无形而红且痛者为喉痹。"卞国本认为急性咽喉炎多为外邪风热从口鼻而入,窜扰咽喉;或肺胃积热,循经上扰,以致咽喉干痛,遂成本病,治以疏风清热,利咽消肿。方选银翘散合玄麦甘桔汤加减,予金银花、连翘清热解毒;玄参、麦冬、桔梗、生甘草养阴清肺;射干、藏青果、牛蒡子清喉利咽;浙贝母、金荞麦、罗汉果清肺化痰;陈皮理气化痰。二诊时患儿咽痛咳嗽减轻,故去牛蒡子、金银花、连翘,加用怀山药健脾益气,百合养阴润咽。三诊时患儿咽痛、咳嗽基本消失,去浙贝母、金荞麦,加用胖大海清喉利咽,善后调治。另外,对于4岁以下患儿,卞国本总是用常规剂量的一半,以防用药过量,这也是儿科用药需注意之处。(庄怡)

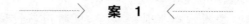

案 2

谢某,男,17 岁。

初诊(2020 年 7 月 8 日)

主诉:咽红咽痛伴轻咳 2 日。

现病史:患儿 2 日前出现咽红咽痛,轻咳,声音稍嘶哑,无发热,胃纳可,二便调。查体:神清,精神可,咽红充血,咽后壁有滤泡,扁桃体红肿Ⅱ度,两肺呼吸音清。苔薄,舌红,脉滑数。

诊断:中医诊断,急性喉痹(风热外侵,袭于咽喉);西医诊断,急性咽喉炎。

治法:疏风清热,利咽消肿。

处方:金银花 10 g,连翘 10 g,玄参 10 g,麦冬 10 g,桔梗 6 g,射干 6 g,马勃 6 g,牛蒡子 10 g,青果 10 g,金荞麦 30 g,浙贝母 10 g,陈皮 6 g,罗汉果 6 g,炙甘草 6 g。

5 剂。

二诊(2020 年 7 月 13 日)

现病史:药后咽痛消失,但仍然咽红,干咳"呃呃"声,声音稍嘶哑,苔薄舌红,脉滑数。

处方:再拟清喉利咽,原方去金银花、连翘,加黄芩 10 g、百合 10 g。7 剂。

【按语】 卞国本认为咽喉为肺胃所属,风热邪毒循口鼻入侵肺系,咽喉首当其冲,热毒搏结于咽喉,以致脉络受阻,灼腐肌膜,咽喉红肿胀痛。故治疗应疏风清热、解毒消肿。方中金银花、连翘清热解毒;射干、牛蒡子、金荞麦、马勃清热利咽,消肿止痛;玄参、麦冬养阴利咽,浙贝母、桔梗、罗汉果、青果清肺化痰。诸药合用共奏清热解毒、消肿止痛、利咽开音之效。(庄怡)

(二)慢性咽喉炎

案 1

闻某,女,9 岁。

初诊(2020年6月13日)

主诉:"呃呃"声干咳半个月。

现病史:患儿半个月前出现干咳,有"呃呃"声,咽痒,有异物感,无发热,胃纳可,二便调,患儿平素易感冒易咳嗽。查体:神清,精神可,咽红,淋巴滤泡增多,双下眼圈淡青色,心音有力,律齐,两肺呼吸音清。苔薄舌红脉细数。

诊断:中医诊断,喉痹(肺阴亏虚,咽喉不利);西医诊断,慢性咽喉炎。

治法:养阴生津,清喉利咽。

处方:玄参10 g,麦冬10 g,桔梗6 g,射干6 g,马勃6 g,牛蒡子10 g,青果10 g,金荞麦15 g,蝉蜕6 g,浙贝母10 g,鱼腥草30 g,陈皮6 g,罗汉果6 g,炙甘草6 g,百合10 g。

7剂。

中成药:开喉剑喷雾剂喷咽喉0.5 ml,每1小时1次。

二诊(2020年6月22日)

药后"呃呃"干咳明显减少,咽痒异物感也少,仍咽红,纳可便调,有盗汗,苔薄,舌红,脉细数。

治拟原方出入:去牛蒡子,加瘪桃干30 g。7剂。

【按语】 卞国本认为本案患儿素体本虚,患病干咳时间较长,导致肺阴受损,津液不足,虚火上炎,循经上蒸,消灼咽喉,形成喉痹,出现"液不养咽,津不濡喉"。故治疗需养阴生津,清喉利咽。方用玄参、麦冬、百合养阴润咽;桔梗、牛蒡子、金荞麦疏风散热解毒;射干、蝉蜕、马勃、藏青果清喉利咽;浙贝母、罗汉果、鱼腥草清肺化痰;陈皮疏理气机;甘草调和诸药且可解毒润喉利咽。(庄怡)

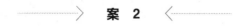

案 2

吴某,女,7岁。

初诊(2020年7月4日)

主诉:咽红咽痛伴"呃呃"清嗓声1月余。

现病史:患儿1个月来咽红,稍有咽痛,有"呃呃"清嗓声,有痰阻异物感,稍有声音嘶哑,夜寐打鼾,多汗,无明显咳嗽,胃纳可,二便调。查体:神清,精神可,咽红滤泡增多,扁桃体红肿Ⅱ度,两肺呼吸音清。苔薄,舌红,脉细数。

诊断:中医诊断,喉痹(肺阴亏虚,咽喉不利);西医诊断,慢性咽喉炎。

治法:清喉养阴利咽。

处方:玄参10 g,麦冬10 g,桔梗6 g,射干6 g,马勃6 g,牛蒡子10 g,藏青果10 g,蝉蜕6 g,浙贝母10 g,鱼腥草30 g,陈皮6 g,罗汉果6 g,炙甘草6 g,瘪桃干30 g。

7剂。

中成药:开喉剑喷雾剂喷咽喉0.5 ml,每1小时1次。

二诊(2020年7月11日)

药后"呃呃"声明显减少,夜寐鼾声消失,大便畅软,汗亦减少,咽红,苔薄舌红,脉细数。

再拟原方加减:去浙贝母、鱼腥草、牛蒡子,加百合10 g、怀山药15 g。7剂。

【按语】 卞国本认为咽喉是肺胃之门户,肺胃阴虚往往引起喉痹,出现咽部异物梗阻感,咽红、咽痒干燥作痛、声音嘶哑等症状,治疗阴虚喉痹,要避免使用辛燥伤阴、耗津之品,益气不可升阳。故治疗期间不宜服用各种寒凉滋腻之剂。患儿咽红咽痛,予牛蒡子、玄参、麦冬、射干、马勃、藏青果清喉利咽;予浙贝母、桔梗、罗汉果、鱼腥草清肺化痰;蝉蜕祛风止咳。患儿汗多,予瘪桃干固表敛汗。(庄怡)

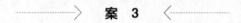

案 3

李某,女,6岁。

初诊(2020年8月21日)

主诉:"呃呃"清嗓声3月余。

现病史:患儿平时经常喝酸奶冷饮而致"呃呃"清嗓声3月余,受凉后更甚,咽喉有异物感,纳可一般,二便尚调,曾在多家医院服用抗生素治疗无效。查体:咽红,咽后壁滤泡多,苔薄腻,舌稍红,脉细数。

诊断:中医诊断,喉痹(肺阴亏虚,咽喉不利);西医诊断,慢性咽喉炎。

治法:养阴生津,清喉利咽。

处方：玄参 6 g，麦冬 10 g，桔梗 6 g，杏仁 10 g，射干 6 g，马勃 6 g，青果 10 g，金荞麦 30 g，蝉蜕 6 g，浙贝母 10 g，陈皮 10 g，罗汉果 10 g，法半夏 6 g，茯苓 10 g，炙甘草 6 g。

7 剂。

中成药：开喉剑喷雾剂喷咽喉 0.5 ml，每 1 小时 1 次。嘱忌酸奶等冷饮及鱼虾海鲜。

二诊(2020 年 8 月 28 日)

药后"呃呃"干咳减少，咽红咽痒减轻，胃纳欠香，便调，苔腻，舌稍红，脉滑数。

原方去玄参、麦冬，改半夏加量为 10 g，加苍术 10 g、焦山楂 10 g、六神曲 10 g。8 剂，开喉剑继续外用。

三诊(2020 年 9 月 5 日)

药后"呃呃"声明显减少，不咳嗽，稍咽红咽痒，胃纳稍启，大便调，苔腻较化，舌红，脉细数。

再拟原方加减：去杏仁、桔梗，加黄芩 10 g。7 剂。

四诊(2020 年 9 月 12 日)

药后很少有"呃呃"声，咽痒咽红亦减，胃纳可，二便可，苔薄舌红，脉细数。

原方加减：去金荞麦，苍术改白术 10 g，并加南沙参 10 g。10 剂。

五诊(2020 年 9 月 25 日)

电话随访，患儿"呃呃"清嗓声消失，咽喉异物感亦除，纳可，便调，病情基本痊愈。

【按语】 卞国本认为慢性咽喉炎大多都属无菌性炎症，不宜用太多或太久时间的抗生素和各种寒凉滋腻之剂，滥用抗生素可能导致咽喉部正常菌群失调，引起细菌抗药性增强，人体免疫功能减退，致使病情反复难愈。本案患儿久咳致肺阴受损，痰热互结咽喉而出现"呃呃"清嗓声或干咳、咽红咽痛，故治宜养阴清肺，利咽化痰。故初诊时予玄参、麦冬、桔梗、生甘草养阴清肺；浙贝母、苦杏仁、金荞麦、蝉蜕清肺祛风，止咳化痰；射干、藏青果、马勃清喉利咽。二诊时患儿舌苔腻，胃纳欠香，考虑补阴滋腻伤脾，故去玄参、麦冬，加用苍术、半夏加量行气祛湿，并加焦山楂、六神曲消食开胃。患儿三诊、四诊时,苔腻较化,胃纳亦启,故在健脾开胃的同时继续予黄芩、南沙参养阴清肺。卞国本认为虚证喉痹的治疗应以补虚为原则,但是补阴须防滋腻伤脾,寒凉伤胃,益气宜防温燥伤阴。至于夹痰夹滞者,因其属虚中夹实,不可一味攻伐,伤其正气,而应在养阴益气的同时稍作化痰导滞即可。(庄怡)

六、腺样体肥大(鼾眠)

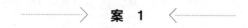

案 1

孟某,女,6岁。

初诊(2020年7月3日)

主诉:夜寐打鼾、张口呼吸半个月。

现病史:患儿半个月前因感冒而始"呃呃"干咳,自觉咽喉有痰阻异物感,且出现夜寐打鼾声,张口呼吸,喜动多翻身。有鼻塞流黄涕,胃纳尚可,大便干结,每日一行。咽红,淋巴滤泡多,扁桃体红肿Ⅰ度,舌红,苔根腻,脉滑数。外院摄片示"腺样体肥大"。

诊断:中医诊断,鼾眠(肺热痰蕴,肺窍不利)。西医诊断,腺样体肥大。

治法:清肺利咽,祛痰化湿。

处方:黄芩10 g,玄参10 g,麦冬10 g,桔梗6 g,射干6 g,马勃6 g,牛蒡子10 g,青果10 g,金荞麦30 g,浙贝母10 g,鱼腥草30 g,陈皮6 g,法半夏6 g,罗汉果6 g,炙甘草6 g。

7剂,每日1剂,水煎服。

二诊(2020年7月10日)

病史:药后呃呃干咳减少,打鼾已平,鼻塞通、口能闭,午睡时仍有张口呼吸,纳食可,扁桃体红肿Ⅰ度,大便畅软,舌红,苔薄,脉滑数。

再拟原方去黄芩、法半夏,加百合10 g。7剂。

三诊(2020年7月20日)

病史:电话随访,患儿诸症消失。

【按语】 腺样体肥大在中医儿科教科书中暂无此病名诊断,全国名中医、南京中医药大学汪受传教授在其医著中将此病定名为"鼾眠",病机多属痰热蕴结肺系,侵犯咽喉,肺窍不利。本案患儿因腺样体肥大而寐时打鼾,张口呼吸,呼吸声重,其鼻塞乃因气道不利。卞国本认为本病病机热毒蕴结肺系,咽喉乃肺胃之门户,咽喉受阻,肺窍不利,故用清肺利咽、化痰止咳法治疗取效。其方药中黄芩、金荞麦、桔梗、浙贝母、鱼腥草清肺化痰;牛蒡子、玄参、射干、青果、马勃、麦冬清喉利咽;陈皮、半夏理气化湿;罗汉果、甘草味甜,调和诸药。全方合用则干咳消,咽喉清,鼾声除也。(李丹)

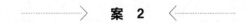

案 2

奚某,男,6岁。

初诊(2020 年 4 月 18 日)

主诉:单声干咳、睡眠打鼾1月余。

现病史:患儿近1个月来单声干咳,呃呃有声,无痰,纳可,二便调,咽红,苔薄腻,舌红,脉滑数。夜间睡眠打鼾,稍鼻塞,外院摄片诊断:腺样体肥大。

诊断:中医诊断,鼾眠、喉痹(痰热蕴肺,热结咽喉);西医诊断,腺样体肥大,咽喉炎。

治法:清肺利咽,止咳化痰。

处方:黄芩 10 g,法半夏 6 g,桔梗 6 g,射干 6 g,马勃 6 g,金荞麦 15 g,浙贝母 10 g,鱼腥草 30 g,陈皮 6 g,炙甘草 6 g,胖大海 6 g,青果 10 g,罗汉果 10 g。

7 剂,每日 1 剂,水煎服。

二诊(2020 年 4 月 25 日)

药后呃呃干咳减少,打鼾明显减少,纳可,二便调,苔薄,舌红,脉滑数。

原方去黄芩、半夏,加玄参 10 g、麦冬 10 g。7 剂,每日 1 剂,水煎服。

三诊(2020 年 5 月 2 日)

药后呃呃清嗓声不显,打鼾已平,纳可二便调,汗多,平素体虚易感冒咳嗽。

原方去鱼腥草、马勃,加黄芪 10 g、炒白术 10 g、防风 6 g、麦冬 10 g。14 剂。

四诊(2020 年 5 月 20 日)

电话随访,患儿干打鼾及呃呃干咳等诸症消失。

【按语】 近年来门诊以鼾证就诊者日益增多,辅助检查 X 线摄片多见腺样体肥大。腺样体位于咽喉之后之上,与乳蛾互为邻居,一旦发炎,相互影响而肿大,使鼻咽气道受阻。卞国本指出鼾眠治疗可仿乳蛾治法,急性期以清热解毒、利咽消肿为主,缓解后当补肺固表、调养气阴以抵御外邪。(李丹)

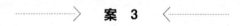
案 3

周某,男,7 岁。

初诊(2020 年 4 月 3 日)

主诉:咽痒咽痛、夜间打鼾 1 周。

现病史:患儿近 1 周来咽痒咽痛干咳,出现夜间打鼾,无呼吸暂停,伴有鼻塞,偶有咳嗽,易疲劳、挑食,纳可便调。咽喉红,咽喉壁可见淋巴滤泡增多。苔薄舌红脉滑数。外院摄片报告"腺样体肥大"。

诊断:中医诊断,喉痹、鼾眠(风热袭肺,侵犯咽喉);西医诊断:急性咽喉炎、腺样体肥大。

治法:清肺利咽。

处方:金银花 10 g,连翘 10 g,玄参 10 g,麦冬 10 g,桔梗 10 g,杏仁 10 g,射干 10 g,牛蒡子 10 g,马勃 4 g,浙贝母 10 g,金荞麦 20 g,陈皮 6 g,罗汉果 10 g,炙甘草 6 g。

7 剂。

二诊(2020 年 4 月 10 日)

药后病情改善,咽痒咽痛减轻,夜间打鼾声渐少,咳嗽亦减少。舌脉同前。

原方去牛蒡子、连翘、杏仁,拟百合固金汤加减:加百合 10 g、熟地 10 g、当归 10 g。7 剂。

三诊(2020 年 4 月 17 日)

药后症状明显减轻而偶作,舌脉同前。

原方去金银花、金荞麦,加胖大海 10 g。7 剂。

四诊(2020 年 4 月 24 日)

电话随访,服中药 3 周,诸症悉除。

处方：随诊。

【按语】　本案患儿打鼾主要是风热外袭肺系，蕴结咽喉，咽喉部急性炎症所致，且导致的组织增生肥厚，咽腔狭窄，晚上睡觉时舌根后退，软腭下塌引起打鼾，还有就是腺样体肥大也使鼻咽气道变窄而打鼾。卞国本认为此类患儿采用疏风清肺、利咽消肿治法，病情可迅速得到缓解，故用银翘散合玄参甘桔汤加减治疗可取效。（李丹）

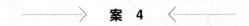

案　4

王某，男，9岁。

初诊（2020年4月11日）

主诉：睡眠打鼾半年余，加重2旬。

现病史：患儿近半年来干咳反复发作，夜间睡眠打鼾，无呼吸暂停，近2旬加重，伴张口呼吸，鼻塞鼻涕，咽痒咽红，咽喉壁可见数个淋巴滤泡。两肺听诊（－），苔薄腻，舌红，脉滑数。外院摄片报告：腺样体肥大。

诊断：中医诊断，鼾眠（痰热郁肺，蕴结咽喉）；西医诊断，腺样体肥大。

治法：清肺化痰，利咽消肿。

处方：酒黄芩10 g，麦冬10 g，知母10 g，桔梗6 g，马勃6 g，射干12 g，金荞麦30 g，浙贝母10 g，鱼腥草30 g，陈皮6 g，苍耳子10 g，辛夷花6 g，罗汉果6 g，炙甘草6 g。

14剂。

二诊（2020年4月25日）

服中药2周干咳次数减少，打鼾声明显减轻，淋巴滤泡减少。苔薄，舌稍红，脉滑数。

原方去知母、黄芩、金荞麦，加黄芪10 g、白术10 g、防风6 g。7剂。

三诊（2020年5月10日）

病史：电话随访，诸症已消。

【按语】　腺样体肥大是儿科临床常见疾病，主要表现为夜寐打鼾，睡眠张口呼吸等，长期持续性发病，对儿童的免疫调节、生长发育和智力等有一定影响。本病因患儿肺常不足，风热外邪进犯，侵袭肺系，蕴结咽喉，上扰鼻窍气道，故卞国本常以清肺化痰，利咽消肿，祛风通窍治疗为主，待病情好转

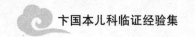

或者病程迁延,体弱易感者配合补气养阴、益肺固表调治。(李丹)

七、反复呼吸道感染

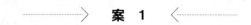
案　1

唐某,女,6 岁。

初诊(2020 年 6 月 12 日)

主诉:反复上呼吸道感染 1 年余。

病史:患儿反复上呼吸道感染 1 年余,现无发热、无咳嗽,形瘦,平素夜寐盗汗,胃纳尚可,二便调。查体:神清,精神可,咽红,唇红,心音有力,律齐,两肺呼吸音清。苔薄,舌质红,脉细数。

诊断:中医诊断,虚劳(气阴两虚,卫表不固);西医诊断,反复呼吸道感染。

治法:益气养阴,固表敛汗。

处方:太子参 10 g,麦冬 10 g,五味子 6 g,黄芪 10 g,炒白术 10 g,防风 6 g,南沙参 10 g,玄参 10 g,浮小麦 30 g,瘪桃干 15 g,茯苓 10 g,陈皮 10 g,罗汉果 10 g,炙甘草 6 g。

10 剂。

二诊(2020 年 6 月 22 日)

患儿药后未感冒,但有鼻痒喷嚏,患儿原有过敏性鼻炎病史,纳可便调,盗汗减少,苔薄,舌质红,脉细数。再拟原方加减。

去浮小麦,加苍耳子 10 g、辛夷花 5 g。10 剂。

三诊(2020 年 7 月 4 日)

患儿服药 20 剂,未感冒,胃纳可,二便调,盗汗亦少,鼻涕喷嚏亦减,舌红稍转淡红,苔薄,脉细数。

中药原方去苍耳子、玄参,加怀山药 10 g,继服 10 剂,巩固善后。8 月份电话回访,药后未感冒。

【按语】　卞国本认为本案患儿素体本虚,反复呼吸道感染,形瘦,舌红,脉细数,盗汗为气阴两虚之象。故本案使用太子参、玄参、南沙参、黄芪、麦冬益气养阴;瘪桃干、五味子、浮小麦固表敛汗;陈皮理气健脾;罗汉果、炙甘草味甜,调和诸药。患儿患有过敏性鼻炎,故加用苍耳子、辛夷花祛风通窍。服药1个月,气阴来复,卫表得固,屏风严实,外邪无犯也。(庄怡)

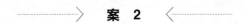

案 2

赵某,男,6岁。

初诊(2020年7月24日)

主诉:反复感冒咳嗽4~5年。

病史:患儿原患湿疹史。反复感冒咳嗽4~5年,胃纳欠香,个子矮小,形瘦,盗汗自汗多,大便或溏或实,目前无咳嗽,无感冒。查体:神清,精神可,咽不红,双侧扁桃体未见肿大,双肺呼吸音略粗。舌淡红,苔薄,脉细滑。

诊断:中医诊断,咳嗽(肺脾气虚);西医诊断,反复呼吸道感染。

治法:益气健脾,补肺固表。

处方:太子参10g,炒白术10g,五味子10g,黄芪10g,怀山药10g,炒白芍10g,防风6g,浮小麦30g,瘪桃干15g,茯苓10g,罗汉果10g,炙甘草6g,焦山楂10g,六神曲10g。

10剂。

二诊(2020年8月4日)

患儿药后胃纳稍启,二便尚调,仍有汗多,皮肤湿疹瘙痒,苔薄舌稍红,脉细数。

原方加减:去六神曲,加蝉蜕6g。14剂。

三诊(2020年8月17日)

药后,胃纳香,未感冒,大便成形,皮肤瘙痒消失,夜寐盗汗亦减,口干,苔薄,舌稍红,脉细数。

拟原方加减:去蝉蜕,加麦冬10g。14剂。

【按语】 卞国本认为儿童反复呼吸道感染内因多为肺、脾、肾三脏功能不足,外因责之为感受外邪,主要病机为"不在邪胜而在正虚"。本案患儿反复感冒、咳嗽,损伤娇嫩之肺脾之气,致肺卫不固,脾虚失运,故纳少,汗多,形瘦,个子矮小;体虚易致呼吸道反复感染,反复患病又更伤正气,这样循环往复,体虚更甚。因此治疗上予玉屏风散合四君子汤加味补肺健脾,调养1月余,食欲大振,汗出减少,大便正常,体质增强,感冒远遁矣。(庄怡)

案 3

谢某,男,4 岁。

初诊(2020 年 10 月 5 日)

主诉:反复感冒 2 年余。

病史:患儿原患湿疹,出生时不足月,出生体重 2.2 kg。反复感冒 2 年余,易咳嗽,易鼻痒喷嚏,纳可便调,易自汗盗汗。查体:神清,精神可,咽不红,心音有力,律齐,两肺呼吸音清,苔薄,舌淡红,脉细数。

诊断:中医诊断,感冒(肺脾气虚,营卫失和);西医诊断,反复呼吸道感染。

治拟:益肺固表,调和营卫。

处方:太子参 10 g,五味子 10 g,黄芪 10 g,桂枝 6 g,炒白术 10 g,炒白芍 10 g,防风 6 g,茯苓 10 g,罗汉果 10 g,炙甘草 6 g,煅牡蛎 30 g,煅龙骨 30 g,大枣 10 g,糯稻根 30 g。

5 剂,每日服半剂,服 10 日。

二诊(2020 年 10 月 17 日)

患儿药后无不适,无感冒,仍汗多,大便干结,纳可,苔薄舌稍红,脉细数。

治拟原方去炒白术,加火麻仁 10 g、生白术 10 g。5 剂,每日服半剂,服10 日。

三诊(2020 年 10 月 30 日)

患儿药后未感冒,纳可,大便畅软,汗出明显减少,原方继用 5 剂,服 10日,以资巩固。

【按语】 卞国本据患儿易外感、易自汗盗汗,苔薄,舌淡红,辨证属肺脾气虚,营卫不和,治以健脾益气,调和营卫,方选四君子汤合黄芪桂枝龙牡汤加减。四君子汤益气健脾,黄芪桂枝龙牡汤是张仲景《金匮要略》名方,原方治男女血痹虚劳,卞国本在临床常用此方治疗小儿反复呼吸道感染的气虚营卫不和证,每多取效。二诊时患儿大便干结,故去可止泻实大便之炒白术,而改用润肠通便的生白术,并加火麻仁,使脾胃健,腑气通,全方合用,诸症悉除,营卫调和,正气渐复也。(庄怡)

> 案　4 <

李某,男,4岁。

初诊(2020 年 11 月 14 日)

主诉:反复伤风感冒半年。

病史:患儿反复伤风感冒伴咳嗽半年,刻下无发热、咳嗽,但时有鼻塞流涕,自汗盗汗多,胃纳一般,面黄形瘦,大便尚调。查体:神清,精神可,咽不红,心音有力,律齐,两肺呼吸音清。苔薄,舌红,脉细数。

诊断:中医诊断,感冒(肺脾两虚,气阴不足);西医诊断,反复呼吸道感染。

治拟:益气养阴,健脾补肺。

处方:太子参 10 g,麦冬 10 g,五味子 10 g,黄芪 10 g,炒白术 10 g,防风 6 g,南沙参 10 g,玄参 10 g,浮小麦 30 g,陈皮 10 g,罗汉果 10 g,炙甘草 6 g,焦山楂 10 g,六神曲 10 g。

7 剂,每日服半剂,服 14 日。

二诊(2020 年 11 月 30 日)

患儿药后汗出减少,胃纳较启,无感冒,但经常鼻塞流涕,苔薄舌红,脉细数。

原方加苍耳子 10 g、辛夷花 8 g。7 剂,每日服半剂,服 14 日。

三诊(2020 年 12 月 12 日)

药后汗出减少,1 周前曾感冒咳嗽,未发热,咳不重,经治咳嗽基本消失,刻下鼻涕少,胃纳欠香,二便调,苔薄,舌稍红,脉细数。治拟健脾益肺,扶正固表。

原方加减,去玄参、苍耳子,加鸡内金 10 g。7 剂,每日服半剂,服 14 日。

【按语】 卞国本认为反复上呼吸道感染以正虚为主,故治以扶正补益为主,以益肺健脾为法,使"正气存内,邪不可干"。卞国本善用黄芪、白术、防风益肺固表;用太子参、麦冬、五味子为生脉饮可益气养阴;若患儿形体消瘦,胃纳欠佳予太子参、山药、白术、山楂、神曲、炙甘草健脾益气,开胃消食;患儿汗多,予浮小麦、五味子固表敛汗;因有舌红、盗汗、大便偏干等阴虚证象,故予北沙参、麦冬、玄参等养阴之品。卞国本常说,凡 4 岁以下小儿服中

药可用常规剂量的一半,以防过量伤身,此又不可不察。(庄怡)

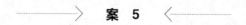

案 5

赵某,女,6岁。

初诊(2021年3月20日)

主诉:反复感冒咳嗽2年余。

现病史:患儿近2年来反复感冒咳嗽,原患湿疹、过敏性鼻炎,刻下患儿无发热、咳嗽,时有鼻塞流涕喷嚏,胃纳尚可,二便尚调,易汗多。查体:神清,精神可,咽不红,心音有力,律齐,两肺呼吸音清,苔薄腻,舌稍红,脉细数。

诊断:中医诊断,虚劳(肺脾两虚,风邪内恋);反复呼吸道感染,过敏性鼻炎。

治拟:健脾益肺,祛风通窍。

处方:太子参10 g,麦冬10 g,五味子10 g,黄芪10 g,炒白术10 g,防风6 g,南沙参10 g,浮小麦30 g,茯苓10 g,陈皮10 g,罗汉果10 g,炙甘草6 g,苍耳子6 g,蝉蜕6 g,辛夷5 g。

7剂。

二诊(2021年3月28日)

患儿药后未感冒,不咳嗽,胃纳尚可,但仍有鼻塞,流清涕,量不多,常有打喷嚏,仍多汗,苔薄根腻,舌稍红,脉细数。

再拟原方去南沙参,加白芷6 g。14剂。

三诊(2021年4月10日)

药后患儿后未感冒,鼻塞鼻涕喷嚏减少,胃纳可,二便调,汗减少,舌红,苔薄,脉细数。

前方奏效,再拟原方加怀山药10 g,北沙参10 g。14剂。以资巩固。

【按语】 卞国本认为患儿反复感冒与患儿正气不足,脏腑娇嫩,形气未充,肺脾两脏虚弱,营卫不和有关。因肺主气,司呼吸,外合皮毛腠理,开窍于鼻,布卫气于体表,而肺之气又赖脾运化精微以充养。复感儿肺脾两虚,卫外功能薄弱,加之寒温不能自调,则外邪易从口鼻、皮毛而入,侵犯机体,导致反复呼吸道感染,故予生脉饮合玉屏风散加味健脾益肺,固表敛汗,调养气阴。本案患儿原患湿疹、过敏性鼻炎，风邪内恋未祛，故常鼻塞喷嚏，卞国本在上述调补肺脾基础上加用祛风通窍之品，如蝉蜕、苍耳子、辛夷花等，补虚与祛邪兼顾，则反复呼吸道感染与鼻炎一并可除也。（庄怡）

八、厌食

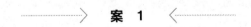

周某，男，4岁。

初诊（2020年5月2日）

主诉：胃纳不香、不思进食3年余。

现病史：患儿足月剖宫产，母乳喂养，自幼乳食欠佳，添加辅食后胃纳不香，不思饮食，进食慢，挑食，大小便调，夜寐欠宁，两下眼圈褐色，形瘦，舌质红，苔薄，脉细数。

诊断：中医诊断，虚劳（脾虚失运，气阴不足）；西医诊断，厌食。

治法：运脾开胃，养阴宁心。

处方：太子参10 g，炒苍术10 g，玉竹10 g，石斛10 g，山药10 g，陈皮6 g，砂仁6 g，焦山楂10 g，六神曲10 g，炒麦芽30 g，炒谷芽30 g，鸡内金10 g，酸枣仁10 g，夜交藤30 g，罗汉果6 g，炙甘草6 g。

7剂，14日。水煎服。嘱家长纠正其不良饮食习惯。

二诊（2020年5月17日）

病史：药后胃纳较启，二便尚调，夜寐稍宁，舌脉同前。

原方加丹参10 g，麦冬10 g继服。7剂服14日。

患儿服药后纳谷改善，大小便正常，夜寐转宁，后继续上方加减，服用两个月后，进食已正常。

【按语】　卞国本对4岁及4岁以下患儿均用常规剂量的一半，故7剂中药可以服14日。患儿自幼纳差，厌食日久，脾胃运化功能失健，因此治疗以健脾开胃助运为主要原则。脾为后天之本、气血生化之源，脾运失健日久，气血不足，血属阴，故可致气阴不足，而见舌红、消瘦、脉细数等症；心阴虚亏、心神失宁则可见夜寐不宁，故治疗上还需养阴宁心。治疗厌食"以和为贵，以运为健"，运脾开胃是基本法则。方中太子参益气健脾，苍术燥湿运脾,补运兼施,体现"脾健不在补贵在运"的治则;陈皮、砂仁理气健脾,鸡内金、焦山楂、六神曲、炒谷芽、炒麦芽消食助运;玉竹、石斛、麦冬养脾胃之阴,又可制约苍术之燥性,以防过燥伤阴;麦冬、酸枣仁、夜交藤养阴宁心;患儿下眼圈淡褐色,为血瘀之象,故用当归、丹参等活血化瘀,养血安神;罗汉果、炙甘草味甜,利于患儿口服,调和诸药;脾胃调和,脾运复健,则胃纳自开,气血生化有源,形体自充,瘀滞疏散,气血通畅,心得阴血濡养,则夜寐转宁,病症转愈。(赵嘉捷)

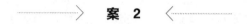

案 2

吕某,男,5岁。

初诊(2020年5月29日)

主诉:厌食纳少伴便秘3年余。

现病史:患儿近3年来纳食欠香,食欲不振,饮食不节,挑食,不喜瓜果蔬菜,平素大便干结,2～3日一行,口中臭秽,时有腹胀,夜寐汗多。舌稍红,苔根薄腻,脉细数。

诊断:中医诊断,虚劳(脾虚食滞);西医诊断,厌食。

治法:益气健脾,消食导滞,润肠通腑。

处方:太子参10 g,炒苍术10 g,茯苓10 g,玉竹10 g,石斛10 g,山药10 g,砂仁5 g,焦山楂10 g,六神曲10 g,炒谷芽30 g,炒麦芽30 g,炒鸡内金6 g,麸炒枳壳10 g,浮小麦30 g,火麻仁10 g,罗汉果10 g,炙甘草6 g。

14剂。

二诊(2020年6月15日)

药后胃纳稍启,大便稍软,2日一行,盗汗减少,苔薄,舌稍红,脉细数。

原方继服。14剂。

三诊(2020年7月1日)

药后胃纳明显改善,大便每日一行,盗汗减少,苔薄,舌稍红,脉细数。

原方去浮小麦、火麻仁继服。14剂。

患儿服药后胃纳已开,大便转软,每日一行,夜寐转宁,后继续上方加减,服用约1个月后,进食已正常。

【按语】 卞国本认为患儿厌食病久,需长期服药调理,故常于初诊时即告知家属疗程需要约2个月以上,以利家长配合。本例患儿厌食已有3年,平素饮食不节,挑食,导致脾胃功能受损,食滞内停,则纳谷不香,大便干结难解,口中臭秽;郁久化热,热扰心神,则夜寐汗多,湿浊上泛,则苔根薄腻。关于治疗,卞国本主张用苍术,因苍术醒脾健脾之力胜于白术,与茯苓、太子参、怀山药共奏健脾运脾之功;焦山楂、六神曲、炒谷芽、炒麦芽、炒鸡内金消食化积;砂仁、炒枳壳、火麻仁理气润肠通便;玉竹、石斛、浮小麦养阴除热止汗,又可制约苍术之燥性;罗汉果、炙甘草味甜,利于患儿口服,调和诸药。脾胃调和,脾运复健,则胃纳自开,气血生化有源,形体自充,瘀滞疏散,气血通畅,心得阴血濡养,则夜寐转宁,病症转愈。此深刻体现了"脾得运则健"的道理,故能取得良好的疗效。(赵嘉捷)

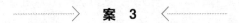

案 3

谈某,男,13岁。

初诊(2020年7月15日)

主诉:胃纳不香、食欲不振7年。

现病史:患儿自7年前起胃纳不香,不思饮食,形体消瘦,神疲肢倦,面色少华,上课精神较差,大便溏烂或夹有不消化食物,日行1~2次。苔腻,舌稍红,脉滑数。

诊断:中医诊断,虚劳(湿邪困脾,脾胃气虚);西医诊断,厌食。

治法:益气健脾,开胃化湿。

处方:太子参10 g,炒苍术10 g,茯苓10 g,山药10 g,陈皮12 g,砂仁6 g,焦山楂10 g,六神曲10 g,炒谷芽30 g,炒麦芽30 g,炒鸡内金9 g,罗汉果6 g,法半夏6 g,炒薏苡仁20 g,炙甘草6 g。

14剂。

二诊(2020年7月29日)

药后胃纳仍欠香,大便仍溏烂,形瘦,苔腻稍化,舌稍红,脉细数。

原方加芡实30 g。14剂。

三诊(2020年8月12日)

药后知饥欲食,胃纳稍启,面色转润,精神转佳,大便已调,苔薄,舌稍红,脉细数。

再拟原方去半夏,加当归 10 g。14 剂。

四诊(2020 年 8 月 26 日)

药后胃纳较启,二便调,苔稍薄腻,舌稍红,脉细数。

药后见效再拟原方继服。14 剂。

【按语】 卞国本认为本例患儿厌食病久,神疲肢倦、面色少华、上课精神较差均为脾胃气虚之象;大便溏烂、苔腻,乃脾虚夹湿之证;脾虚失运,水谷精微不能荣养肌肤,则形体消瘦。本方中太子参、山药益气健脾,苍术为燥湿运脾之要药,"脾运则健,脾健则运",以运脾达到健脾之效;陈皮、砂仁理气助运;茯苓、薏苡仁、法半夏健脾化湿;焦山楂、六神曲、炒谷芽、炒麦芽、鸡内金开胃消食,共奏运脾开胃之功;罗汉果、炙甘草味甜,利于患儿口服,调和诸药。二诊患儿大便仍溏烂,加用健脾止泻之芡实,三诊诸证皆有好转,予去辛温之半夏,四诊患儿大便调,舌苔稍腻,继续前方服用。经治服药 2 个月,食欲基本正常,之后原方间断加减服用,厌食病愈。(赵嘉捷)

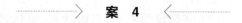

案 4

魏某,女,6 岁。

初诊(2020 年 6 月 2 日)

主诉:食欲不振、进食量少 4 年余。

现病史:患儿自幼纳谷不香,近 4 年来厌食尤甚,不思进食,形体消瘦,面色少华,稍多汗,易感冒咳嗽,二便调,苔薄,舌红,脉滑数。

诊断:中医诊断,虚劳(脾虚失运,胃阴亏虚);西医诊断,厌食。

治法:益气养阴,健脾开胃。

处方:太子参 10 g,茯苓 10 g,苍术 10 g,山药 10 g,砂仁 5 g,玄参 10 g,石斛 10 g,玉竹 10 g,焦山楂 10 g,六神曲 10 g,炒谷芽 30 g,炒麦芽 30 g,鸡内金 30 g,陈皮 10 g,黄芪 10 g,防风 10 g,罗汉果 10 g,炙甘草 6 g。

14 剂。

二诊(2020 年 6 月 19 日)

药后胃纳较前佳,盗汗已减,但仍有神疲乏力,面色少华。大小便正常,舌红苔薄,脉滑数。

原方继服。14剂。

三诊(2020年7月4日)

患儿服药后胃纳明显改善,面色转润,出汗减少,大小便正常,舌红稍转淡红,苔薄,脉滑数。

处方:原方去玄参、玉竹,加麦冬10g。14剂。

患儿服药后胃纳已开,面色红润,形体已丰,无汗多症状,后继续上方加减,服药一段时间后,电话随访,患儿进食量明显改善,感冒次数亦有明显减少。

【按语】　本例患儿自幼纳差,厌食日久,脾胃运化功能失常,《幼科发挥·脾经兼证》说:"诸困睡,不嗜食,吐泻,皆脾脏之本病也。"明确不嗜食病位在脾,为脾脏本脏病变,一般不涉及他脏。本病患儿以脾运失健为主,兼有气虚、阴虚之象。治以益气养阴,健脾开胃。方中太子参、茯苓益气健脾,苍术醒脾运脾;陈皮、砂仁理气助运;玄参、石斛、玉竹养胃育阴,制约苍术燥性;焦山楂、六神曲、炒谷芽、炒麦芽、鸡内金开胃消食;黄芪、防风益气固表。诸药共奏益气养阴、健脾开胃之功,脾胃调和,气阴来复,则胃纳自开,形体自充。(赵嘉捷)

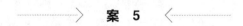

案　5

宫某,男,8岁。

初诊(2020年6月2日)

主诉:胃纳不香、食欲不振6年余。

现病史:患儿自幼胃纳较差,食欲不振、食量少,形体消瘦,面色少华,下眼圈淡褐色,舌下静脉有瘀曲,大便偏干,2～3日一行,汗多,苔薄腻,舌稍红,脉滑数。

诊断:中医诊断,虚劳(脾虚失运,腑气不畅);西医诊断,厌食。

治法:健脾开胃,润肠通便。

处方:太子参10g,炒苍术10g,玉竹10g,石斛10g,茯苓10g,山药10g,陈皮6g,砂仁6g,焦山楂10g,六神曲10g,炒谷芽30g,炒麦芽30g,炒鸡内金9g,火麻仁10g,当归10g,罗汉果6g,炙甘草6g。

14剂。

二诊（2020 年 7 月 14 日）

药后知饥欲食，胃纳稍启，面色稍转红润，大便畅软，苔薄，舌稍红，脉细数。

原方去陈皮、火麻仁，加枳壳 12 g、麦冬 10 g。14 剂。

三诊（2020 年 7 月 30 日）

药后食欲明显转佳，面色已红润，两眼圈下颜色仍稍褐色，舌下静脉见瘀曲，大便畅软，苔薄，舌稍红，脉细。

原方加丹参 10 g 继服。14 剂。

四诊（2020 年 8 月 15 日）

患儿服药后食欲明显改善，面色较红润，眼圈下淡褐色明显减轻，大小便正常，一般情况尚好，后继续上方加减服用近 2 个月，进食量明显增加，进食速度加快，形体转丰。

【按语】 本病患儿厌食病久，脾胃运化功能失健，卞国本认为应遵从治疗厌食"以和为贵，以运为健"的治疗原则。本方中太子参、茯苓、山药健脾益气；炒苍术醒脾健脾；石斛、玉竹养胃育阴，以制苍术之燥性；焦山楂、六神曲、炒谷芽、炒麦芽、鸡内金开胃消食；陈皮、砂仁理气助运；患儿下眼圈淡褐色，舌下静脉瘀曲，此乃厌食日久，脾气虚亏，气虚血行无力，而致血行瘀阻，"气为血之帅，血为气之母"，故治疗不但用太子参等健脾益气，更加用当归养血活血，祛瘀更新；火麻仁润肠通腑，罗汉果、炙甘草味甜，利于患儿口服，调和诸药。二诊患儿诸证转好，大便已软，舌红脉细数，故停用陈皮、火麻仁，予炒枳壳宽中理气，麦冬养阴生津。三诊、四诊加用丹参更增强活血祛瘀之功，古人云"一味丹参，功同四物"，经前后 3 个多月的中药调治，患儿脾运复健，气血生化有源，则胃纳自开，面色红润，形体自充，厌食病症可愈也。

（赵嘉捷）

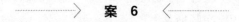
案 6

陈某，女，5 岁。

初诊（2020 年 11 月 12 日）

主诉：胃纳欠香 2～3 年。

现病史：患者胃纳欠香，不思饮食 2～3 年，面色萎黄，形体消瘦，口干，便调,苔少,舌红,脉细数。

诊断:中医诊断,虚劳(脾胃阴虚);西医诊断,厌食。

治法:健脾养阴开胃。

处方:太子参10 g,白术10 g,砂仁5 g,玉竹10 g,石斛10 g,北沙参10 g,麦冬10 g,炒山药10 g,焦山楂10 g,焦六神曲10 g,炒稻芽30 g,炒麦芽30 g,炙鸡内金10 g,陈皮6 g,罗汉果1个,炙甘草6 g。

14剂。

二诊(2020年12月4日)

药后胃纳稍启,食量亦较前增多,二便尚调,苔薄腻,舌红,脉细数。

再拟原方去陈皮,加炒枳壳6 g。14剂。

三诊(2020年12月17日)

药后胃纳启,主动索要食物,二便尚调,苔薄,舌稍红,脉细数。

再拟原方继服14剂。

【按语】　卞国本认为小儿厌食多因先天不足或后天失调、喂养不当等原因造成食欲不振、食量减少,其病机虽有气虚、阴虚、肝脾不和等不同,但总不离脾虚失运这一主要病机,所以健脾开胃是基本治则。初诊时,该患儿舌红少苔,提示胃阴已伤,故重用养胃阴药。方中太子参、白术、山药、砂仁为健脾开胃之要药;石斛、玉竹、北沙参、麦冬滋养胃阴,但养阴药多滋腻碍胃,使脾失健运,故同时辅以陈皮、砂仁理气助运;脾失健运易致饮食内积,故用炒山楂、六神曲、炒谷芽、炒麦芽、鸡内金消食开胃;罗汉果、炙甘草味甜,利于患儿口服,调和诸药。二诊,患儿食欲、食量较前好转,但仍脾虚,不能全然运化水谷,故在前方基础上去陈皮,加长于行气消积的枳壳;三诊,患儿饮食较前明显好转,然其脾胃功能初复,故用原方巩固疗效。卞国本强调,厌食病程日久,服药治疗不能速效,而应服1～2个月才能取效,这一点应向家长说明,以利配合。(檀凯)

九、腹泻病(泄泻)

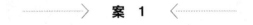

案　1

徐某,女,12个月。

初诊(2020 年 8 月 17 日)

主诉:大便溏薄 2 月余。

现病史:患儿大便溏薄已 2 月余,日行 7~8 次,色淡不臭,夹有不消化食物,多于食后作泻,多次在外院就诊,曾查"粪常规""粪乳糖不耐受"均(一),曾用布拉氏酵母菌散、蒙脱石散等治疗,效果不显,乳食一般,形体瘦,苔薄腻,舌稍红,脉细数,尿量偏少。

诊断:中医诊断,泄泻(脾虚泄泻);西医诊断,腹泻病。

治法:健脾益气,化湿止泻。

处方:太子参 10 g,炒白术 10 g,茯苓 10 g,芡实 30 g,诃子 10 g,金樱子 20 g,五味子 6 g,陈皮 10 g,炒苍术 5 g,炙甘草 5 g。

4 剂。服 8 日。

二诊(2020 年 8 月 24 日)

药后大便转稠,次数减少,日行 2~4 次,乳食尚可,苔薄腻,舌稍红,脉细数,尿量增多。

原方去苍术,加肉豆蔻 10 g。4 剂服 8 日。

三诊

电话随访,服药半个月,大便已成形,日行 1 次,乳食正常,嘱停药观察。

【按语】 本例患儿泄泻日久,腹泻时间达两月余,西医学认为该病例属慢性腹泻、肠功能紊乱范畴。卞国本认为小儿迁延性腹泻、慢性腹泻多属脾气虚亏、运化失职所致,本例患儿发病时间为 6—8 月夏季时节,多因饮食不洁、内伤乳食等致泄泻,多次在外院用西药治疗无效,反致病情加重,迁延不愈,运化功能失职,则可水反为湿,谷反为滞,清浊不分,合污而下形成脾虚泄泻。治疗应以运脾化湿为基本原则。方中太子参、炒白术、茯苓、陈皮健脾化湿;芡实、诃子、金樱子、五味子健脾收敛、涩肠止泻。二诊泄泻好转,湿邪渐去,已有白术即可,故可去苍术,加肉豆蔻加强涩肠止泻。前后半个月,诸药合用,共奏健脾益气、化湿祛邪、涩肠止泻的功效,2 个月之久的慢性腹泻故可除也。(赵嘉捷)

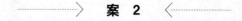

案 2

陈某,男,12 个月。

初诊(2020 年 9 月 17 日)

主诉：大便溏薄半月余。

现病史：患儿大便稀溏半月余,日行 2～3 次,近 2 日,饮食不洁而大便次数增多,每为食后作泻,每日约 5 次,质溏烂,胃纳不香,神疲倦怠,苔薄腻,舌淡红,脉细数,尿量正常。

诊断：中医诊断,泄泻(脾虚泄泻);西医诊断,腹泻病。

处方：太子参 10 g,炒白术 10 g,茯苓 10 g,炙甘草 5 g,芡实 20 g,诃子 10 g,金樱子 20 g,五味子 6 g,木香 6 g,防风 6 g,石榴皮 10 g。

4 剂。服 8 日。

二诊

患儿药后泄泻次数减少为 2～3 次,大便稍转调,纳食转香,苔薄,舌稍红,脉细数,尿量正常。

效不更方,原方继服。4 剂。服 8 日。

【按语】　本例患儿发病时节为夏秋之交,卜国本认为患儿因饮食不洁,调护失宜,阻碍脾胃运化,致气机不畅、水湿受阻,症见大便溏泄、尿少,苔薄腻。《小儿药证直诀·五脏病》记载:"脾病,困睡,泄泻,不思饮食。"明确指出泄泻的病位在脾。本方中太子参、炒白术、茯苓健脾化湿;木香行气化湿;防风祛风止泻;石榴皮、芡实、诃子温中涩肠止泻;金樱子、五味子收敛固涩、涩肠止泻;诸药合用,共奏健脾化湿、涩肠止泻之功效。

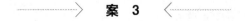

案　3

黄某,女,20 个月。

初诊(2020 年 7 月 29 日)

主诉：大便溏薄 1 周。

现病史：患儿 1 周前吹空调冷风、饮食不节后致大便溏薄,日行 3～4 次,稀水样糯糊样,有泡沫,无发热,伴咳嗽咽痒、鼻流清涕,无呕吐,胃纳尚可。平素易感冒。苔淡,舌薄白,脉细数。

诊断：中医诊断,泄泻(风寒泄泻);西医诊断:腹泻病。

治法：疏风散寒,健脾止泻。

处方：藿香 10 g,防风 10 g,葛根 10 g,木香 6 g,陈皮 10 g,茯苓 10 g,石

榴皮 10 g,藕节炭 10 g,太子参 10 g,炒白术 10 g,芡实 30 g,炒山楂、六曲各 10 g,海螵蛸 30 g,炙甘草 6 g。

3 剂。服 6 日。

1 周后电话随访,患儿大便已正常,咳嗽、鼻塞流涕症状亦已好转。

【按语】 卞国本认为,小儿急性腹泻多因感受外邪或伤食引起,本例患儿发病于夏令时节,多为受空调冷风之寒邪侵袭,病位在脾,风寒客于脾胃,寒凝气滞,中阳被困,运化失职,故大便溏薄,呈稀水样,有泡沫。风寒束表见鼻流清涕、咳嗽咽痒。病理特点不离乎风、寒、湿。本方中藿香、防风疏风散寒,芳香化湿;太子参、炒白术、茯苓、陈皮、炙甘草、木香健脾益气、化湿理气;炒麦芽、六神曲、炙鸡内金消食化滞;葛根解表散邪、升阳止泻;煅石榴皮、藕节炭涩肠止泻。虽说这 2 味药常用于久泻重证,而用在此处似乎有"闭门留寇"之虞,但婴幼儿急性腹泻次数频多,常可引起气阴两伤,甚至阳气衰脱变证,故止泻救急亦是急性腹泻治疗之重点。同时,"邪之所凑,其气必虚",急性腹泻与患儿正气不足有关,故祛邪外出同时不但用太子参益气健脾,还应兼顾涩肠止泻,故在此参合使用这两味药,不必担忧恋邪之说。全方合用可疏散风寒、健脾化湿、涩肠止泻、固护正气,腹泻即除也。(赵嘉捷)

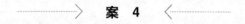

案 4

钱某,男,6 岁。

初诊(2021 年 3 月 8 日)

主诉:大便溏薄迁延反复半年余。

现病史:患儿大便溏薄已反复半年余,大便呈糊糊状,进食冷物尤甚,每日 2～3 次,时有腹痛,于多家西医院诊治无效,胃纳尚可,形体消瘦,面色少华,常有口干,苔薄根腻,舌红,脉细数。

诊断:中医诊断,泄泻(脾虚不运,气阴不足);西医诊断,腹泻病。

治法:健脾止泻,益气养阴。

处方:太子参 10 g,炒白术 10 g,茯苓 10 g,山药 10 g,白芍 10 g,木香 10 g,煨葛根 10 g,芡实 30 g,诃子 10 g,炒白扁豆 10 g,肉豆蔻 10 g,醋乌梅 10 g,麦冬 10 g,煅海螵蛸 30 g,炙甘草 6 g。

14 剂。

二诊(2021 年 3 月 22 日)

药后大便仍然溏烂,但次数减少,日行 1～2 次,胃纳正常,苔薄,舌红,脉细数。

前药见效,原方继服 10 剂。

三诊(2021 年 4 月 4 日)

药后大便转稠,日行 1～2 次,胃纳可,苔薄,舌红,脉细数。体重较前稍增长。

原方加减去白扁豆、肉豆蔻,加五味子 6 g。10 剂。

四诊(2021 年 4 月 20 日)

电话随访,患儿服药 1 月余,大便成形,日行 1～2 次,停药观察,并嘱寒暖适调、节制饮食,不宜生冷,方可不致复发。

【按语】 本例患儿腹泻半年不愈,属慢性腹泻,卞国本认为小儿迁延性腹泻、慢性腹泻多属脾气虚亏、运化失职所致,治宜健脾化湿,涩肠止泻。方中太子参、炒白术、茯苓、山药、陈皮、炒扁豆健脾助运,化湿止泻;葛根生津升阳;白芍、乌梅、五味子、炙甘草酸甘化阴,缓急止痛;肉豆蔻、芡实、诃子、煅海螵蛸涩肠止泻。全方合用健脾止泻、益气养阴、收敛固涩,服药 1 月余,慢性腹泻病愈,并电话告知家长,要谨遵医嘱,才可不致反复。(赵嘉捷)

十、胃炎

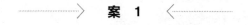

案 1

周某,女,15 岁。

初诊(2020 年 8 月 8 日)

主诉:胃脘嘈杂 3 月余,加重伴隐痛恶心 1 个月。

现病史:患儿 3 个月前出现胃脘部嘈杂不适,未予重视,近 1 个月来常吃瓜果冷饮,症状加重伴恶心干呕,食后腹胀,食欲不振,面黄形瘦,小便尚调,大便偏烂,苔薄腻,舌偏红,脉滑数。现症:胃脘不适伴恶心干呕,隐隐作痛,食欲不振,面黄形瘦,小便尚调,大便偏烂。查体:神志清,精神尚可,面黄形瘦,咽(-),心肺(-),剑突下压痛(+),苔薄腻,舌偏红,脉滑数。

诊断：中医诊断，胃脘痛(脾虚湿热，胃气不和)；西医诊断：慢性胃炎。

治则：健脾和胃，清热化湿。

处方：太子参 10 g，炒苍术 10 g，炒白术 10 g，茯苓 10 g，木香 10 g，陈皮 6 g，黄连 3 g，法半夏 10 g，焦山楂 10 g，焦神曲 10 g，鸡内金 9 g，炒薏苡仁 10 g，煅瓦楞子 30 g，罗汉果 6 g，炙甘草 6 g。

14 剂。嘱停吃一切瓜果冷饮。

二诊(2020 年 8 月 22 日)

药后胃脘嘈杂不适感减轻，胃纳明显好转，恶心干呕消失，二便调，苔薄腻，舌稍红，脉细数。

原方去炒苍术，加藿香 10 g。

14 剂之后停药，电话随访胃脘嘈杂不适感消失且未再复发。

【按语】 卞国本认为本案患儿初诊时以湿热困阻中焦，脾胃运化失常为主，症见胃脘嘈杂，隐痛，泛恶干呕，腹胀，食欲不振，大便溏烂，故予太子参、炒苍术、白术、茯苓、炒薏苡仁，健脾化湿；法半夏、黄连清热化湿，和胃降逆；焦山楂、焦神曲消食开胃；木香、陈皮理气和胃；煅瓦楞子制酸止痛；罗汉果、炙甘草味甜，调和诸药；二诊时患儿中焦脾胃湿热稍化，原方稍作加减，继服 14 剂，前后共服药 1 个月而收全功。(邹毛慧)

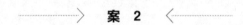

案 2

陈某，男，7 岁。

初诊(2020 年 8 月 17 日)

主诉：反复胃痛伴嗳气泛酸 2 年余。

现病史：患儿近 2 年来反复胃痛，伴嗳气泛酸，平素喜冷饮，有时脐周隐痛，胃纳一般，小便调，大便偏溏。现症：胃痛伴嗳气泛酸，有时脐周隐痛，胃纳一般，小便调，大便偏溏。查体：神志清，精神尚可，面色少华，咽(—)，心肺(—)，剑突下压痛(＋)，舌质淡，苔薄白，脉细。

诊断：中医诊断，胃脘痛(脾胃虚寒，中焦气滞)；西医诊断，慢性胃炎。

治则：温阳散寒，建中和胃。

处方：炙黄芪 15 g，桂枝 10 g，炒白芍 20 g，茯苓 10 g，广郁金 10 g，木香 10 g，陈皮 6 g，片姜黄 10 g，焦山楂 10 g，焦神曲 10 g，海螵蛸 30 g，炒枳壳 6 g，

罗汉果 6 g,炙甘草 6 g。

10 剂。

二诊(2020 年 8 月 29 日)

药后胃脘痛减轻,无明显嗳气泛酸,食欲有增,大便溏烂,舌脉同前。

原方去枳壳、广郁金,加台乌药 10 g、芡实 30 g。7 剂。

三诊(2020 年 9 月 5 日)

药后胃痛及嗳气泛酸基本消失,胃纳可,二便调,苔薄白,舌稍红,脉细数。

原方去片姜黄,加太子参 10 g。14 剂,而后停药,随访未再复发。

【按语】 卞国本认为本案患儿以脾胃虚寒,中焦气滞为主,故出现胃脘痛及脐周疼痛,嗳气泛酸,纳差等症状,当以《金匮要略》黄芪建中汤主之,方中黄芪、桂枝补气温阳,建中和胃;白芍、炙甘草缓急止痛,且炒白芍宜量大至 20~30 g,止痛作用更好;广郁金,片姜黄温中理气,活血止痛;木香、陈皮、海螵蛸理气制酸和胃;焦山楂、六神曲消食开胃,诸药合用,相得益彰,散胃寒于温阳,止胃痛于建中,故久病胃疾可除也。(邹毛慧)

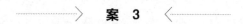

案 3

汤某,男,6 岁。

初诊(2020 年 8 月 21 日)

主诉:胃脘反复疼痛 1 月余,加重伴呕吐 2 日。

现病史:患儿平时喜饮冷饮,近 1 个月来时感胃脘部疼痛不适,疼痛无明显节律性,饥饿或进食后均痛,进食冷饮后更明显,近 2 日来胃痛加重,出现呕吐,夹杂清水痰涎,饮食量少,大便 2 日未解。现症:胃脘部疼痛不适,食入即吐,小便量少,大便 2 日未解。肝、胆、脾、胰彩超检查无异常。查体:神志清,精神尚可,咽红,充血,心肺(一),剑突下压痛(+),腹平软,未及包块,舌淡,苔白腻,脉细滑。

诊断:中医诊断,胃脘痛(脾胃虚弱,痰气交阻,胃失和降);西医诊断,慢性胃炎急性发作。

治则:益气和胃,降逆止吐。

处方:太子参 10 g,炒白术 10 g,山药 10 g,旋覆花 10 g,代赭石 30 g,陈皮 10 g,姜半夏 6 g,厚朴 6 g,炒白芍 10 g,茯苓 10 g,焦山楂 10 g,焦神曲 10 g,丁香 3 g,砂仁 6 g,煅瓦楞子 30 g,罗汉果 6 g,甘草 6 g。

7 剂。

二诊(2020 年 8 月 29 日)

药后胃痛减轻,呕吐消失,时有嗳气,胃纳不香,二便尚调,舌淡红,苔白微腻,脉细数。

原方去厚朴,加乌药 10 g。14 剂。

三诊(2020 年 9 月 12 日)

药后胃痛消失,无呕吐嗳气,胃纳较香,二便亦调,舌淡红,苔腻已化而薄白,脉细数。

原方去半夏、丁香,加徐长卿 10 g 继服。7 剂,之后停药,随访未再复发。

【按语】 卞国本认为本案患儿为喜食冷饮,饮食不节所致,病程日久,脾胃气虚,气逆日甚,痰气交阻,气机升降失常,故出现胃痛呕吐,治宜益气和胃,化痰降逆,理气止痛。方用旋覆代赭汤加减,旋覆花降气化痰,代赭石重镇降逆,二药配伍,善治胃失和降所致的嗳气、呃逆、呕吐等症,为方中主药;配半夏、厚朴降逆和胃,化痰祛湿,为辅药;太子参、炒白术、茯苓、甘草健脾化湿,益气和胃;炒白芍、炙甘草缓急止痛;砂仁、丁香既降逆止呕,又能温中行气。"病痰饮者,当以温药和之。"诸药合用,使中焦健运,痰湿得除,清升浊降,气机通畅,则胃痛、呕吐等症随之而解。(邹毛慧)

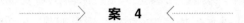

案 4

王某,女,9 岁。

初诊(2021 年 5 月 15 日)

主诉:胃脘反复疼痛 2 年余,加重 1 个月。

现病史:患儿近 2 年来反复出现胃脘部疼痛,时有嗳气,多在进食冷饮及饥饿时明显,胃纳欠香,无呕吐,近 1 个月症状加重,遂慕名前来卞国本处求诊。现症:胃脘疼痛伴嗳气,饥饿或受凉后明显,无恶心呕吐,胃纳欠香,自汗,小便调,大便偏烂,日行 2~3 次。查体:神志清,精神尚可,咽(-),心肺(-),剑突下压痛(+),腹平软,未及包块,苔薄腻,舌淡红,脉细软。

诊断：中医诊断,胃脘痛(脾胃虚寒,胃气郁滞);西医诊断,慢性胃炎。

治则：温中散寒,理气止痛。

处方：炙黄芪10 g,桂枝6 g,炒白芍20 g,吴茱萸3 g,太子参10 g,炒白术10 g,茯苓10 g,木香6 g,陈皮6 g,法半夏10 g,焦山楂10 g,焦神曲10 g,炒薏苡仁10 g,煅瓦楞子30 g,罗汉果6 g,炙甘草6 g,生姜5片。

7剂。

二诊(2021年5月22日)

药后胃痛较前好转,稍有嗳气,仍有自汗,二便正常,苔薄腻,舌稍红,脉细数。

原方去瓦楞子,加浮小麦30 g、炒山药10 g。14剂。

三诊(2021年6月6日)

药后胃痛消失,无嗳气,汗出减少,胃纳较香,苔薄,舌稍红,脉细数。

原方继服。14剂。之后停药,电话随访胃痛未再复发。

【按语】　卞国本认为本案患儿平素饮食不节,喜冷饮以致寒凉伤阳,脾胃虚寒,胃气郁滞而胃痛迁延、嗳气、大便溏烂,故治疗宜健脾益气,温中散寒,和胃止痛,方选仲景黄芪建中汤合吴茱萸汤加减,黄芪、桂枝、白芍、生姜温胃健中;太子参、白术、吴茱萸、炙甘草、生姜益气健脾,温中散寒;炒白芍合炙甘草为芍药甘草汤,在大队温胃药中,加较大量的芍药可敛阴和胃,缓急止痛;茯苓、半夏、陈皮、薏苡仁理气化湿,和胃降逆;煅瓦楞子制酸和胃,诸药合用,虚寒祛而胃痛止,气机畅而食欲振,2年之久胃痛一朝除也。(邹毛慧)

案　5

何某,男,9岁。

初诊(2021年2月22日)

主诉:胃脘隐痛1月余。

现病史:患儿平素常喝酸奶饮料并食其他零食杂食。近1个月来,食后胃脘隐痛,受寒尤甚,常有嗳气或饱胀不适,泛恶,胃纳不香,大便成形,苔薄腻,舌稍红,脉细数。

诊断:中医诊断,胃脘痛(脾胃虚寒);西医诊断,慢性胃炎。

治法：健脾温中，和胃降逆，理气止痛。

处方：太子参10g，炒白术10g，茯苓10g，炒山药10g，旋覆花10g，代赭石30g，法半夏10g，干姜6g，乌药10g，陈皮10g，延胡索10g，炒白芍20g，焦山楂10g，六神曲10g，鸡内金10g，炙甘草6g。

7剂。

二诊(2021年3月3日)

药后胃痛消失，嗳气稍减，但仍胃纳不香，大便尚调，苔薄腻、舌稍红，脉细数。

再拟原方去延胡索、半夏，加砂仁5g，继服7剂。

【按语】 小儿胃痛病因较多，但因目前社会经济条件较好，儿童平素常喝酸奶等饮料及零食杂食，故寒湿伤阳，脾胃运化失健，气机壅滞而致胃痛者多见。因此治疗宜健脾温中，和胃降逆，理气止痛。方中太子参、炒白术、茯苓、怀山药、炙甘草健益脾胃；干姜、乌药温中散寒；旋覆花、代赭石、法半夏和胃降逆；枳壳、延胡索理气止痛；炒白芍、炙甘草和胃养阴，缓急止痛，大队温胃药中加一味白芍，敛阴和胃，相得益彰。且白芍量大，止痛效果更好。二诊时，胃痛消失，嗳气稍减，但仍胃纳不香，故去延胡索、半夏，加砂仁行气开胃，以求胃气通畅，脾运得健，则胃病可除也。（檀凯）

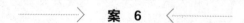

案 6

万某，男，14岁。

初诊(2021年1月27日)

主诉：胃脘隐痛伴口臭半年余。

病史：近半年来，胃脘部常有不规则隐痛，伴口臭，胃部灼热感，常有嗳气，大便干结，胃纳尚可，苔薄黄，舌红，脉滑数。今查幽门螺杆菌(＋)。

诊断：中医诊断，胃脘痛(脾虚胃热证)；西医诊断，慢性胃炎。

治法：健脾清胃，和胃降逆。

处方：太子参10g，炒白术10g，茯苓10g，竹茹10g，旋覆花10g，代赭石30g，延胡索10g，炒白芍30g，黄连6g，吴茱萸3g，黄芩10g，火麻仁10g，炒枳壳10g，生甘草6g。

7剂。

二诊(2021 年 2 月 3 日)

药后胃痛减轻,嗳气、灼热感及口臭也减少,口干,大便稍软,苔薄,舌红,脉细数。

再拟原方去太子参、白术、茯苓,加南沙参 10 g、麦冬 10 g,继服 7 剂。

三诊(2021 年 2 月 10 日)

药后胃痛消失,嗳气、灼热感及口臭明显减轻,口稍干,大便调,苔薄,舌红,脉滑数。

再拟原方去黄芩、竹茹,加蒲公英 15 g、石斛 10 g,继服 14 剂。

【按语】 卞国本认为本案患儿胃痛半年余,病程日久属脾胃气虚,伴见口臭、胃脘灼热感,大便干结,嗳气,苔薄黄,舌红乃属胃有郁热,胃失和降,故治拟健脾清胃,和胃降逆。方中太子参、炒白术、茯苓健益脾胃;旋覆花、代赭石为张仲景古方旋覆代赭汤主药,佐以竹茹及炒枳壳和胃降逆;黄芩与左金丸黄连、吴茱萸共清胃热;枳壳、延胡索理气止痛;炒白芍合甘草为芍药甘草汤,尤其加大芍药用量为 20~30 g 和胃养阴,缓急止痛,功效卓著;火麻仁合炒枳壳下气通便;生甘草既可调和诸药,又可清热解毒。二诊时,患者脾胃气虚症状不明显,胃阴虚内热症状明显,故去太子参、茯苓、白术,加沙参、麦冬以滋养胃阴;三诊时,胃痛消失,嗳气、灼热感等胃热症状较前明显减轻,阴虚症状亦有缓解,故去黄芩、竹茹,加蒲公英、石斛继续清胃养阴,巩固疗效。(檀凯)

十一、抽动障碍

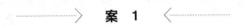

案 1

张某,男,13 岁。

初诊(2019 年 8 月 3 日)

主诉:挤眼、点头、耸肩等迁延反复 3 年余。

现病史:近 3 年来挤眼、点头、张嘴、龇牙咧嘴、耸肩等迁延反复,无秽语。曾于儿童医院就诊,口服硫必利治疗,效果不佳。纳食可,二便调。查体:咽稍红,扁桃体不肿大,心肺(一),口唇干燥,舌红,苔薄黄,脉弦数。

诊断:中医诊断,肝风(肝肾阴虚,肝风内动);西医诊断,抽动障碍。

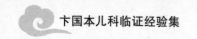

治则：滋阴潜阳，平肝息风。

处方：南沙参 10 g，玄参 10 g，牡丹皮 10 g，赤芍 10 g，菊花 10 g，天麻 10 g，钩藤 30 g，石决明 30 g，蝉蜕 10 g，蜈蚣 2 条，全蝎 3 g，陈皮 6 g，墨旱莲 15 g，女贞子 10 g，罗汉果 10 g，甘草 6 g。

14 剂。

二诊(2019 年 8 月 17 日)

药后抽动症状改善，幅度减小，舌脉同前。

原方稍作加减，继续服用 1 个月。

三诊

9 月 30 日电话随访，患儿服药 1 个半月，诸症渐消，停药观察。

【按语】 抽动障碍是一种较常见的儿童或青少年时期神经精神障碍性疾病。临床以不自主、反复、突发、快速的，重复、无节律性的一个或多个部位运动抽动和(或)发声抽动为主要特征。本病多见于 5～10 岁儿童，男孩多于女孩。病因主要与先天禀赋不足、感受外邪、情志失调、饮食所伤、疾病影响，以及学习紧张、劳累疲倦、久看电视或久玩手机游戏等多种因素有关。病机关键为肝肾阴虚，肝阳上亢或夹痰胶结，风痰鼓动。卞国本认为，本例患儿因病程日久，肝肾阴虚，肝阳上亢，阳亢风动所致。舌红，苔薄黄，脉弦数为阴虚阳亢征象，以南沙参、玄参、赤芍、牡丹皮、菊花、钩藤养阴平肝；天麻、蜈蚣、全蝎、蝉蜕、石决明平肝潜阳，息风止痉；墨旱莲、女贞子补肾养阴；陈皮理气化痰，罗汉果、炙甘草味甜，调和诸药，易于患儿接受。该患儿发作已有 3 年余，且曾西医治疗一段时间，效果不显，卞国本辨证抓住肝肾阴虚，阳亢风动之主要病机，选方用药独到，疗效显著，患儿家长十分满意。(孙菜菜)

案 2

仇某，男，13 岁。

初诊(2019 年 6 月 27 日)

主诉：摇头晃脑、扭颈伴咽喉"呃呃"声 1 月余。

现病史：患儿体型偏胖，1 个月前感冒，后开始出现摇头晃脑，扭颈伴咽喉"呃呃"作声，至儿童医院就诊，予硫必利口服，每日 2 次，每次 1 粒，患儿症状改善不明显,遂至常州市中医医院门诊。患儿胃纳可,大便偏干,每日1次。

查体:咽红,扁桃体Ⅰ度肿大,心肺(一),口唇干燥,苔薄,舌红,脉滑数。

诊断:中医诊断,肝风(痰热内扰,阳亢风动);西医诊断,抽动障碍。

治法:养阴清热,平肝潜阳,化痰息风。

处方:生地10g,熟地10g,牡丹皮10g,玄参10g,知母10g,黄柏10g,山药10g,茯苓10g,天麻10g,钩藤30g,石决明30g,射干10g,葛根30g,僵蚕10g,蝉蜕10g,全蝎3g,蜈蚣2条,陈皮10g,甘草6g。

10剂。

嘱西药硫必利继服。

二诊(2019年7月8日)

药后症状减少。苔薄,舌红,脉滑数。

原方继服14剂。嘱西药停服。

三诊(2019年7月23日)

药后症状继续减少,但咽喉有痰阻感。苔薄腻,舌红稍转淡,脉滑数。

原方去生地、熟地、黄柏、知母,加石菖蒲10g、胆南星10g、半夏10g。14剂。

【按语】　中医虽无抽动症之病名,但《素问·至真要大论篇》中云:"诸风掉眩,皆属于肝。"故医家多从"肝风""慢惊风"等论治。卞国本认为"怪病责之于痰",该患儿体胖多湿,痰浊内生,痰阻脉络,气机失调,升降失常,故抽动诸症而出。同时,本例患儿舌红苔黄薄,大便干结,脉数为肝肾阴虚、阴虚内热、肝阳上亢之象,阴虚阳亢夹痰浊为患,肝阳化风,风痰鼓动则摇头晃脑、扭颈等抽动症表现频发,故投养阴清热、平肝潜阳、化痰息风之剂而收效。(孙某某)

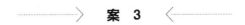

案　3

张某,男,13岁。

初诊(2020年5月2日)

主诉:摇头晃脑、双下肢抖动半年余。

现病史:患儿近半年来经常摇头晃脑,颈项不适,双下肢抖动,伴有上

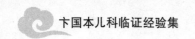

课注意力分散,记忆力减退,学习成绩下降。胃纳可,二便调,夜寐欠安。查体:咽红,扁桃体不肿大,心肺(—),舌稍红,苔薄腻,脉滑数。

诊断:中医诊断,肝风(肝风内动,痰浊扰心);西医诊断,抽动障碍。

治法:息风化痰,宁心安神。

处方:天麻10 g,钩藤30 g,石决明30 g,生龙骨30 g,生牡蛎30 g,石菖蒲12 g,陈皮10 g,法半夏6 g,茯苓10 g,炒僵蚕10 g,蝉蜕10 g,蜈蚣2条,罗汉果10 g,胆南星6 g,葛根20 g,炙甘草6 g。

14剂。

二诊(2020年5月23日)

药后1周抽动表现及注意力分散均有改善,摇头、抖脚明显减少,胃纳一般,时有嗳气,二便尚调。苔薄腻,舌稍红。

原方去葛根、石决明,加代赭石30 g,旋覆花6 g,酸枣仁10 g。14剂。

三诊(2020年6月10日)

服药1个月,摇头晃脑,两下肢抖动等症状基本消失,苔腻亦化。

嘱原方稍作加减继服10剂,以资巩固。

【按语】 卞国本指出:本病归属于中医的慢惊风、抽搐等范畴。病因是多方面的,与先天禀赋不足、产伤、窒息、感受外邪、情志失调等因素有关,多由五志过极,风痰内蕴而引发。病位主要在肝,与心、脾、肾也密切相关。本案方中天麻、钩藤、石决明平肝息风;生龙骨、生牡蛎宁心安神、平肝潜阳;石菖蒲、胆南星、茯苓、陈皮理气化痰;僵蚕、蝉蜕、全蝎、蜈蚣为虫类息风药,入肝经,为治本病之主药,此乃江苏省已故国医大师朱良春先生擅用之品,卞国本也擅长用虫类药治疗抽动障碍等这类风邪为患之病;颈项不适,故加葛根解肌通络;罗汉果、炙甘草调和诸药。上述诸药联合使用,化痰湿而宁心神,平肝阳而息肝风,故抽动障碍诸症可消矣。(孙莱莱)

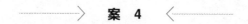 **案 4**

陈某,男,11岁。

初诊(2020年7月13日)

主诉:眨眼瞟眼耸肩3年余,加重1个月。

现病史:眨眼瞟眼耸肩3年余,近1个月前感冒发热,之后面部及眼睛红赤,时有干涩发痒,眨眼频率增加,口角抽动,平时烦躁易怒,脾气大。胃纳可,平素喜食荤菜,形体偏胖,大便正常,夜寐尚可。查体:咽红,扁桃体不肿大,心肺(一),舌红,苔黄根腻,脉弦数。

诊断:中医诊断,肝风(肝火痰热,肝风内动);西医诊断,抽动障碍。

治法:平肝息风,清热化痰。

处方:天麻10 g,钩藤20 g,石决明30 g,黄芩10 g,牡丹皮12 g,赤芍10 g,菊花10 g,炒僵蚕10 g,蝉蜕6 g,蜈蚣2条,全蝎3 g,茯苓10 g,法半夏10 g,陈皮10 g,罗汉果10 g,炙甘草6 g。

14剂。

二诊(2020年7月22日)

药后眨眼瞟眼,口角抽动均减少,面红目赤消失,胃纳好转,二便调,夜寐安,苔薄腻,舌稍红,脉滑数。

再拟原方加胆南星6 g、柴胡6 g。14剂。

三诊(2020年8月11日)

药后稍有眨眼,伴"呃呃"声,咽痒不适,有痰阻异物感,胃纳可,二便调,夜寐安,苔薄腻,舌稍红,脉滑数。

原方去钩藤、石决明,加射干10 g、藏青果10 g。14剂。

【按语】 "诸风掉眩,皆属于肝",卞国本认为患儿素体内热,多食肥甘,蕴积化热,痰火内生,引动内风,风痰上扰,则眨眼、瞟眼、耸肩等诸症丛生。面红目赤,心烦易怒,急躁不安,舌红苔黄腻,脉弦数,为痰火内盛之象。故取天麻、钩藤、石决明、菊花、黄芩、牡丹皮、赤芍平肝息风,清泄肝火;用胆南星、法半夏、茯苓、陈皮祛痰化湿;僵蚕、蝉蜕、蜈蚣、全蝎息风止痉;射干、藏青果、罗汉果清肺利咽化痰;甘草调和诸药。此患儿表现眨眼、耸肩等症状3年余加重1个月,卞国本用药犀利,药效显著。(孙荣荣)

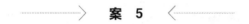

案 5

青某,男,8岁。

初诊(2020年8月29日)

主诉:腹部肌肉抽动1年余。

现病史：患儿1年前常有腹部肌肉抽动,眨眼,曾在外院服中药3月余(具体用药不详),药后眨眼消失,但仍经常腹部肌肉抽动,一鼓一瘪。平素患儿食欲旺,形体胖,夜寐安,有盗汗,大便2~3日一行,偏干结。曾于无锡儿童医院查脑电图-地形图轻度异常,肝肾功能等正常。查体:咽红,扁桃体不肿大,心肺(一),舌质红,苔腻微黄,脉滑数。

诊断：中医诊断,肝风(痰热内盛,肝阳风动)。

治法：清热化痰,平肝息风。

处方：天麻10 g,钩藤20 g,石决明30 g,南沙参10 g,牡丹皮10 g,赤芍10 g,僵蚕10 g,蝉蜕6 g,蜈蚣2条,全蝎3 g,茯苓10 g,石菖蒲10 g,法半夏10 g,炒枳壳10 g,瘪桃干30 g,罗汉果6 g,炙甘草6 g。

14剂。

二诊(2020年9月12日)

药后腹部抽动明显减轻,次数减少,大便稍软,盗汗减少,苔薄舌红,脉弦数。

原方去南沙参、赤芍,加生地10 g、知母10 g、黄柏10 g。14剂。

三诊(2020年9月26日)

药后抽动减少,盗汗多,纳可便调。苔薄,舌红,脉弦数。

原方去石决明、钩藤,加浮小麦30 g、煅龙骨30 g、煅牡蛎30 g。14剂。

【按语】 该患儿仅见腹部肌肉抽动,似与常见多发性抽动症不符。卞国本认为,这正是"怪"的表现,"怪病多由痰作祟",越是固定在一处,越说明痰阻经络而升降失常,加之本例患儿为体胖痰盛之体,痰湿阻络而致久治不愈。故不仅投平肝息风之剂,更加茯苓、半夏、天麻、石菖蒲、炒枳壳等理气化痰之剂,14剂而症大减,可谓药切病机,见效亦捷。二诊去南沙参、赤芍,加生地、知母、黄柏为知柏地黄汤意,可养阴清热;三诊加浮小麦、煅龙骨、煅牡蛎不但固表敛汗,又可重镇安神,平肝潜阳,以防复发。(孙莱莱)

十二、过敏性紫癜

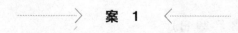

案 1

李某,女,13岁。

初诊(2019 年 9 月 14 日)

主诉:双下肢紫癜迁延反复 1 年余。

现病史:患儿于 1 年余前出现双下肢皮肤瘀点瘀斑,在外院多次住院治疗,诊断"过敏性紫癜",多次口服泼尼松治疗,双下肢仍反复有瘀点瘀斑出现。现遵外院医嘱泼尼松片口服,每日 30 mg,双下肢皮肤仍有瘀点瘀斑,近来足背部瘀斑红肿疼痛,遂今日由其父亲背来卞国本处求诊。现症:双下肢散在瘀点瘀斑,足背部瘀斑红肿疼痛,无法下地行走,激素面容,大便偏干,胃纳香。血、尿常规无异常。查体:神清,精神尚可,激素面容,双下肢散在瘀点瘀斑,足背部瘀点瘀斑红肿疼痛,色鲜红,无鼻塞,咽稍红,心肺未闻及异常,腹平软,肝脾未触及肿大,皮肤无水肿,关节无肿痛,苔薄,舌红绛,脉细数。

诊断:中医诊断,肌衄(阴虚火旺,灼伤血络);西医诊断,过敏性紫癜。

治则:清热泻火,凉血止血。

处方:生地、熟地各 10 g,玄参 10 g,知母 10 g,黄柏 10 g,牡丹皮 10 g,赤芍 10 g,水牛角 15 g,紫草 15 g,大蓟 30 g,小蓟 30 g,侧柏叶 15 g,茜草 10 g,墨旱莲 15 g,女贞子 15 g,陈皮 10 g,甘草 6 g。

7 剂,泼尼松遵外院医嘱每 3 日减 1 片口服。

二诊(2019 年 9 月 21 日)

药后未见新疹冒出,昨日诉咽痛,伴发热,不咳嗽,口干。激素面容,苔薄,舌红绛,脉滑数。血、尿常规无异常。

原方去侧柏叶、茜草,加金银花 10 g、连翘 10 g、生石膏 30 g。14 剂。泼尼松继续减量。

三诊(2019 年 10 月 5 日)

药后下肢皮肤及足背瘀点瘀斑消失,仅见少量针尖样紫癜,咽红咽痛较前好转,纳可,大便稍溏烂。激素面容,苔薄,舌红绛,脉细数。血尿常规无异常。

原方去石膏,加槐花 20 g、紫草 20 g。21 剂。泼尼松 2019 年 9 月 30 日已停服。

四诊(2019 年 11 月 16 日)

谨守上述方药,继服 1 月余,药后足背肿痛基本消失,下肢皮肤仍有少量针尖样紫癜冒出,稍有胃痛、胃胀,胃纳欠香,大便调。仍见激素面容,苔薄,舌红绛,脉细数。血尿常规无异常。

原方去金银花、连翘,加煅瓦楞子30 g、焦山楂10 g、六神曲10 g、鸡内金9 g。7剂。

五诊(2020年1月14日)

谨守上述方药,继服近2个月,下肢仍有少许针尖样紫癜,纳香,便调。苔薄,舌红绛已转为舌红,脉细数。激素面容已消失,血尿常规无异常。考虑中药服用已4个月,激素已停用3个半月,阴虚血热有所好转,但热毒伤气耗阴,故治宜益气摄血、养阴凉血、化瘀止血。改方如下。

黄芪10 g,炒白术10 g,防风10 g,熟地10 g,山茱萸10 g,怀山药10 g,牡丹皮10 g,赤芍10 g,三七粉3 g(冲服),大蓟30 g,小蓟30 g,墨旱莲15 g,女贞子15 g,陈皮10 g,炙甘草6 g。

20剂。

六诊(2020年4月30日)

谨守上述方药,继服3月余,药后无紫癜新疹冒出,纳可,便调。精神好,无咽痛咳嗽,正常上学生活。病情基本痊愈。苔薄,舌稍红,脉细数。

尿常规未见异常。再以原方续服半个月后停药,电话随访紫癜未再复发。

【按语】 卞国本认为阴虚火旺是本案患儿的辨证要点,该患儿紫癜迁延日久,多次用激素治疗仍反复发作,早期多为风热伤络、血热妄行,应清热凉血为主,拟犀角地黄汤和知柏地黄丸及小蓟饮子加减;后期多为阴虚火旺、气不摄血,治疗应益气摄血、滋阴清热为主,拟玉屏风散合六味地黄丸及二至丸加减。由于患儿禀赋各异,诱因不同,病机演变也各有差异,故在临证时应根据患儿不同的临床表现,同时配以祛风,解毒或配以泄热降火,通腑导滞之品,常能使病情得到控制,收到满意的效果。此外注意去除诱发因素,避免接触过敏物质,也是平时饮食起居宜密切关注的方面。(邹毛慧)

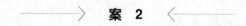

案 2

王某,男,8岁。

初诊(2019 年 7 月 27 日)

主诉:双下肢紫癜迁延 1 个半月,加重 1 周。

现病史:患儿 1 个半月前出现双下肢皮肤散在出血点,于外院诊断为过敏性紫癜,住院治疗后出血点消失,近 1 周感冒后又复发,为针尖样出血点,胃纳尚可,二便尚调。无关节痛,无水肿。血常规示血小板正常,尿常规尿蛋白(一),隐血(一)。现症:双下肢可见针尖样出血点,咽痛,无水肿,无腹痛,无关节肿痛,胃纳尚可,二便尚调。查体:神志清,精神尚可,双下肢可见针尖样出血点,压之不褪色,呈对称性,皮肤无水肿,关节无红肿。心肺听诊未闻异常,腹软,肝脾未触及。舌红,苔薄黄,脉浮数。

诊断:中医诊断,肌衄(风热侵袭,灼伤血络);西医诊断,过敏性紫癜。

治则:疏风清热,凉血止血。

处方:金银花 10 g,连翘 6 g,薄荷 6 g,桔梗 10 g,生地 10 g,牡丹皮 10 g,丹参 10 g,赤芍 10 g,三七粉 3 g,水牛角 15 g,紫草 15 g,茜草 10 g,大蓟 30 g,小蓟 30 g,侧柏叶 15 g,蝉蜕 10 g,陈皮 10 g,甘草 6 g。

7 剂。

二诊(2019 年 8 月 3 日)

药后针尖样出血点消失,纳可,便调,舌红,苔薄黄,脉滑数。

原方去金银花、连翘、薄荷、侧柏叶,加墨旱莲 15 g、女贞子 10 g。10 剂。

三诊(2019 年 8 月 13 日)

药后无紫癜新疹冒出,胃纳欠佳,二便调,舌脉同前,尿常规未见异常。

原方去生地 、大小蓟,加山楂 10 g、神曲 10 g、鸡内金 9 g、南沙参 10 g。10 剂。

四诊(2019 年 8 月 24 日)

药后无紫癜新疹冒出,胃纳可,二便调。苔薄,舌红稍转淡红,脉细数。尿常规未见异常。

原方去紫草、水牛角,加健脾益气之品:太子参 10 g、炒白术 10 g、茯苓 10 g。7 剂。后停药随访,患儿紫癜未再作。

【按语】 卞国本认为小儿脏腑娇嫩,形体不足,气血未充,卫外不固,易受外邪入侵,本案患儿外感风热之邪,邪热入里,侵袭咽喉则咽痛,热伤于络则皮肤紫癜,肺胃有热则便干尿黄、舌红脉数,故投银翘散合犀角地黄汤化裁加减,疏风清热,凉血解毒,活血化瘀而能奏效,经1个月治疗,内入营血之热毒渐去,但气阴耗伤,故宜加益气养阴之品调治。(邹毛慧)

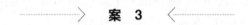

案 3

巩某,女,14岁。

初诊(2020年1月11日)

主诉:双下肢紫癜反复1月余。

现病史:患儿1月余前双下肢出现针尖样出血点,经治疗后消失,平素汗多易感冒,近3日再次感冒,下肢皮肤出血点又见,伴鼻塞流涕喷嚏,胃纳一般,二便尚调。血常规示血小板正常,尿常规尿蛋白(一),隐血(一)。现症:双下肢可见针尖样出血点,鼻塞流清涕,喷嚏振作,无咽痛,无水肿,无腹痛,无关节肿痛,胃纳尚可,二便尚调。查体:神志清,精神尚可,面色少华,双下肢可见针尖样出血点,压之不褪色,呈对称性,皮肤无水肿,关节无红肿。心肺听诊未闻异常,腹软,肝脾未触及,苔薄白,舌淡红,脉细数。

诊断:中医诊断,肌衄(风邪外袭,气不摄血);西医诊断,过敏性紫癜。

治则:益气摄血,祛风通窍。

处方:黄芪20g,炒白术10g,炒防风10g,当归10g,三七粉(冲服)3g,茯苓10g,茜草10g,仙鹤草30g,陈皮10g,苍耳子10g,辛夷6g,通草6g,甘草6g。

14剂。

二诊(2020年1月25日)

药后鼻塞流涕及喷嚏明显好转,双下肢针尖样出血点消失,但活动则易自汗,苔薄白,舌淡红,脉细数,尿常规未见异常。

原方去苍耳子、辛夷花、通草,加川桂枝6g、炒白芍10g、煅龙骨30g、煅牡蛎30g、瘪桃干30g。14剂,之后停药,1个月后电话随访,紫癜未见复发。

【**按语**】 卞国本认为本案患儿既往汗多易感,胃纳一般,为体虚易感儿童,辨证为肺脾两虚之证。近因外邪侵袭,气虚不能摄血所致,故治当祛风散邪、益气摄血。离经之血即为瘀血,故还需加活血化瘀之药方为周全。经治紫癜消失,但体虚易汗,营卫不和仍在,故加用《金匮要略》黄芪桂枝龙骨

牡蛎汤益肺固表,调和营卫,求因治本,紫癜未再复发矣。(邹毛慧)

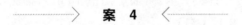

案 4

陈某,女,9岁。

初诊(2020 年 7 月 11 日)

主诉:双下肢紫癜迁延 2 年余加重 3 日。

现病史:患儿 2 年前曾患过敏性紫癜,经治紫癜时消时现,4 日前患儿出现腹泻,大便日行 4～5 次,色黄质稍黏,气味秽臭,3 日前患儿双下肢出现较密集瘀点瘀斑,色鲜红,无咽痛咳嗽,无腹痛,无关节疼痛,胃纳可,小便正常,大便日行 1～2 次,质稍稀。血常规及大便常规+大便隐血正常,尿常规:隐血(＋－),尿白细胞酯酶(＋)。现症:双下肢较密集瘀点瘀斑,色鲜红,无咳嗽咽痛,无腹痛,无关节疼痛,胃纳可,小便正常,大便日行 1～2 次。质稍稀。查体:神清,精神尚可,双下肢较密集瘀点瘀斑,色鲜红,压之不褪色,咽(－),心肺未闻及异常,腹平软,肝脾未触及肿大,皮肤无水肿,关节无肿痛,苔黄腻,舌红,脉滑数。

诊断:中医诊断,肌衄(湿热蕴结,迫血妄行);西医诊断,过敏性紫癜。

治则:清热化湿,凉血止血。

处方:水牛角片 15 g,生地 10 g,牡丹皮 12 g,赤芍 10 g,三七粉(冲服)3 g,紫草 20 g,黄芩 10 g,黄连 5 g,僵蚕 10 g,小蓟 30 g,大蓟 30 g,侧柏叶 15 g,茜草 10 g,蝉蜕 12 g,陈皮 10 g,罗汉果 1 个,炙甘草 6 g。

5 剂。

二诊(2020 年 7 月 14 日)

上方服用 2 日,患儿昨日出现阵发性腹痛,以脐周疼痛明显,下肢踝关节疼痛,无呕吐,大便次数形态颜色均正常,小便调,双下肢仍散在瘀点瘀斑,色鲜红,胃纳可,苔黄腻,舌红,脉滑数。

原方去黄连、黄芩、牡丹皮、赤芍、僵蚕、蝉蜕,加延胡索 10 g、川楝子 10 g、木香 6 g、白芍 20 g、牛膝 10 g、苍术 10 g、黄柏 10 g、炒薏苡仁 20 g、威灵仙 20 g。5 剂。

三诊(2020 年 7 月 20 日)

药后双下肢瘀点瘀斑减少,腹痛及下肢踝关节痛消失,胃纳欠香,二便尚调,苔黄腻转薄黄,舌红,脉滑数。尿常规(一)。

原方去延胡索、川楝子、木香,加焦山楂 10 g、六神曲 10 g。7 剂。

四诊(2020 年 8 月 1 日)

药后双下肢瘀点瘀斑较前明显减少,仅见少许针尖样紫癜,无腹痛及关节疼痛,胃纳启,二便调,苔薄,舌红,脉细数。查尿常规:尿蛋白(一),尿隐血(一)。再拟清热养阴,凉血化瘀。

处方:知母 10 g,黄柏 12 g,熟地 10 g,山茱萸 12 g,牡丹皮 12 g,怀山药 15 g,丹参 10 g,三七粉(冲服)3 g,水牛角 15 g,紫草 15 g,大蓟 30 g,小蓟 30 g,茜草 10 g,陈皮 6 g,罗汉果 1 个,甘草 6 g。

14 剂。

五诊(2020 年 10 月 28 日)

谨守上方,稍作加减,继服近 3 个月,药后双下肢瘀点瘀斑已消失,无腹痛及关节疼痛,纳旺体胖,二便调,稍盗汗,苔薄,舌红,脉细数。尿常规(一)。

原方去水牛角、紫草、茜草、大蓟、小蓟,加黄芪 15 g、浮小麦 30 g、焦山楂 10 g、六神曲 10 g。14 剂,之后停药,随访半年未复发。

【按语】 卞国本认为本案患儿过敏性紫癜迁延反复 2 年余,近来时值夏季,外感湿热之邪,湿热蕴结下焦而致腹泻,且热重于湿,热毒炽盛,紫癜色泽鲜红,故投犀角地黄汤合小蓟饮子加减化裁,加黄连、黄芩清解胃肠湿热,二诊时腹痛、关节痛阵作,故予金铃子散和四妙丸加减,用延胡索、广木香、川楝子、白芍缓急止痛,加牛膝、威灵仙祛风通络,缓解关节疼痛,诸药合用达到清热化湿、疏通经络、凉血止血、解毒消斑之功。在四诊时,湿毒之邪渐去,苔黄腻已化,但邪热阴伤依然,故改方选知柏地黄汤和小蓟饮子加减,服用 3 个月,紫癜消失,最后加益气固表、健脾和胃之品收功,病情痊愈。(邹毛慧)

十三、紫癜性肾炎(血尿)

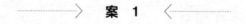
案 1

薛某,女,8 岁。

初诊(2019年4月27日)

主诉:肉眼血尿迁延反复半年余。

病史:患儿2018年9月出现双下肢鲜红色皮疹伴肉眼血尿,经外院诊断为"紫癜性肾炎",予泼尼松口服治疗后双下肢皮疹消失,但肉眼血尿经治不愈,迁延反复半年余。近住外院10日刚出院,口服泼尼松从初起每日30 mg至今减到每日2.5 mg,下肢皮疹未再发,肉眼血尿消失,但查尿常规隐血(++),尿蛋白(+),肢体无水肿,无腹痛,无关节肿痛,今日慕名前来卞国本处求诊。现症:近来发热2日,咽红咽痛,皮肤无紫癜,无咳嗽,无水肿,无腹痛,无关节肿痛,纳可,大便调,小便稍黄。查体:神清,精神尚可,皮肤无紫癜,稍鼻塞,咽红充血,扁桃体Ⅰ度肿大,心肺未闻及异常,腹平软,肝脾未触及肿大,皮肤无水肿,无关节肿痛,苔薄,舌红,脉浮数。

诊断:中医诊断,尿血(热毒壅盛,风邪内恋,迫血妄行);西医诊断,紫癜性肾炎。

治则:辛凉散邪,清热化瘀,凉血止血。

处方:金银花10 g,连翘10 g,牛蒡子10 g,玄参10 g,牡丹皮12 g,赤芍10 g,水牛角15 g,紫草10 g,大蓟30 g,小蓟30 g,侧柏叶10 g,茜草10 g,全蝎3 g,炒僵蚕10 g,蝉蜕12 g,甘草6 g,陈皮6 g,罗汉果6 g。

7剂。嘱泼尼松继服,每日2.5 mg。

二诊(2019年5月4日)

药后热退,咽痛消失,偶有咳嗽,皮肤无紫癜,无肉眼血尿,咽红,纳可,便调。苔薄,舌红,脉滑数。复查尿常规见尿隐血(++),尿蛋白(±)。

原方去牛蒡子、全蝎,加浙贝母10 g、鱼腥草30 g。7剂。

三诊(2019年5月18日)

谨守上述方药,治疗14日,无咽痛咳嗽,无新发紫癜,无肉眼血尿,咽红,纳可,小便色黄,大便调。苔薄,舌红,脉浮数。复查尿常规见尿隐血(-),尿蛋白(-)。

原方去金银花、连翘,加墨旱莲15 g、女贞子10 g。14剂,嘱停用泼尼松。

四诊(2019年8月3日)

谨守上述方药,治疗2月余,镜下红细胞未见,无紫癜,胃纳可,大便调。

苔薄,舌红转淡红,脉细数。复查尿常规:尿隐血(—),尿蛋白(—)。患儿时觉腰膝酸楚,患儿病延日久,气阴两亏,肝肾不足。治法改拟益气固摄,补肾养阴,方选六味地黄丸合玉屏风散加减。

处方:黄芪 10 g,白术 10 g,山药 10 g,防风 6 g,茯苓 10 g,生地 10 g,山茱萸 10 g,麦冬 10 g,牡丹皮 10 g,丹参 10 g,蝉蜕 10 g,枳壳 10 g,甘草 6 g。

10 剂。

五诊(2019 年 11 月 29 日)

谨守上述方药,治疗 3 月余,药后无不适,已正常上学。尿常规正常,未再见镜下红细胞。苔薄,舌淡红,脉细数。服用中药汤剂半年余,病情控制,现冬天来临,改用膏方调理。

处方:炙黄芪 200 g,生地、熟地各 200 g,山茱萸 200 g,枸杞子 200 g,牡丹皮 200 g,赤芍 200 g,怀山药 200 g,茯苓 200 g,白参须 150 g,紫河车 80 g,炒谷芽、炒麦芽各 300 g,鸡内金 100 g,芡实 300 g,煅海螵蛸 300 g,僵蚕 150 g,蝉蜕 100 g,侧柏叶 200 g,茜草 300 g,丹参 200 g,三七片 150 g,墨旱莲 300 g,女贞子 200 g,白花蛇舌草 200 g,凤尾草 200 g,阿胶 200 g,陈皮 150 g,广木香 150 g,知母 150 g。

连服 3 个月。

六诊(2020 年 11 月 28 日)

原患紫癜性肾炎,去年服用中药汤剂以及冬天服膏方后,近 1 年来未见复发,感冒亦少,平素纳可,大便偏干,形瘦,稍有盗汗,苔薄,舌偏红,脉细数。

处方:今年再以膏方调治巩固,拟健益脾肾,补气养阴,去年膏方加火麻仁 150 g、瘪桃干 300 g、糯稻根 300 g 防风 150 g,南、北沙参各 150 g。连服 3 个月。2021 年 4 月电话随访未再复发。

【按语】 卞国本认为本案患儿素体热盛,日久郁热化火动血,迫血妄行,灼伤络脉,血液外渗所致。血液脉外,泛发肌肤,则紫癜密布;下伤膀胱血络则血尿;热伤肾阴,肾精不固,精微下泄,则见蛋白尿。外感风邪,致风邪内恋,再伤正气,出现以表里上下同病,上现咽痛、咳嗽,下见紫斑、尿血。故选犀角地黄汤合小蓟饮子加减化裁,辛凉疏邪,清热化瘀,凉血止血。后期蛋白尿和血尿迁延日久,为营血内耗,伤及肾阴,阴损及阳,肾阳不振,气化失常,故选用地黄丸合玉屏风散加减化裁,治以益气固摄,补肾养阴。此外,离经之血即为瘀血,瘀血不祛,新血不生,故卞国本强调在过敏性紫癜及紫癜性肾炎的诊治中,自始至终不能忘记活血化瘀的治疗大法,如常选用牡丹皮、赤芍、丹参、三七等药物。(邹毛慧)

案 2

胡某,男,7岁。

初诊(2020 年 8 月 22 日)

主诉:镜下血尿迁延 1 年半。

现病史:患儿外院诊断紫癜性肾炎已 1 年 6 个月,经用泼尼松等西药治疗现皮肤紫癜已消失,现停用泼尼松,仅口服维生素 C 及芦丁片,但尿隐血及尿蛋白时轻时重,近 3 个月来持续尿常规尿隐血(＋＋＋),尿沉渣红细胞 $48.5/\mu l$,遂今日慕名前来卞国本处求诊。现症:近来无感冒咳嗽,皮肤无紫癜,无水肿,无腹痛,无关节肿痛,胃纳尚可,大便稍干,小便黄赤,夜寐盗汗。查体:神清,精神尚可,皮肤无紫癜,无鼻塞,咽(-),心肺未闻及异常,腹平软,肝脾未触及肿大,皮肤无水肿,无关节肿痛,苔少,舌红,脉细数。

诊断:中医诊断,血尿(阴虚血热,迫血妄行);西医诊断,紫癜性肾炎。

治则:滋阴清热,凉血化瘀。

处方:生地 10 g,玄参 10 g,牡丹皮 12 g,赤芍 10 g,丹参 10 g,三七粉 3 g,紫草 10 g,水牛角片 15 g,蝉蜕 12 g,小蓟 30 g,大蓟 30 g,侧柏叶 10 g,茜草 10 g,陈皮 6 g,罗汉果 6 g,炙甘草 6 g。

7 剂。

二诊(2020 年 8 月 29 日)

药后复查尿常规尿隐血(＋＋),尿沉渣红细胞 $37.8/\mu l$,无新出紫癜,纳可,大便调,小便黄,苔少舌红,脉细数,无感冒,无咳嗽。

原方去玄参、丹参、蝉蜕,加知母 10 g、黄柏 10 g、山茱萸 6 g、山药 10 g。7 剂。

三诊(2020 年 11 月 28 日)

谨守上述方药,继服近 3 个月,查尿常规尿隐血(＋),尿沉渣红细胞 $17.5/\mu l$,尿蛋白(-),下肢无新出紫癜,纳可便调,盗汗减少,苔薄,唇红,舌

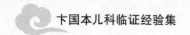
红,脉细数。

原方去知母、黄柏、紫草,加墨旱莲 10 g、女贞子 10 g、黄芪 10 g、防风 6 g、炒白术 6 g。14 剂。

四诊(2021 年 5 月 8 日)

谨守上述方药,继服 4 月余,药后无不适,皮肤无紫癜,查尿常规尿隐血(一),尿蛋白(一),二便调,胃纳一般,苔薄,舌稍红,脉细数。

原方去大蓟、小蓟、生地,加焦山楂 10 g、六神曲 10 g。14 剂。而后停药未再复发。

【按语】 卞国本认为本案患儿病延日久,紫癜性肾炎缠绵不愈,考虑患儿素体阴虚,或急性发作期属热毒炽盛,血热妄行,对其病机以"血热+阴虚+血瘀"概括,故选用犀角地黄汤合知柏地黄丸合小蓟饮子加减化裁取效。后期在原方基础上加二至丸及玉屏风散益气固表,扶正固本,加用焦山楂、六神曲等益气健脾,调补气阴,前后服药 9 个月而收全功。本案例能收全功,一方面是卞国本辨证用药精准,疗效显著,另一方面是患儿家长对卞国本的绝对信任及坚持,可见医患的配合是何等重要。(邹毛慧)

十四、遗尿

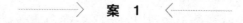
案 1

施某,男,9 岁。

初诊(2016 年 3 月 14 日)

主诉:遗尿 3 年。

现病史:近 3 年来常遗尿,夜寐不能自醒,平素懒动,有时诉说腰腿酸软,记忆力一般,纳食可,二便调。苔薄白,舌稍红,脉细数。腰骶椎正位片:无异常。

诊断:中医诊断,遗尿(肾气亏虚);西医诊断,遗尿。

治法:益肾固脬,醒脑开窍。

处方:益智仁 10 g,山药 10 g,乌药 10 g,熟地 12 g,山茱萸 12 g,菟丝子 10 g,覆盆子 10 g,金樱子 30 g,芡实 30 g,桑螵蛸 10 g,生麻黄 12 g,石菖蒲 10 g,陈皮 6 g,炙甘草 6 g。

14剂,每日1剂,水煎服。

二诊(2016年3月30日)

药后遗尿次数减少,夜寐有时能自醒,纳可,便调。苔薄白,舌稍红,脉细数。

原方加生麻黄18g。14剂,每日1剂,水煎服。

三诊(2016年4月25日)

电话随访,患儿夜寐能自醒,遗尿消失。

【按语】 本案小儿睡眠中经常遗尿,甚者一夜数次,夜寐不能自醒,尿清而长,乃小儿肾气虚弱,膀胱虚冷,不能制约。肾虚真阳不足,故苔薄白,舌稍红,神疲乏力,平素懒动。腰为肾之府,骨为肾所主,肾虚故腰腿酸软。肾主髓,脑为髓之海,肾虚脑髓不足,故记忆力一般,夜寐不能自醒。本案肾气亏虚之象明显,卞国本用缩泉丸及菟丝子散加减组方,效果明显。尤其是生麻黄、石菖蒲宣肺醒脑开窍,用于小儿遗尿疗效较好,而且麻黄用量需较大,常超过15g,即使超过20g,亦未发现副作用。(李丹)

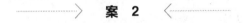

案 2

张某,男,8岁。

初诊(2019年10月26日)

主诉:遗尿6年。

现病史:患儿自幼遗尿,近来每周1~2次,夜寐不易自醒。平素少气懒言,神倦乏力,面色少华,常自汗出,纳一般,大便溏薄,舌淡,苔薄,脉细。

脊椎摄片:腰骶椎未见明显骨性异常。

诊断:中医诊断,遗尿(肾气亏虚,下元虚损)。西医诊断,遗尿。

治法:益肾固脬,醒脑开窍。

处方:菟丝子10g,覆盆子10g,枸杞子10g,熟地10g,山茱萸10g,山药10g,乌药10g,益智仁10g,桑螵蛸10g,石菖蒲10g,麻黄12g,芡实30g,金樱子30g,炙甘草6g,陈皮10g。

14剂,每日1剂,水煎服。

二诊(2019年11月9日)

药后夜寐有时可自醒,遗尿次数减少,胃纳可,大便溏烂。舌淡红,苔

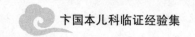

薄,脉细。

原方生麻黄加量至 18 g,加肉豆蔻 10 g。14 剂,每日 1 剂,水煎服。

三诊(2019 年 11 月 24 日)

药后夜寐可自醒,未见遗尿,大便成形。舌淡红,苔薄,脉细。

原方继服 14 剂,以资巩固。

【按语】 膀胱是贮尿器官,而排尿则由三焦气化所司,其中上焦以肺主治节、通调水道为主,中焦以脾主运化水湿为主,下焦以肾主闭藏、约束水道为主。膀胱气化之动力,则主要来自脾阳和肾阳。本案患儿除遗尿主症外,兼有神疲乏力、面色少华、常自汗出、大便溏薄等脾肾阳虚、肾气不固之象,故卞国本用菟丝子散合缩泉丸加减组方治疗,并加用金樱子、芡实、桑螵蛸、肉豆蔻等药温补固涩,益肾补虚之品。生麻黄可宣肺气,因肺主气、司呼吸,有通调水道,下输膀胱之功能,肺金功能正常,则由母子关系而肾水功能亦会正常。(李丹)

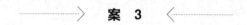

案 3

管某,女,12 岁。

初诊(2020 年 6 月 6 日)

主诉:遗尿 5 年余。

现病史:遗尿 5 年余,每周 2～3 次,夜寐不能自醒,睡中遗尿,少气懒言,神倦乏力,面色少华,食欲不振,大便溏薄,舌淡,苔薄,脉滑,腰骶椎摄片见骶椎脊柱裂。

诊断:中医诊断,遗尿(脾肾气虚);西医诊断,遗尿。

治法:健脾益肾,醒脑开窍,固脬缩尿。

处方:菟丝子 10 g,覆盆子 10 g,金樱子 30 g,桑螵蛸 10 g,芡实 30 g,益智仁 10 g,山药 10 g,乌药 10 g,生麻黄 12 g,石菖蒲 12 g,陈皮 6 g,炙甘草 6 g,太子参 10 g,炒白术 10 g,焦山楂 10 g,六神曲 10 g,茯苓 10 g。

14 剂,每日 1 剂,水煎服。

中成药:山白消食 10 ml 每日 2 次;复方消化酶 1 粒,每日 2 次。

二诊(2020 年 7 月 4 日)

药后半夜有时能自醒,遗尿次数减少,为 1 周 1 次,胃纳明显增加,大便转稠,苔薄舌稍红,脉细数。

原方去金樱子,加生麻黄 18 g。14 剂,每日 1 剂,水煎服。

三诊(2020 年 7 月 18 日)

药后遗尿次数明显减少,夜寐常能自醒,胃纳较香,大便成形,服药后偶有胃脘不适。苔薄舌稍红,脉细数。

原方去焦山楂 10 g。再予 14 剂,每日 1 剂,水煎服。

【按语】 患儿脾肾气虚,三焦气化不利,膀胱失约,故睡中遗尿。脾肺气虚,输化无权,气血不足,不能上荣于面,故面色少华。脾气虚则食欲不振,大便溏薄。舌淡苔薄,脉细数,均为气虚之象。故卞国本以健脾益肾,醒脑开窍,选缩泉丸合菟丝子散加减治疗,并加山楂、神曲、芡实运脾开胃,消食止泻;纳差便溏加陈皮、太子参、白术、茯苓健脾化湿;困寐不醒,加石菖蒲、麻黄醒神开窍,而遗尿可止。(李丹)

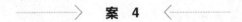

案 4

朱某,男,10 岁。

初诊(2019 年 11 月 9 日)

主诉:遗尿 6 年。

病史:自幼遗尿,夜寐不易自醒,白天好动,午睡时亦见遗尿。挑食,喜肉类,二便调。形体偏瘦,手足心热,苔薄黄,舌红,脉细数。脊椎摄片:腰骶椎未见明显骨性异常。

诊断:中医诊断,遗尿(肾气不固,阴虚内热);西医诊断:遗尿。

治法:补肾养阴,醒脑开窍,缩尿固脬。

处方:菟丝子 10 g,熟地 10 g,山茱萸 10 g,墨旱莲 15 g,女贞子 10 g,山药 10 g,乌药 10 g,益智仁 10 g,桑螵蛸 10 g,生麻黄 18 g,石菖蒲 10 g,金樱子 30 g,炙甘草 6 g,枳壳 10 g。

14 剂,每日 1 剂,水煎服。

二诊(2019 年 11 月 30 日)

药后夜寐有时可自醒,遗尿次数减少。但夜寐盗汗。苔薄黄,舌红,脉细数。

原方去乌药,加瘪桃干 30 g。14 剂。

三诊(2019 年 12 月 28 日)

药后偶有遗尿,夜寐能自醒,盗汗明显减少,苔薄,舌红,脉细数。

原方继服 14 剂。

【按语】 遗尿以虚证居多,又有阳虚、气虚、阴虚、脾虚、肾虚之不同。本案患儿自幼遗尿,且形体偏瘦,手足心热,舌质偏红,舌苔薄黄,卞国本认为其属于肾气不固、阴虚内热之证,以菟丝子散合桑螵蛸散加减治疗,其中熟地、山茱萸、山药、墨旱莲、女贞子补肾养阴;菟丝子、益智仁、桑螵蛸、金樱子益肾固脬缩尿;生麻黄、石菖蒲醒脑开窍;枳壳理气;甘草调和诸药。全方合用,共奏补肾养阴、醒脑开窍、缩尿固脬之功效,遗尿可除也。(李丹)

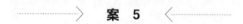

案 5

邹某,女,10 岁。

初诊(2019 年 7 月 5 日)

主诉:遗尿 6 年。

6 年来遗尿每晚 1～2 次,一年四季无差别,胃纳尚可,夜寐不易自醒。苔少,舌红,脉细数。脊椎 DR:腰椎 L_5 可见隐形脊柱裂。

诊断:中医诊断,遗尿(肾阴亏虚,气虚失摄);西医诊断,遗尿。

治法:益肾养阴,醒脑开窍,缩尿固脬。

处方:菟丝子 10 g,覆盆子 10 g,枸杞子 10 g,生地 12 g,熟地 10 g,山茱萸 10 g,山药 10 g,乌药 10 g,益智仁 10 g,桑螵蛸 10 g,生麻黄 12 g,石菖蒲 10 g,芡实 30 g,金樱子 30 g,牡丹皮 10 g,炙甘草 6 g,枳壳 10 g。

14 剂,每日 1 剂,水煎服。

二诊(2019 年 7 月 20 日)

药后遗尿次数减少,夜寐仍不能自醒,苔少,薄白,舌稍红,脉细数。

原方生麻黄加量至 18 g。14 剂。

三诊(2019 年 8 月 3 日)

药后遗尿减少为每周 1 次,夜寐有时可自醒。苔少,薄白,舌红稍转淡红,脉细数。

原方生麻黄加量至 24 g。14 剂。

四诊(2019 年 10 月 9 日)

电话随访：药后近 2 个月来夜寐能自醒,遗尿基本消失,纳可,便调,无其他不适,遂停药观察。

【按语】 小儿遗尿,临床见证常常不多,给分析病机带来困难。尿液的生成与排泄,与肺、脾、肾、三焦、膀胱有着密切关系。遗尿的发病机制虽主要在膀胱失于约束,然与肺、脾、肾功能失调,以及三焦气化失司都有关系。卞国本认为本案患儿盗汗多,舌红,苔少,脉细数,辨证为肾阴不足,不能润养膀胱,膀胱气化功能失调,闭藏失职,不能制约尿液,而为遗尿,故予菟丝子散合缩泉丸加减,其中,用生地、熟地、怀山药、炙鳖甲、牡丹皮、山茱萸益肾养阴;菟丝子、益智仁、桑螵蛸、金樱子益肾固摄;生麻黄、石菖蒲醒脑开窍。尤其是生麻黄,从 12 g 逐渐增量至 24 g,才能使患儿从睡眠中不易自醒变成能自醒起床小便,同时也未发现患儿有什么不舒服表现,即未出现任何毒副作用。另外,患儿腰骶椎摄片见腰椎隐形脊柱裂,是其母亲怀孕期间胎儿发育不正常所致,该异常主要影响马尾神经和排尿功能,即患儿遗尿病程较长,病情较顽固,治疗用药时间也会相应边长,这一点应向家长说明,以利配合。(李丹)

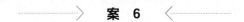

案 6

应某,女,11 岁。

初诊(2021 年 6 月 19 日)

主诉:夜寐遗尿 2 年余。

现病史:2 年前因多吃冰激凌之后开始夜间遗尿,未予积极治疗,间断发作。近来进入梅雨季节,阴雨天每晚均有遗尿,夜寐不能自醒,胃纳尚可,大便调。苔薄,舌淡红,脉细数。辅助检查:腰骶椎摄片:正常。

诊断:中医诊断,遗溺(下焦虚寒);西医诊断,遗尿。

治法:温阳益肾,缩尿固脬,醒脑开窍。

处方:熟地 10 g,山茱萸 10 g,菟丝子 10 g,覆盆子 10 g,仙茅 10 g,淫羊藿 30 g,益智仁 10 g,怀山药 15 g,乌药 10 g,生麻黄 15 g,石菖蒲 10 g,桑螵蛸 10 g,芡实 30 g,金樱子 30 g,陈皮 10 g,罗汉果 1 个,炙甘草 6 g。

14 剂。

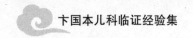

二诊(2021 年 7 月 12 日)

药后遗尿次数减少,半夜有时能自醒,纳可,便调,苔薄,舌稍红,脉细数。

治从前法,原方加生麻黄 18 g。14 剂。

三诊(2021 年 7 月 26 日)

电话随访,夜寐能自醒,遗尿基本消失。

【按语】 早在《灵枢·本输》中就有"三焦者……入络膀胱,约下焦。实则闭癃,虚则遗溺。遗溺则补之,闭癃则泻之"。卞国本认为儿童夜间睡眠中遗尿因脾虚失于健运,不能运化水湿;肺虚治节不行,不能通调水道;肾虚闭藏失司,不能约束水道,即肺、脾、肾三脏功能失调,膀胱失约,津液不藏而成遗尿。本案患儿乃下焦虚寒,肾阳不足,闭藏失职,故遗尿日久。治拟温阳益肾,缩尿固脬,醒脑开窍。方中用熟地、山茱萸、菟丝子、覆盆子益肾固脬;益智仁、山药、乌药为宋代古方"缩泉丸",温补脾肾,固涩缩尿;该患儿在梅雨天遗尿为甚,加仙茅、淫羊藿温补肾阳;生麻黄、石菖蒲宣肺醒脑开窍;桑螵蛸、金樱子、芡实补肾固涩;陈皮理气,罗汉果、炙甘草味甜,调和诸药。14 剂后,遗尿次数减少,半夜有时能自醒,提示前法奏效明显,下元虚寒好转,然该病日久,故继用前方加减再服,并加重麻黄用量,以冀醒脑开窍,遗尿可止也。(檀凯)

十五、慢性荨麻疹

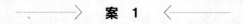
案 1

付某,女,5 岁。

初诊(2019 年 8 月 23 日)

主诉:全身风团瘙痒迁延反复 2 年余。

现病史:近 2 年来全身皮肤风团瘙痒,迁延反复发作,服西药可缓解,但停药后又复发,曾检测对尘螨、动物毛发过敏(+),舌质红,苔薄,脉细数,平素胃纳尚可,大便亦调,但容易感冒。

诊断:中医诊断,瘾疹(气阴两虚,气虚血瘀,虚风内恋证);西医诊断,慢性荨麻疹。

治法：益气养阴，活血化瘀，祛风止痒。

处方：生黄芪 10 g，炒白术 10 g，炒防风 6 g，炒白芍 10 g，生地 10 g，玄参 10 g，牡丹皮 10 g，丹参 10 g，赤芍 10 g，紫草 10 g，僵蚕 10 g，蝉蜕 10 g，全蝎 3 g，蜈蚣 1 g，陈皮 10 g，炙甘草 6 g。

7 剂。每日 1 剂，水煎服。

二诊(2019 年 8 月 30 日)

药后皮肤风团及瘙痒发作次数均减少，胃纳可，大便溏烂，舌红，苔薄，脉细数。

原方去玄参，加当归 3 g、怀山药 10 g，每日 1 剂，水煎服。

三诊(2019 年 9 月 7 日)

药后皮肤偶有风团，胃纳可，大便仍溏烂，偶有腹痛，苔薄腻，舌稍红，脉细数。

原方去生地、当归，加煨葛根 15 g、红花 10 g，14 剂。每日 1 剂，水煎服。

四诊(2019 年 9 月 21 日)

药后皮肤风团减少，胃纳尚可，大便仍溏，苔薄，舌稍红，脉细数。

原方去黄芪、紫草，加太子参 10 g、芡实 30 g、乌梅 10 g，7 剂。每日 1 剂，水煎服。

五诊(2019 年 9 月 28 日)

服上药 1 周后皮肤偶有风团出现，胃纳可，大便转稠，苔薄，舌稍红，脉细数。

前方见效，原方继服 10 剂，以资巩固。

【按语】　本例患儿平素易感冒，舌质红，苔薄，脉细数，卞国本辨证为气阴两虚，阴虚日久则肌肤失养，化燥生风，风气搏于肌肤，故风团、瘙痒反复迁延日久。气虚血瘀，久病入络则虚瘀夹杂。古人说："治风先治血，血行风自灭。"所以治疗应给予益气养阴，活血化瘀，祛风止痒。玉屏风散加生地、玄参益气养阴；丹参、赤芍、紫草活血化瘀；僵蚕、蝉蜕、全蝎、蜈蚣祛风止痒；陈皮理气健脾；炙甘草调和诸药。服药 1 周症状即有明显改善，二诊、三诊患儿出现大便溏烂，故去玄参、生地易致腹泻的寒凉之品，加怀山药、煨葛根止泻，去易致腹泻的当归，改用红花活血化瘀；四诊时服药近 1 个月，荨麻疹明显好转，阴血亏虚证减轻，宜加益气健脾治法，故加太子参健脾益气，芡实

健脾止泻,乌梅合甘草酸甘化阴,同时有止泻作用,药后患儿效果明显,大便亦正常,故五诊时原方继服以冀巩固。(言丽燕)

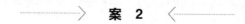
案 2

蔡某,女,7岁。

初诊(2019 年 10 月 28 日)

主诉:全身风团瘙痒迁延反复 2 月余。

现病史:近 2 个月来皮肤风团,红斑、红疹迁延反复发作,瘙痒难忍,曾在其他医院服中药 20 日及服西药氯雷他定等,未见效,就诊时见患儿周身皮肤散在"风团块",色泽鲜红,纳食可,二便调。苔薄,舌红,脉细数。幼时曾有湿疹病史。

诊断:中医诊断,瘾疹(阴虚血热,风邪内恋);西医诊断,荨麻疹。

治法:养阴凉血,活血化瘀,祛风止痒。

处方:生地 10 g,牡丹皮 10 g,知母 10 g,黄柏 10 g,赤芍 10 g,紫草 10 g,丹参 10 g,当归 10 g,山茱萸 10 g,蜈蚣 1 g,乌梢蛇 10 g,僵蚕 10 g,蝉蜕 10 g,陈皮 10 g,甘草 6 g,罗汉果 10 g。

7 剂。每日 1 剂,水煎服。

二诊(2019 年 11 月 4 日)

药后风团、斑疹明显减少,瘙痒亦减轻,食纳可,二便调。苔薄,舌红,脉细数。

原方加玄参,10 剂。每日 1 剂,水煎服。

三诊(2019 年 11 月 14 日)

药后风团、斑疹消失,无瘙痒,食纳可,二便调,苔薄,舌红,脉细数。

原方去蜈蚣、乌梢蛇,加墨旱莲 10 g、女贞子 10 g、全蝎 3 g,7 剂。每日 1 剂,水煎服。

2019 年 12 月 14 日,电话随访:停药后 1 个月,风团未再出现。

【按语】 本例患儿幼时有湿疹病史,舌红,苔薄,脉细数,皮肤风团色泽鲜红,证属阴虚血热,风邪内恋。卞国本给予养阴凉血、活血化瘀、祛风止痒治疗。知柏地黄汤养阴清热,丹参、赤芍、紫草活血化瘀;僵蚕、蝉蜕、乌梢蛇、蜈蚣祛风止痒。服药 1 周即见效,风团瘙痒明显减少,二诊时稍作加减,三诊时风团消失,停用乌梢蛇、蜈蚣强力虫类祛风药,改用药力稍缓的全蝎并加二至丸养阴凉血巩固疗效,之后电话随访,风团未再出现。说明卜国本上述辨证及治法、方药正确,故疗效明显。(言丽燕)

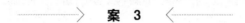

案　3

宋某,男,12 岁。

初诊(2021 年 5 月 24 日)

主诉:全身皮肤风团瘙痒 2~3 个月。

近 2~3 个月来全身皮肤风团、红疹迁延不愈,瘙痒难忍,服西药可缓解,停药后依然瘙痒,脸部有较多痤疮。胃纳一般,二便尚调。苔薄,舌红,脉滑数,原有湿疹,哮喘病史。

诊断:中医诊断,瘾疹(阴虚血热,血行瘀滞,风邪内恋);西医诊断,荨麻疹,痤疮。

治法:疏风清热,凉血化瘀。

处方:生地 10 g,牡丹皮 10 g,赤芍 10 g,紫草 10 g,丹参 10 g,山茱萸 10 g,蜈蚣 1 g,僵蚕 10 g,蝉蜕 10 g,地肤子 15 g,白鲜皮 15 g,山药 15 g,陈皮 10 g,甘草 6 g,罗汉果 10 g,乌梅 10 g,白蒺藜 15 g。

7 剂。每日 1 剂,水煎服。

二诊(2021 年 5 月 29 日)

药后风团及红疹明显减少,瘙痒亦减轻,脸部有少许痤疮,食纳可,二便调,苔薄,舌稍红,脉滑数。

原方继服,7 剂。

三诊(2021 年 6 月 5 日)

药后风团及红疹减少,瘙痒减轻,脸部痤疮亦减少,鼻塞有脓涕,食纳可,二便调,苔薄,舌红,脉滑数。

原方去乌梅,加黄芩 10 g、苍耳子 10 g、辛夷花 8 g,7 剂。每日 1 剂,水煎服。

四诊(2021 年 6 月 12 日)

药后风团、红疹及痤疮均减少,瘙痒亦轻,脓鼻涕消失,食纳可,二便调,苔薄,舌稍红,脉滑数。

原方去苍耳子、辛夷花,加女贞子 15 g、墨旱莲 15 g,7 剂。每日 1 剂,水煎服。

五诊(2021 年 6 月 21 日)

药后风团明显减少,脸部痤疮减少,食纳可,二便调,苔薄,舌稍红,脉弦数。

原方去黄芩、蜈蚣,加荆芥 10 g、防风 10 g、全蝎 5 g,7 剂。每日 1 剂,水煎服。

六诊(2021 年 6 月 28 日)

药后偶有风团,脸部仅少量痤疮,食纳可,二便调,苔薄,舌稍红,脉滑数。

原方去地肤子、白鲜皮,加知母 10 g、黄柏 10 g,7 剂。每日 1 剂,水煎服。

【按语】 本例患儿有湿疹,哮喘病史,属过敏体质。卞国本说:西医所说的过敏体质,我们中医认为就是属于风邪内恋的体质,遇到外界某些因素的触发就会引起荨麻疹的发作,故治疗予疏风清热、凉血化瘀治疗。六味地黄丸加减养阴清热,丹参、赤芍、紫草活血化瘀,僵蚕、蝉蜕、蜈蚣、地肤子、白鲜皮、白蒺藜祛风止痒,乌梅合甘草、罗汉果酸甘化阴。服药 1 周即见效,风团瘙痒明显减少,故二诊继续原方巩固治疗;三诊时鼻塞有脓涕,去乌梅之收敛,加苍耳子、辛夷花宣通鼻窍,黄芩清热解毒;四诊时症状继续缓解,加二至丸养阴凉血巩固疗效;五诊时舌稍红,血热证减轻,故去黄芩,风团明显减少,去蜈蚣,改祛风解毒作用稍弱的全蝎,加荆芥、防风祛风止痒;六诊时偶有风团,湿热风邪减轻,故去地肤子、白鲜皮,但风团和痤疮未消失,仍有阴虚血热存在,故加黄柏、知母清解内热。(言丽燕)

十六、特应性皮炎(湿毒疮)

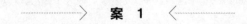
案 1

庄某,男,12 岁。

初诊(2020 年 11 月 14 日)

主诉:双上肢皮肤红疹、粗糙 10 余年。

现病史：双上肢皮肤红疹、粗糙10余年，多处就医不效，近1个月来全身皮肤瘙痒，散在红疹、斑丘疹，曾查过敏原：尘螨（＋＋），血清总IgE＞200 mg/L。在外院诊断为"特应性皮炎"。食纳可，二便调。苔薄微腻，舌红，脉滑数。

诊断：中医诊断，湿毒疮（湿热内蕴，阴虚血瘀，风邪内恋）；西医诊断，特应性皮炎。

治法：清热化湿，滋阴凉血，活血祛风。

处方：生地10 g，牡丹皮10 g，赤芍10 g，丹参10 g，玄参10 g，山茱萸10 g，知母10 g，黄柏10 g，蜈蚣2 g，乌梢蛇15 g，僵蚕10 g，蝉蜕10 g，地肤子15 g，白鲜皮15 g，炙乌梅10 g，陈皮10 g，甘草6 g，罗汉果10 g。

14剂。每日1剂，水煎服。

中成药：皮炎Ⅱ号方（白花蛇舌草15 g，炒黄芩5 g，马齿苋10 g，土荆皮5 g，夏枯草10 g，生地10 g，南沙参5 g，千里光10 g，黄柏5 g，苦参5 g，白鲜皮15 g，地肤子15 g，徐长卿5 g，野菊花5 g，玄参5 g，石斛5 g，防风10 g）。10剂，煎汤外洗，每日1次。

二诊（2020年11月28日）

药后全身皮肤红疹、红斑减少，瘙痒亦减轻，食纳可，二便调，苔薄腻稍化，舌红，脉滑数。

原方生地改熟地10 g，去地肤子、白鲜皮，加墨旱莲15 g、女贞子15 g，14剂。每日1剂，水煎服。

中成药：皮炎Ⅱ号方继续煎汤外洗，10剂。

三诊（2020年12月12日）

药后胸背部皮肤红疹减少，瘙痒亦轻，食纳可，二便调，苔薄，舌红，脉滑数。

原方去蜈蚣、黄柏，加当归10 g、全蝎5 g，14剂。每日1剂，水煎服。

中成药：皮炎Ⅱ号方继续煎汤外洗，10剂。

四诊（2020年12月24日）

药后胸背部皮肤红疹已消失，颜面部、颈部及双上肢皮肤仍可见红疹，偶有瘙痒，舌红，苔薄，脉滑数

原方加怀牛膝15 g，14剂。每日1剂，水煎服。

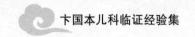

停用外洗方。

五诊（2021 年 1 月 9 日）

药后全身皮肤红疹、丘疹明显减退，基本无瘙痒，食纳可，二便调，苔薄，舌红，脉滑数。

原方继服 14 剂。

六诊（2021 年 1 月 23 日）

服药两个半月，全身皮肤红疹、丘疹消退，瘙痒亦瘥，食纳可，二便调，苔薄，舌红，脉滑数。

原方去乌梅、牛膝，加怀山药 15 g，14 剂。每日 1 剂，水煎服。

【按语】 本例患儿病程较长，卞国本认为该患儿系先天禀赋不足，素体湿热内盛，耗伤阴血，血行瘀滞，肌肤失养，化燥生风，治当清热化湿，滋阴凉血，活血祛风。用知柏地黄汤加减养阴清热，丹参、赤芍活血化瘀；僵蚕、蝉蜕、乌梢蛇、蜈蚣祛风止痒；地肤子、白鲜皮清热化湿；乌梅、甘草酸甘化阴。服药 14 剂即见效，二诊时患儿血热减轻，生地改为熟地养血活血，减弱其寒凉之性，舌苔薄腻稍化故去地肤子、白鲜皮防燥湿伤阴，加二至丸养阴凉血。三诊时症状明显缓解，去蜈蚣，选择祛风解毒作用稍弱的全蝎，另加当归养血活血。四诊、五诊基本无瘙痒，加怀牛膝滋补肝肾、滋阴降火，引火下行；六诊时病情已瘥，去乌梅、牛膝，加怀山药健脾养阴巩固疗效。（言丽燕）

> **案 2**

张某，女，7 岁。

初诊（2021 年 2 月 20 日）

主诉：全身湿疹样皮疹 4 年，加重半年余。

病史：近 4 年来全身皮肤起湿疹样皮疹，干燥、脱屑，加重半年余。曾多次服中药及西药西替利嗪，症状减而未止，鼻塞、鼻涕、喷嚏有 1 月余，就诊时皮疹、皮屑较多，胃纳尚可，大便偏干。苔薄，舌红，脉细数。患儿与母亲均有过敏性鼻炎病史。

诊断：中医诊断，湿毒疮（阴虚内热，血行瘀滞，风邪内恋）；西医诊断，特应性皮炎。

治法：养阴清热，活血化瘀，祛风止痒。

处方：生地 10 g，牡丹皮 10 g，赤芍 10 g，紫草 10 g，丹参 10 g，山茱萸 10 g，蜈蚣 1 g，僵蚕 10 g，蝉蜕 10 g，山药 15 g，陈皮 10 g，苍耳子 10 g，辛夷花 5 g，白芷 5 g，北沙参 10 g，甘草 6 g，罗汉果 10 g。

14 剂。每日 1 剂，水煎服。

二诊(2021 年 3 月 6 日)

药后两手肘弯处仍有红疹，瘙痒时作，其余皮肤红疹减少，瘙痒减轻，全身皮肤仍干燥，皮屑多，鼻涕、喷嚏消失，口干，食纳可，大便畅软，苔薄，舌红，脉细数。

原方去苍耳子、辛夷花、白芷，加玄参 10 g、墨旱莲 10 g、女贞子 10 g。7 剂。每日 1 剂，水煎服。

三诊(2021 年 3 月 13 日)

药后皮肤瘙痒减轻，无明显红疹，仍见皮肤干燥，皮屑多，食纳可，大便调，苔薄，舌红，脉细数。

原方继服 14 剂。每日 1 剂，水煎服。

四诊(2021 年 3 月 27 日)

药后皮肤瘙痒减轻，皮屑减少，喷嚏亦少，无鼻涕，大便溏烂，胃纳可，苔薄，舌红脉细数。

原方去生地、玄参，加熟地 10 g、怀山药 10 g、芡实 30 g，14 剂。每日 1 剂，水煎服。

五诊(2021 年 4 月 10 日)

药后皮肤干燥及脱屑均减少，无新起红疹，但瘙痒仍作，无鼻涕、喷嚏，胃纳可，大便稍烂，苔薄腻，舌红，脉细数。

原方去墨旱莲、女贞子、蜈蚣，加全蝎 3 g、地肤子 10 g、白鲜皮 10 g。14 剂。每日 1 剂，水煎服。

六诊(2021 年 4 月 24 日)

药后皮屑减少，无皮肤干燥，瘙痒亦减轻，但仍经常鼻塞，打喷嚏，食纳可，大便成形，苔薄，舌红，脉细数。

处方：原方继服 14 剂。每日 1 剂，水煎服。

【按语】 患儿病程较长，皮肤干燥，大便干结，舌质红，卞国本辨证为阴虚内热，血行瘀滞，风邪内恋。六味地黄丸加减养阴清热，北沙参养阴生津；

牡丹皮、赤芍、紫草、丹参凉血化瘀;僵蚕、蝉蜕、蜈蚣祛风止痒;苍耳子、辛夷、白芷宣通鼻窍。二诊时皮疹有所减少,瘙痒未止,有口干,阴虚内热症状明显,加玄参、墨旱莲、女贞子滋肾养阴,清热凉血;四诊时瘙痒减轻,大便溏烂,加怀山药、芡实健脾止泻,去生地改熟地滋阴养血,减生地伤脾致泻寒凉之性,五诊时无新起红斑、红疹,阴虚血热证好转,去墨旱莲、女贞子养阴药物,瘙痒症轻而未止,舌苔稍腻故加地肤子、白鲜皮祛风止痒,并去蜈蚣改用全蝎;六诊时病情好转明显,原方继服巩固疗效。(言丽燕)

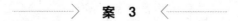

案 3

李某,女,8岁。

初诊(2021 年 4 月 21 日)

主诉:全身皮肤瘙痒 5～6 年,加重 20 余日。

病史:近 5～6 年来全身皮肤瘙痒,加重 20 余日,面部、颈部、双大腿及腘窝部皮肤红疹明显,双手掌、手背红斑,瘙痒,色素沉着,最近 20 余日未予及时治疗,纳可,二便调,夜寐欠宁,苔薄,舌红,脉细数。血常规:嗜酸性粒细胞升高。

诊断:中医诊断,湿毒疮(阴虚内热,血行瘀滞,风邪内恋);西医诊断,特应性皮炎。

治法:养阴清热,凉血祛风。

处方:生地 10 g,山茱萸 10 g,知母 10 g,黄柏 10 g,牡丹皮 10 g,赤芍 10 g,丹参 10 g,蜈蚣 1 g,僵蚕 10 g,蝉蜕 10 g,山药 15 g,酸枣仁 10 g,陈皮 10 g,甘草 6 g,罗汉果 10 g。

14 剂。每日 1 剂,水煎服。

二诊(2021 年 5 月 8 日)

药后面部、颈部、双大腿、腘窝部、双手掌及手背红斑、红疹及瘙痒稍减轻,有脱屑,纳可,二便调,夜寐宁,苔薄微腻,舌红,脉细数。

原方去炒枣仁、蜈蚣,加地肤子 15 g,白鲜皮 15 g,全蝎 3 g,白蒺藜 15 g,14 剂。每日 1 剂,水煎服。

三诊(2021 年 5 月 24 日)

药后皮肤红疹、红斑稍消退,皮屑仍较多,纳可,二便调,苔少,舌红,脉细数。

原方加女贞子 10 g、墨旱莲 10 g，14 剂。每日 1 剂，水煎服。

四诊(2021 年 6 月 12 日)

药后面部、双大腿、双手掌皮肤红疹、红斑均消失，皮屑减少，手背、肘窝、腘窝、颈部稍有红斑，胃纳可，二便调，苔薄腻，舌红稍转淡，脉滑数。

原方去黄柏、知母，加当归 10 g，14 剂。每日 1 剂，水煎服。

【按语】 患儿病程长，阴虚日久则肌肤失养，化燥生风，风气搏于肌肤，故皮肤瘙痒，治当养阴清热，凉血祛风。知柏地黄汤加减养阴清热；久病入络，气血瘀滞，故宜加丹参、赤芍活血化瘀；僵蚕、蝉蜕、蜈蚣加强祛风止痒；酸枣仁宁心安神；二诊时去蜈蚣，选择祛风解毒作用稍弱的全蝎，但因见舌苔微腻，瘙痒仍重故加地肤子、白鲜皮、白蒺藜清热化湿，祛风止痒；三诊时红疹稍退，但皮屑较多，舌红苔少，阴虚症状明显，故加墨旱莲、女贞子滋养阴液；四诊时部分红疹消失，舌红稍转淡，阴虚内热证好转，去黄柏、知母，加当归养血活血巩固疗效。(言丽燕)

第四章
验 方 选 录

卞国本在几十年的儿科生涯中不断摸索、总结临床经验,对儿科常见病、多发病、疑难病整理、总结了许多行之有效的验方,并把这些验方放入门诊电脑中,在每日繁忙的门诊工作及带教学生时使用,现选录二十余个验方如下。

一、上感发热方

【组成】 金银花10 g,连翘10 g,荆芥10 g,防风10 g,淡豆豉10 g,射干10 g,牛蒡子10 g,蝉蜕10 g,柴胡10 g,青蒿10 g,陈皮10 g,罗汉果1个,甘草6 g。

【功用主治】 疏风清热,辛凉解表,主治上呼吸道感染发热。

【用法用量】 每日1剂,水煎2次,分2~3次口服,4岁以下儿童1剂服2日。

【方解】 小儿感冒发热以风热感冒为多,此乃小儿不但为稚阴稚阳之体,更因"凡孩子3岁以下,呼为纯阳",即使初因风寒外感,不久则入里化热转变成风热证,故临床常用以上基本方疏风清热,辛凉解表。方中金银花、连翘解表清热;荆芥、防风、豆豉、柴胡辛温透表,助辛凉药散邪达表;射干、牛蒡子、蝉蜕、青蒿、罗汉果疏风散热,清喉利咽,且药味较甜,患儿易于接受;陈皮理气化痰,甘草清热解毒,调和诸药。若舌苔腻,夹湿重者,可加藿香、佩兰芳香化湿,加茯苓淡渗利湿;若发热较重,唇红舌红,卫气同病,可加生石膏清气分热盛;若大便秘结,可加火麻仁或生大黄、炒枳实通腑泄热。

二、咽喉炎方

【组成】 玄参10 g,麦冬10 g,桔梗6 g,射干10 g,藏青果10 g,胖大海10 g,木蝴蝶6 g,浙贝母10 g,金荞麦30 g,罗汉果1个,陈皮10 g,甘草6 g。

【功用主治】 养阴清肺,利咽化痰,主治急慢性咽喉炎、扁桃体炎、腺样体肥大。

【用法用量】 每日1剂,水煎2次,分2~3次口服,4岁以下儿童1剂服2日。

【方解】 儿童急、慢性咽喉炎(喉痹)、扁桃体肿大(乳蛾)、引起夜寐打鼾及张口呼吸的腺样体肥大(鼾眠)在临床很多见。这几个器官部位相邻近,都属肺胃之门户,一旦发炎则相互影响,其发病机制基本相同,故治疗也相同。急性期多因外感风寒或风热引起,如治疗不及时易转为慢性而迁延不愈。其病机多属肺阴受损,痰热互结咽喉而出现"呃呃"清嗓声或干咳,或咽红咽痛,故治宜养阴清肺,利咽化痰。基本方中的玄参、麦冬、桔梗、甘草养阴清肺;射干、藏青果、胖大海、木蝴蝶清喉利咽;浙贝母、金荞麦、罗汉果清肺化痰;陈皮理气化痰。若因伤风感冒而急性发作时,可加金银花、连翘;若咽痒干咳,加僵蚕、蝉蜕祛风利咽止咳;若大便干结加郁李仁、炒枳壳通腑泄热;若扁桃体肿大或腺样体肥大,加牡蛎、昆布、海藻化痰消肿散结;若舌红咽红不明显,舌苔白腻,则去玄参、麦冬、贝母,加法半夏、厚朴、茯苓、紫苏梗为《金匮》半夏厚朴汤,可行气祛湿,化痰利咽;若平素易反复感冒,胃纳欠佳,咽喉不适或干咳、有清嗓声,咽喉不红或稍红,舌质淡,苔薄白,为肺脾气虚,津液气血不能上承,不能濡润咽喉,宜用张锡纯升陷汤(黄芪、知母、柴胡、升麻、桔梗)加藏青果、胖大海等加减。

三、鼻炎方

【组成】 苍耳子10 g,辛夷花6 g,白芷6 g,薄荷6 g,细辛5 g,藁本10 g,通草6 g,南沙参10 g,玄参10 g,蝉蜕10 g,蜈蚣1 g,陈皮10 g,罗汉果1个,甘草6 g。

【功用主治】 养阴清肺,祛风通窍。主治变应性鼻炎、鼻窦炎。

【用法用量】 每日1剂,水煎2次,分2～3次口服,4岁以下儿童1剂服2日。

【方解】 凡变应性(过敏性)鼻炎(鼻鼽)、鼻窦炎(鼻渊)之病程均较长,常由急性发作后未及时治疗或治疗不当迁延而成,证属肺热未尽,风邪内恋,肺窍不利,故治疗宜养阴清肺,祛风通窍。基本方中用苍耳子、辛夷花、白芷、薄荷、细辛、藁本、通草祛风通窍;南沙参、玄参、罗汉果养阴清肺;蝉蜕、蜈蚣加强祛风通窍作用;陈皮理气化痰,甘草调和诸药。若有黄脓鼻涕,加黄芩清解肺热;若大便秘结,加火麻仁、炒枳壳通腑泄热;若舌不红,苔薄白,面色少华,自汗,纳差,鼻流清涕,无阴虚内热之象,而是肺脾气虚之证,则宜去南沙参、玄参,加黄芪、太子参、茯苓、白术、防风、瘪桃干等益气健脾,补肺固表之品。另外,上述鼻炎的病程均较长,服中药亦需2～3周才可见效。

四、咳嗽初期方

【组成】 炙麻黄5 g,苦杏仁10 g,前胡10 g,射干10 g,葶苈子10 g,蝉蜕10 g,蜈蚣1条,浙贝母10 g,鱼腥草30 g,苍耳子10 g,辛夷花6 g,陈皮10 g,罗汉果1个,甘草6 g。

【功用主治】 疏风清热,宣肺止咳。主治支气管炎、肺炎初期风热证。

【用法用量】 每日1剂,水煎2次,分2～3次口服,4岁以下儿童1剂服2日。

【方解】 支气管炎及肺炎初期,多因风热犯肺或者初因外感风寒,之后入里化热,且因小儿既属稚阴稚阳,又多属纯阳之体,故初期风热咳嗽证为多。基本方中,炙麻黄、杏仁、前胡、蝉蜕疏风宣肺止咳;射干、葶苈子、浙贝母、鱼腥草、罗汉果清肺化痰;苍耳子、辛夷花祛风通窍。因大多有过敏体质,故加蜈蚣加强祛风止咳及抗过敏作用;陈皮理气化痰,生甘草既可清热解毒又可调和诸药。若有发热表证,可加金银花、连翘疏散风热;若大便干结,加火麻仁、炒枳壳通腑泄热;若热象不重,苔薄白,舌淡红者,可去浙贝母、鱼腥草,加炙紫菀、款冬花、白前止咳化痰。

五、咳嗽阴虚痰热方

【组成】　南沙参10 g,玄参10 g,苦杏仁10 g,射干10 g,葶苈子10 g,蝉蜕10 g,蜈蚣1条,浙贝母10 g,鱼腥草30 g,苍耳子10 g,辛夷5 g,陈皮6 g,罗汉果1个,甘草6 g。

【功用主治】　清肺养阴,化痰止咳。主治支气管炎、肺炎、咳嗽变异性哮喘等阴虚痰热证。

【用法用量】　每日1剂,水煎2次,分2～3次口服,4岁以下儿童1剂服2日。

【方解】　支气管炎、肺炎或咳嗽变异性哮喘经治疗后,咳嗽减轻,但咳黄白痰,舌红苔薄脉滑数,此为肺热伤阴之证,治宜清肺养阴、化痰止咳。基本方中南沙参、玄参、射干、葶苈子、浙贝母、鱼腥草、罗汉果清肺养阴、利咽化痰;杏仁、蝉蜕、蜈蚣祛风止咳化痰;苍耳子、辛夷花祛风通窍;陈皮理气化痰;甘草调和诸药。若咳重咯黄痰,加黄芩、天竺黄清肺化痰;若大便干结,加瓜蒌仁、枳壳化痰通腑;若盗汗、自汗加瘪桃干、浮小麦固表敛汗。

六、咳嗽痰湿方

【组成】　紫苏子10 g,苦杏仁10 g,姜半夏10 g,茯苓10 g,陈皮10 g,蝉蜕10 g,全蝎3 g,射干10 g,葶苈子10 g,白芥子10 g,莱菔子10 g,蜜紫菀10 g,款冬花10 g,罗汉果1个,甘草6 g。

【功用主治】　燥湿化痰,肃肺止咳,主治支气管炎、肺炎、咳嗽变异性哮喘痰湿证。

【用法用量】　每日1剂,水煎2次,分2～3次口服,4岁以下儿童1剂服2日。

【方解】　凡支气管炎、肺炎、咳嗽变异性哮喘热象不重,咳白黏痰,苔腻舌淡红者,均属痰湿内停为患,治拟燥湿化痰,肃肺止咳。基本方中紫苏子、杏仁、陈皮、半夏、茯苓、甘草为杏苏二陈汤,可燥湿化痰;紫苏子、白芥子、莱菔子为三子养亲汤,可肃肺化痰;射干、罗汉果、葶苈子、炙紫菀、款冬花寒温并用,化痰止咳。上述患儿大多有湿疹等过敏史,故用蝉蜕、全蝎抗过敏祛风止咳,笔者临床体会用虫类药比不用虫类药效果更好。

七、咳嗽恢复期方

【组成】 黄芪 10 g,白术 10 g,防风 10 g,太子参 10 g,茯苓 10 g,麦冬 10 g,五味子 10 g,苦杏仁 10 g,蝉蜕 10 g,全蝎 3 g,鱼腥草 30 g,陈皮 10 g,罗汉果 1 个,炙甘草 6 g。

【功用主治】 补肺益气,健脾化痰,主治支气管炎、肺炎、咳嗽变异性哮喘恢复期。

【用法用量】 每日 1 剂,水煎 2 次,分 2～3 次口服,4 岁以下儿童 1 剂服 2 日。

【方解】 支气管炎、肺炎、咳嗽变异性哮喘经治咳嗽明显减轻,咯痰已少,是病情好转的恢复期,此时不宜专注祛邪,而应兼顾扶正,故基本方用太子参、麦冬、五味子益气养阴;黄芪、白术、防风益肺固表;太子参、白术、茯苓、陈皮、炙甘草健脾化痰;杏仁、蝉蜕、全蝎祛风化痰;罗汉果、鱼腥草清肺化痰;若胃纳不佳,加炒谷芽、炒麦芽、炙鸡内金消食开胃;若自汗盗汗,加浮小麦、糯稻根固表敛汗;若鼻塞鼻涕未尽,加苍耳子、辛夷花祛风通窍。

八、哮喘初期方

【组成】 炙麻黄 5 g,杏仁 10 g,射干 10 g,葶苈子 10 g,紫苏子 10 g,蝉蜕 6 g,蜈蚣 1 条,地龙 10 g,降香 6 g,浙贝母 10 g,鱼腥草 30 g,罗汉果 1 个,甘草 6 g。

【功用主治】 疏风宣肺,降气平喘。主治哮喘发作初期。

【用法用量】 每日 1 剂,水煎 2 次,分 2～3 次口服,4 岁以下儿童 1 剂服 2 日。

【方解】 哮喘不管风寒或风热引起,即不管寒哮或热哮,初起 3～5

日均有咳喘,都可用此基本方加减。方中炙麻黄、杏仁、甘草为三拗汤,可疏风散邪,宣肺平喘;射干、紫苏子、葶苈子、降香合麻黄有射干麻黄汤及苏葶丸之意,可蠲饮化痰,降气平喘;虫类药蝉蜕、蜈蚣、干地龙可祛风解痉,止咳平喘;罗汉果、浙贝母、鱼腥草清肺化痰,且罗汉果药物甜味,易于被患儿接受。现代药理研究,虫类药如僵蚕、蝉蜕、地龙、蜈蚣、全蝎都有抗过敏作用,而哮喘发病机制与过敏有关,故用这些虫类药治咳喘有效。虽说蜈蚣、全蝎有小毒,但只要 10 岁以下患儿蜈蚣用量不超过 1 条,全蝎不超过 3 g,10 岁以上蜈蚣不超过 2 条,全蝎不超过 5 g,临床使用很安全。

若热哮兼有发热表证,可加金银花、连翘疏风清热;若发热重,舌质红,脉滑数,咳喘重,可加生石膏、黄芩清解肺热,为麻杏石甘汤之意;若大便干结,加火麻仁、炒枳壳(实)通腑泄热;若为寒哮,苔薄白,舌淡红,鼻流清涕,可加干姜、细辛温肺散寒,加辛夷花、苍耳子、白芷祛风通窍;若舌苔白腻,舌质淡,去浙贝母、鱼腥草,加半夏、茯苓、陈皮、白芥子、莱菔子,有杏苏二陈汤及三子养亲汤之意,可化痰蠲饮,降气平喘。

九、哮喘阴虚痰热方

【组成】　南沙参10 g,玄参10 g,杏仁10 g,射干10 g,葶苈子10 g,紫苏子10 g,蝉蜕10 g,蜈蚣 1 条,地龙10 g,降香 6 g,浙贝母10 g,鱼腥草30 g,罗汉果 1 个,炒枳壳10 g,甘草 6 g。

【功用主治】　清肺养阴,祛风平喘,主治哮喘痰热阴虚证。

【用法用量】　每日 1 剂,水煎 2 次,分 2～3 次口服,4 岁以下儿童 1 剂服 2 日。

【方解】　这是针对哮喘发作中期偏阴虚痰热证的基本方,方中南沙参、玄参、射干、浙贝母、罗汉果、鱼腥草养阴清肺化痰;葶苈子、紫苏子、杏仁、降香、炒枳壳化痰降气平喘;蝉蜕、蜈蚣、地龙祛风化痰,解痉平喘;甘草调和诸药。若咳黄痰,且鼻流脓涕,加黄芩、天竺黄清热化痰;若大便干结,加火麻仁、瓜蒌仁通腑泄热;若鼻塞多涕,加苍耳子、辛夷花、通草祛风通窍;若夜寐盗汗,加瘪桃干、浮小麦固表敛汗。

十、哮喘痰湿方

【组成】 紫苏子10 g,射干10 g,杏仁10 g,葶苈子10 g,白芥子10 g,莱菔子10 g,蝉蜕10 g,蜈蚣1条,地龙10 g,降香6 g,陈皮10 g,茯苓10 g,半夏10 g,罗汉果1个,炙甘草6 g。

【功用主治】 化痰燥湿,祛风平喘。主治哮喘痰湿证。

【用法用量】 每日1剂,水煎2次,分2~3次口服,4岁以下儿童一剂服2日。

【方解】 这是治疗哮喘痰饮内停、胸闷气喘之方,辨证要点是咳喘伴苔腻,舌淡红,脉滑数。基本方中用紫苏子、葶苈子、白芥子、莱菔子,为苏葶丸合三子养亲汤之意,可蠲饮化痰,降气平喘;用杏仁、茯苓、半夏、陈皮可祛痰化湿;用地龙、降香、蝉蜕、蜈蚣可祛风解痉,降气平喘;射干、罗汉果利咽化痰,且味甜易服;炙甘草调和诸药。若食欲不佳,胃纳不香,可加六神曲、炒麦芽消食开胃;若大便溏薄,可加炒薏苡仁、芡实健脾化湿止泻。

十一、哮喘恢复期方

【组成】 黄芪10 g,白术10 g,防风6 g,太子参10 g,怀山药10 g,麦冬10 g,五味子10 g,茯苓10 g,陈皮10 g,蝉蜕10 g,全蝎3 g,苍耳子10 g,辛夷花6 g,罗汉果1个,炙甘草6 g。

【功用主治】 健脾益肺,祛风化痰。主治哮喘迁延期(恢复期)。

【用法用量】 每日1剂,水煎2次,分2~3次口服,4岁以下儿童1剂服2日。

【方解】 哮喘经治喘止咳减,咳嗽不多但迁延不止,此为风痰留恋未解,同时亦见肺脾肾虚证表现,如胃纳欠佳或大便溏薄或自汗、盗汗等,这是病情迁延未愈,同时也正在逐步恢复之阶段,治疗应标本兼顾。基本方中太子参、怀山药、炙甘草、麦冬、五味子益气健脾养阴;黄芪、白术、防风益肺固表;苍耳子、辛夷花祛风通窍;茯苓、陈皮、罗汉果、蝉蜕、全蝎祛风化痰,清除余邪。若苔腻,咯白痰,可加半夏、紫菀、款冬花祛湿化痰;若胃纳欠香,可加炒麦芽、六神曲、炙鸡内金消食开胃;若大便溏薄,可加炒扁豆、芡实健脾止泻;若有黄痰,舌红,为痰热未尽,加浙贝母、鱼腥草清肺化痰。

十二、反复呼吸道感染方

【组成】　黄芪 10 g,白术 10 g,防风 6 g,太子参 10 g,怀山药 10 g,麦冬 10 g,五味子 10 g,白芍 10 g,焦山楂 10 g,六神曲 10 g,陈皮 10 g,瘪桃干 30 g,罗汉果 1 个,炙甘草 10 g。

【功用主治】　健脾益气,补肺固表,主治小儿反复呼吸道感染。

【用法用量】　每日 1 剂,水煎 2 次,分 2～3 次口服,4 岁以下儿童 1 剂服 2 日。

【方解】　小儿反复呼吸道感染因正气不足,卫外不固引起,其病位主要在肺,但也涉及脾肾,因多种原因可使气血阴阳亏虚,肺脾肾功能失调所致。但临床所见以肺脾气虚证为多,故笔者拟定的基本方,用黄芪、白术、防风补肺固表;用太子参、山药、白术、山楂、神曲、炙甘草健脾益气;麦冬、炒白芍、五味子、瘪桃干合黄芪益气养阴,固表敛汗;陈皮理气化痰;罗汉果清肺化痰,甜味调和。全方共奏补肺固表,健脾益气功效,可预防小儿反复呼吸道感染发生。若有恶风畏寒,四肢欠温,多汗等营卫失调表现,可加桂枝、煅龙骨、煅牡蛎,有黄芪桂枝龙牡汤之意,可调和营卫,益气固表;若大便干结,手足心热,舌质红,脉细数,有肺脾阴虚证候,宜合沙参麦冬汤加乌梅等,可酸甘化阴以滋养肺脾之阴。

十三、小儿厌食方

【组成】　太子参 10 g,苍术 10 g,茯苓 10 g,砂仁 6 g,玉竹 10 g,石斛 10 g,炒山药 10 g,焦山楂 10 g,焦六神曲 10 g,炒稻芽 30 g,炒麦芽 30 g,炙鸡内金 10 g,陈皮 10 g,罗汉果 1 个,炙甘草 6 g。

【功用主治】　健脾益气,助运开胃。主治小儿厌食。

【用法用量】　每日 1 剂,水煎 2 次,分 2～3 次口服,4 岁以下儿童 1 剂服 2 日。

【方解】 小儿厌食多因先天不足或后天失调、喂养不当等原因造成食欲不振、食量减少,其病机虽有气虚、阴虚、肝脾不和等不同,但总不离脾虚失运这一主要病机,所以益气运脾开胃是基本治则。基本方中,太子参、苍术、茯苓、山药、砂仁为益气运脾开胃主要药物,其中苍术可以醒脾运脾,比白术健脾作用更强,虽有燥性,但可加石斛、玉竹养胃阴而制其燥,此乃南京中医药大学已故中医儿科泰斗江育仁教授倡导的"脾健不在补而贵在运"的学术思想和用药经验。用炒山楂、六神曲、炒谷芽、炒麦芽、鸡内金消食开胃;陈皮理气化湿,罗汉果、炙甘草味甜,利于患儿口服,调和诸药。另外,厌食病程日久,不易速效,宜服 1～2 个月甚至 3 个月,方能病愈,在患儿初诊时就应告知家长,以利家长配合。

若唇红、舌质红、脉细数,见胃阴虚证,可加沙参、玄参、麦冬滋养胃阴、生津润燥;若大便干结,加火麻仁、枳壳润肠通腑;若见下眼圈淡青色,舌下静脉瘀曲,皮肤干燥者,为久病入络,内有血瘀,胃肠道微循环郁血障碍所致,可加当归、丹参、川芎等活血化瘀之品。若年龄较大的儿童平素易生气,情志失调者,可合逍遥散加减,以疏肝理气,调和肝脾。

十四、急性腹泻方

【组成】 紫苏梗 10 g,藿香 10 g,防风 10 g,炒白术 10 g,茯苓 10 g,陈皮 10 g,木香 6 g,煨葛根 10 g,煨石榴皮 10 g,藕节炭 10 g,诃子 10 g,炙甘草 6 g。

【功用主治】 疏和运化,祛湿止泻。主治小儿急性肠炎及秋、冬季腹泻。

【用法用量】 每日 1 剂,水煎 2 次,分 2～3 次口服,4 岁以下儿童 1 剂服 2 日。

【方解】 小儿急性腹泻多因感受外邪或伤食引起,病位在脾,病理特点不离乎湿,故前人有"无湿不成泻"之说。急性腹泻临床以感受风寒者为多见,故用上述基本方中的紫苏梗、藿香、防风疏风散寒,芳香化湿;炒白术、茯苓、陈皮、炙甘草、木香健脾化湿、理气和胃止痛;葛根解表散邪、升阳止泻;诃子肉、煨石榴皮、藕节炭涩肠止泻。虽说这几味药常用于久泻重证,而用在此处似乎有"闭门留寇"之虞,但婴幼儿急性腹泻次数频多,常可引起气阴两伤,甚至阳气衰脱变证,故止泻救急亦是急性腹泻治疗之重点。同时,"邪之所凑,其气必虚",急性腹泻与患儿脾气虚亏有关,故祛邪外出同时,不但要健脾益气,还应兼顾涩肠止泻,故在此参合使用,不必担忧恋邪之说。全方合用可疏散风寒、健脾化湿、涩肠止泻、固护正气。若因饮食不节所致,嗳气酸馊,则加炒麦芽、六神曲、炙鸡内金消食化滞;若苔黄腻,舌红者为湿热泄泻,则宜合葛根芩连汤加减。

十五、慢性腹泻方

【组成】　太子参10 g,炒白术10 g,茯苓10 g,山药10 g,白芍10 g,炙甘草6 g,陈皮10 g,木香10 g,煨葛根10 g,芡实30 g,诃子10 g,炒白扁豆10 g,肉豆蔻10 g,醋乌梅10 g,煅海螵蛸30 g。

【功用主治】　健脾益气,涩肠止泻。主治小儿迁延性、慢性腹泻、乳糖不耐综合征等。

【用法用量】　每日1剂,水煎2次,分2～3次口服,4岁以下儿童1剂服2日。

【方解】　小儿迁延性、慢性腹泻多属脾气虚亏、运化失职所致,治宜健脾化湿,涩肠止泻。基本方中太子参、炒白术、茯苓、山药、陈皮、炒扁豆健脾助运,化湿止泻;葛根生津升阳;乌梅、白芍、广木香、炙甘草酸甘化阴,缓急止痛,且乌梅、白芍酸涩收敛,也助止泻;肉豆蔻、芡实、诃子、煅海螵蛸温中涩肠止泻。若苔厚腻者,可加炒苍术、藿香芳香化湿,燥湿醒脾;若胃纳不佳,可加六神曲、炙鸡内金消食开胃。若服中药困难的婴儿,可改用芋头糊代食,健脾止泻功效甚好。

十六、小儿胃痛方

【组成】　太子参10 g,炒白术10 g,茯苓10 g,炒山药10 g,旋覆花10 g,代赭石30 g,法半夏10 g,干姜6 g,乌药10 g,陈皮10 g,延胡索10 g,炒白芍15 g,炙甘草6 g。

【功用主治】　健脾温中,和胃降逆,理气止痛,主治急、慢性胃炎。

【用法用量】 每日 1 剂,水煎 2 次,分 2～3 次口服,4 岁以下儿童 1 剂服 2 日。

【方解】 小儿胃痛病因较多,但因目前社会经济条件较好,儿童平素常喝酸奶等饮料及零食杂食,故寒湿伤阳,脾胃运化失健,气机壅滞而致胃痛者多见。因此治疗宜健脾温中,和胃降逆,理气止痛。基本方中太子参、炒白术、茯苓、怀山药、炙甘草健益脾胃;旋覆花、代赭石、法半夏和胃降逆;干姜、乌药温中散寒;陈皮、延胡索理气止痛;炒白芍、炙甘草和胃养阴,缓急止痛,大队温胃药中加一味白芍,敛阴和胃,相得益彰,且白芍量宜大,则止痛效果更好。若胃纳不佳,可加炒谷芽、六神曲、炙鸡内金消食开胃;若舌苔薄,舌质偏红,口干时饮,有阴虚胃热之象,可去干姜、乌药、半夏,加炒黄连、吴茱萸(左金丸),沙参、麦冬等养胃阴,清胃热,胃痛可止。

十七、抽动症养阴息风方

【组成】 天麻 10 g,钩藤 20 g,石决明 30 g,生地 10 g,玄参 10 g,牡丹皮 10 g,赤芍 10 g,杭菊花 10 g,僵蚕 10 g,蝉蜕 10 g,蜈蚣 1 条,全蝎 3 g,射干 10 g,陈皮 10 g,罗汉果 1 个,炙甘草 6 g。

【功用主治】 养阴清热,平肝息风。主治抽动障碍阴虚阳亢证。

【用法用量】 每日 1 剂,水煎 2 次,分 2～3 次口服,4 岁以下儿童 1 剂服 2 日。

【方解】 多发性抽动症(抽动障碍)教科书分 4 个证型,这是按教学需要所编写的,这些证型的临床症状基本相仿,关键是看舌质、舌苔进行区别。若舌质红(绛),舌苔黄或者舌苔少而光剥,大便干结等,都属阴虚内热或夹肝火肝阳致肝风内动;若舌质淡,苔白腻,纳少厌食等,都属脾虚痰湿,风痰鼓动。前者治疗宜滋肾养阴,平肝息风。基本方用天麻、钩藤、石决明、杭菊花平肝息风;生地、玄参滋肾养阴;牡丹皮、赤芍凉血化瘀;僵蚕、蝉蜕、蜈蚣、全蝎息风止痉;射干、罗汉果清肺利咽化痰;陈皮理气化痰;甘草调和诸药。若大便干结,加火麻仁、郁李仁通便导滞;若舌红绛,苔黄,阴虚火旺者,可加知母、黄柏、墨旱莲、女贞子滋阴降火;若因外感风热,抽动加重者,可加金银花、连翘、牛蒡子清热利咽。

十八、抽动症息风化痰方

【组成】 天麻10 g,钩藤20 g,石决明30 g,石菖蒲10 g,胆南星10 g,茯苓10 g,法半夏10 g,陈皮10 g,僵蚕10 g,蝉蜕10 g,蜈蚣1条,全蝎3 g,杭菊花10 g,射干10 g,罗汉果1个,炙甘草6 g。

【功用主治】 祛痰化湿,平肝息风。主治抽动障碍痰湿证。

【用法用量】 每日1剂,水煎2次,分2~3次口服,4岁以下儿童1剂服2日。

【方解】 多发性抽动症(抽动障碍)属脾虚痰湿、风痰鼓动者,治疗宜祛痰化湿、平肝息风。基本方用天麻、钩藤、石决明、菊花平肝息风;用石菖蒲、胆南星、法半夏、茯苓、陈皮祛痰化湿;僵蚕、蝉蜕、蜈蚣、全蝎息风止痉;射干、罗汉果清肺利咽化痰;甘草调和诸药。若纳少厌食者,加砂仁、六神曲、炒谷芽健脾开胃;若喉发异声者,加藏青果、桔梗利咽化痰。不管是何种证型的患儿都应加用虫类药,僵蚕、蝉蜕一般用5~10 g,全蝎3 g,蜈蚣1条。若年龄超过10岁,则全蝎可用5 g,蜈蚣可用2条。而且,此两个虫类药碾粉冲服效果比汤剂煎煮更好,但有腥味。有人担心这两个虫类药的毒性作用,笔者对服用3个月到半年、甚至1年的患儿,曾查肝功能、肾功能,结果正常,说明它们没有毒副作用,用药是安全的。

十九、过敏性紫癜方

【组成】 生地10 g,玄参10 g,紫草10 g,水牛角片10 g,牡丹皮10 g,赤芍10 g,三七粉3 g,大蓟30 g,小蓟30 g,侧柏叶15 g,茜草10 g,陈皮10 g,罗汉果1个,甘草6 g。

【功用主治】 清热养阴,凉血化瘀。主治过敏性紫癜、紫癜性肾炎阴虚血热证。

【用法用量】 每日1剂,水煎2次,分2~3次口服,4岁以下儿童1剂服2日。

【方解】 过敏性紫癜及紫癜性肾炎是儿童常见的毛细血管变态反应性

炎性疾病,其病机大多属外感风热,邪热伤阴,阴虚火旺,灼伤血络,血溢脉外,故治法宜清热养阴、凉血止血。同时,离经之血即为瘀血,故治疗全程还必须加用活血化瘀,方为周全。基本方中生地、玄参、水牛角、紫草清热养阴;牡丹皮、赤芍、三七养阴凉血、活血化瘀;大蓟、小蓟、茜草、侧柏叶凉血止血;陈皮理气和胃;罗汉果、甘草不但清热解毒,还味甜,可调和诸药。若有感冒咽痛或者咳嗽等外感症状,可加金银花、连翘、牛蒡子清热利咽;若尿检隐血和蛋白(＋)~(＋＋)以上,皮疹色泽鲜红,舌质红绛,加知母、黄柏清热降火;若经治舌质红绛减轻,内火热盛好转,可加墨旱莲、女贞子(二至丸)滋肾养阴;若有关节疼痛,可加秦艽、羌活、独活通利关节;若有腹痛,可加炒白芍(量宜大,可 20~30 g)、炙甘草、宣木瓜缓急止痛;若舌质由红转淡红,食欲不振,皮肤紫癜色泽淡红,出现气虚证表现则不宜用上述方药,而应改用健脾益气,摄血止血方药,如归脾汤加减。

二十、湿疹方

【组成】 地肤子 15 g,白鲜皮 15 g,知母 10 g,黄柏 10 g,生地 10 g,牡丹皮 10 g,赤芍 10 g,丹参 10 g,僵蚕 10 g,蝉蜕 10 g,蜈蚣 1 条,陈皮 10 g,罗汉果 1 个,甘草 6 g。

【功用主治】 清热化湿,活血祛风,主治湿疹、特应性皮炎等。

【用法用量】 每日 1 剂,水煎 2 次,分 2~3 次口服,4 岁以下儿童 1 剂服 2 日。

【方解】 湿疹的原因非常复杂,既有内因也有外因,外因如化学制品、鱼虾、花粉、尘埃等,内因有遗传、精神、代谢、免疫等。湿疹往往与特应性皮炎相混淆,两者均有个人或家族过敏史,但病程大于 6 个月的对称性湿疹则称为特应性皮炎,且其血清 IgE 和(或)外周血嗜酸性粒细胞升高。它们虽然病症表现不同,但病机基本相同,即都是风热或湿热为患,或热伤阴血,血行瘀滞,或血虚风燥,肌肤失养,故治疗宜祛风清热化湿。古人又说"治风先治血,血行风自灭",故治湿疹瘙痒之风邪常加活血、凉血之法。该基本方中用地肤子、白鲜皮、知母、黄柏清热燥湿、祛风止痒;牡丹皮、赤芍、丹参凉血活血化瘀;僵蚕、蝉蜕、蜈蚣祛风止痒;陈皮理气化湿;罗汉果、生甘草不但清热解毒,且味甜可调和诸药。若病久伤阴,阴血虚亏,肤屑较多,可去地肤子、白鲜皮,加墨旱莲、女贞子、当归、炙鳖甲滋阴养血润肤;若婴儿湿疹,全身肌肤红疹、红斑瘙痒,在内服中药基础上,加用中药煎汤外洗,如湿性湿疹用皮炎 1 号方:白花蛇舌草 15 g,黄连 6 g,黄柏 10 g,马齿苋 10 g,土荆皮 10 g,夏枯草 10 g,千里光 10 g,黄芩 10 g,苦参 15 g,白鲜皮 15 g,地肤子 15 g,徐长卿 15 g,野菊花 10 g,防风 10 g。如干性湿疹用此方加生地 10 g,玄参 10 g、南沙参 10 g、石斛 10 g,每日 1 剂。

二十一、荨麻疹方

【组成】 生地 10 g,山茱萸 10 g,牡丹皮 10 g,赤芍 10 g,紫草 10 g,丹参 10 g,当归 10 g,僵蚕 10 g,蝉蜕 10 g,乌梢蛇 15 g,蜈蚣 1 条,陈皮 10 g,罗汉果 1 个,炙甘草 6 g。

【功用主治】 养阴凉血,活血化瘀,祛风止痒,主治急、慢性荨麻疹。

【用法用量】 每日 1 剂,水煎 2 次,分 2～3 次口服,4 岁以下儿童 1 剂服 2 日。

【方解】 荨麻疹中医称为瘾疹,它忽隐忽现,时隐时消,此起彼伏,轻则数日可消失,重则迁延数月不愈,服抗过敏西药很快消失,一停西药,风团瘙痒又现,而且该病在劳累、熬夜、体质下降时更易复发。其病证分型有风热证、风寒证、血虚(阴虚)风燥证等。急性期风热、风寒证为多,但日久迁延者多属阴血虚亏,风燥所致,且常日久夹瘀,久病入络,故治疗宜养阴(血)补虚,凉血祛风,活血化瘀。基本方用生地、山茱萸、紫草、牡丹皮滋阴清热;牡丹皮、赤芍、丹参、当归养血凉血,活血化瘀;虫类药僵蚕、蝉蜕、蜈蚣、乌梢蛇祛风止痒;陈皮理气化湿,罗汉果、炙甘草味甜,调和诸药。若有外感风热,咽红咽痛者,加金银花、连翘疏散风热;若风团色泽鲜红,舌红绛,苔少,阴虚血热之象严重,加知母、黄柏清热泻火;若热象减轻,舌红绛好转,可加墨旱莲、女贞子滋养阴液;若舌红转淡红,风团时隐时现,色泽鲜红也转淡红,可去生地、紫草、牡丹皮,加生黄芪、当归、白术、防风益气养血,固表祛风。

二十二、自汗盗汗方

【组成】 黄芪10 g,生白术10 g,防风10 g,南沙参10 g,玄参10 g,麦冬10 g,五味子10 g,糯稻根30 g,瘪桃干30 g,浮小麦30 g,麻黄根10 g,煅龙骨30 g,煅牡蛎30 g,陈皮10 g,罗汉果1个,炙甘草6 g。

【功用主治】 益气养阴,固表敛汗。主治自汗、盗汗症。

【用法用量】 每日1剂,水煎2次,分2～3次口服,4岁以下儿童1剂服2日。

【方解】 自汗、盗汗不属一个病,而是一组症状,但常以主诉出现在佝偻病发作期或慢性迁延期,还出现在反复呼吸道感染及多种疾病恢复期。其病机多属气阴两虚,卫表不固,营卫失和,故治宜益气养阴,调和营卫,固表敛汗。基本方用生黄芪(生黄芪走表,炙黄芪补中)、白术、防风为玉屏风散,可益气固表;南沙参、玄参、麦冬、五味子滋阴敛液;瘪桃干、糯稻根、浮小麦、麻黄根、煅龙骨、煅牡蛎固表敛汗;陈皮理气,罗汉果、炙甘草味甜,调和诸药。若舌质不红,面色少华,动则汗多,为气虚营卫不和,可去南沙参、玄参、麦冬,加桂枝、白芍、姜、枣为《金匮》黄芪桂枝龙牡汤,可调和营卫,固表敛汗;若有胃纳不佳,大便溏薄等脾虚表现,加太子参、六神曲、芡实等健脾益气之品。

二十三、性早熟方

【组成】 知母10 g,黄柏10 g,生地10 g,山茱萸10 g,夏枯草10 g,怀山药15 g,炙鳖甲10 g,牡丹皮10 g,柴胡10 g,炒白芍10 g,炒枳壳10 g,罗汉果1个,炙甘草6 g。

【功用主治】 滋肾养阴,清泻相火,疏肝理气。主治儿童性早熟。

【用法用量】 每日1剂,水煎2次,分2～3次口服,4岁以下儿童1剂服2日。

【方解】 随着社会生活、经济条件的好转,因营养过剩,多食某些滋补品及含生长激素饲料喂养的禽畜类食物等,儿童性早熟的发病率逐年上升。其病机多属阴虚火旺,相火妄动或肝郁化火,肝火伤阴而使天癸早至,故治疗宜滋肾养阴,清泻相火,疏肝理气。基本方中用生地、山茱萸、怀山药、牡丹皮、鳖甲滋养肾阴;知母、黄柏、夏枯草清泻相火;柴胡、白芍、枳壳疏肝理气;罗汉果、炙甘草味甜,调和诸药。若潮热、盗汗,加墨旱莲、女贞子、浮小麦养阴敛汗;若面部有痤疮,加栀子、黄芩清泻肺热;若乳房胀痛,加香附、郁金疏肝解郁;若肥胖,苔腻,为痰湿壅滞者,宜去知母、黄柏、夏枯草、生地、鳖甲等,加用苍附导痰汤(苍术、香附、枳壳、陈皮、茯苓、胆南星、甘草、生姜)加减,可健脾燥湿,化痰散结。

二十四、小儿遗尿方

【组成】　熟地10 g,山茱萸10 g,菟丝子10 g,覆盆子10 g,益智仁10 g,怀山药15 g,乌药10 g,生麻黄15 g,石菖蒲10 g,桑螵蛸10 g,芡实30 g,金樱子30 g,陈皮10 g,罗汉果1个,炙甘草6 g。

【功用主治】　补益脾肾,醒脑开窍,固脬缩尿。主治小儿遗尿。

【用法用量】　每日1剂,水煎2次,分2~3次口服,4岁以下儿童1剂服2日。

【方解】　3~5岁以上小儿夜间睡眠中遗尿虚证为多,实证较少。脾虚失于健运,不能运化水湿;肺虚治节不行,不能通调水道;肾虚闭藏失司,不能约束水道,即肺、脾、肾三脏功能失调,膀胱失约,津液不藏而成遗尿。基本方中用熟地、山茱萸、菟丝子、覆盆子益肾固脬;益智仁、山药、乌药为宋代古方"缩泉丸",温补脾肾,固涩缩尿;生麻黄、石菖蒲宣肺醒脑开窍;桑螵蛸、金樱子、芡实补肾固涩;陈皮理气,罗汉果、炙甘草味甜,调和诸药。全方合用,共奏补益脾肾、醒脑开窍、固脬缩尿之功效,遗尿可止矣。若秋冬季或阴雨天遗尿为甚,加肉苁蓉、淫羊藿温补肾阳;若舌质红,苔少,阴虚症状明显者,加墨旱莲、女贞子、炙鳖甲滋养肾阴;若舌淡红,苔薄,胃纳不佳,可加用炒山楂、六神曲、太子参健脾消食开胃;若反复感冒,自汗多,可加生黄芪、炒白术、防风益肺固表。

二十五、固本防喘膏(膏方)

【组成】　人参20 g,炙黄芪40 g,炒白术20 g,炒白芍20 g,山药30 g,茯苓 20 g,生地 30 g,熟地 30 g,山茱萸 20 g,枸杞子 20 g,紫河车 16 g,蛤蚧1 对,黄精 20 g,墨旱莲 30 g,女贞子 30 g,南沙参 40 g,北沙参 40 g,天冬20 g,麦冬 20 g,焦山楂 30 g,六神曲 30 g,玄参 20 g,牡丹皮 20 g,丹参 20 g,当归 20 g,川芎 20 g,桃仁 20 g,红花 20 g,干地龙 20 g,僵蚕 20 g,蝉蜕 20 g,全蝎 6 g,陈皮 20 g,炒枳壳 30 g,佛手片 20 g,杏仁 20 g,法半夏 20 g,浙贝母20 g,炙紫菀 20 g,款冬花 20 g,炒防风 20 g,苍耳子 20 g,辛夷花 20 g,白芷20 g,通草 10 g,阿胶 20 g,龟甲胶 20 g,冰糖 80 g。

【功用主治】 健脾化痰,益肺补肾,活血化瘀,祛风通窍,扶正固本,适用于儿童支气管哮喘、慢性咳嗽、过敏性鼻炎及反复呼吸道感染等疾病缓解期。

【用法用量】 本院成药膏剂:每日 1 次,每次 20 g(1 袋),开水冲服,一年四季均可服用。若冬季用上述剂量的 5 倍,可熬成膏方药一料,每日 2次,每次 10 g,开水冲服。

【方解】 儿童哮喘发作期经过治疗已趋稳定,不咳不喘,症状消失,就转变为缓解期。在这一时期患儿可能食欲欠佳,稍有鼻塞流涕喷嚏,自汗、盗汗等,虽不咳嗽但体质仍虚,易伤风感冒,绝不能认为哮喘病痊愈而放松警惕,放松治疗。相反,在这一缓解期应继续巩固调治,增强抵抗力,防止患儿因感冒而咳喘再次发作,固本防喘膏就能帮助患儿达到这样的目标。而且不但对哮喘患儿,其他如慢性咳嗽、过敏性鼻炎、反复呼吸道感染等疾病的缓解期,服用这一膏方膏药,也能增强体质,减少原有疾病的反复发作。该膏方膏药的作用分析如下。

君药:本方中君药为白参、黄芪、白术、紫河车、蛤蚧、生地、熟地、山茱萸。白参具有大补元气、健脾益肺的功效。《中华本草》说:人参中含有的人参皂苷具有兴奋中枢神经系统,增强机体免疫功能作用;黄芪甘温,内补肺脾之气,外可固表敛汗;白术健脾益气,培土生金,助黄芪加强益气固表之功;黄芪配白术,汗不外泄,外邪不易内侵。生地、熟地及山茱萸为补肾养阴之佳品。紫河车具有扶正固本、补肾温阳的功效,《中华本草》云其水解产物有良好的增强机体抵抗力、增强免疫功能的作用。蛤蚧补肺益肾、纳气平喘,《中华本草》云蛤蚧所含蛤蚧醇提取物有明显的抗组胺、松弛气道的作用。蛤蚧的乙醇提取物可延长果蝇的平均寿命,提高果蝇的飞翔活力和耐寒力。因此蛤蚧具有明显的延缓衰老、平喘、抗过敏、免疫增强等作用,与人参合用,有参蛤散之意。上述诸药合用,具有益气健脾、补肺益肾、扶正固本、增强机体免疫力之功效。

臣药:本方中茯苓、山药补气益肺、健脾生津;南沙参、北沙参、天冬、麦冬养阴清肺润燥;枸杞、黄精、玄参、女贞子、墨旱莲补养肺肾之阴;白芍、牡丹皮养阴凉血;阿胶、龟甲胶滋阴养血,并为膏方必用之品,故有"无胶不成膏"之说。诸药合用,有益气健脾、养阴清肺、滋阴养血之功效。

佐药:本方中杏仁、款冬花、紫菀、贝母、半夏,止咳化痰;防风、苍耳子、辛夷花、白芷、通草,祛风通窍;桃仁、红花、当归、川芎、丹参,活血化瘀;方中虫类药蝉蜕、地龙、僵蚕、全蝎,祛风解痉,现代药理研究有抗过敏、抗炎之作用。诸药合用,有止咳化痰、活血化瘀、祛风通窍、抗炎抗过敏之功效。

使药:方中陈皮、枳壳、佛手、焦山楂、六神曲为使药,有理气健脾、行气和胃之作用,可防止大量滋补药物壅滞碍胃,使补而不滞,补而不腻。

以上君臣佐使诸药合用,有健脾化痰、益肺补肾、活血化瘀、祛风通窍、扶正固本、提高机体免疫力之功效,适用于儿童支气管哮喘、慢性咳嗽、过敏性鼻炎及反复呼吸道感染等疾病的缓解期。

二十六、固本防哮丸

【组成】　白参 100 g,炙黄芪 100 g,蛤蚧 3 对,紫河车 100 g,熟地 100 g,山茱萸 100 g,茯苓 100 g,半夏 100 g,浙贝母 100 g,陈皮 100 g,桃仁 100 g,当归 100 g,神曲 100 g。

【功用主治】　健脾化痰,益肺补肾,活血化瘀,扶正固本,适用于儿童支气管哮喘缓解期。

【用法用量】　研末水蜜为丸,每次服 3 g,每日 2 次,连服 3～6 个月。

【方解】　儿童哮喘是当今世界最常见的慢性炎症性及气道高反应性疾病,其发病率近 10 多年来有逐年上升之趋势,西医对该病除用激素吸入治疗外,尚无特效药物。尤其是该病易于反复发作,难以根治,对其缓解期如何进行有效治疗而能防止其迁延反复?这是国内外中西医儿科界均感棘手的难题。为此,10 余年前笔者曾做过一个省级科研课题,对上述丸药进行临床观察研究,发现它对儿童哮喘缓解期有良好的防治效果,可明显增强患儿的免疫功能,预防哮喘反复发作,并作为医院自制制剂,在院内广泛使用。其中,白参、炙黄芪、蛤蚧大补元气、健脾益肺、纳气平喘;紫河车为血肉有情之品,扶正固本、温补肾阳;熟地、山茱萸补肾养阴;茯苓、半夏、浙贝母、陈皮理气化湿、健脾化痰;桃仁、当归活血化瘀;神曲消食开胃。全方合用,共奏健脾化痰、益肺补肾、活血化瘀、扶正固本、增强机体免疫力之功效,可有效防止儿童哮喘的反复发作。(卞国本)

第五章
学术论文摘选

卞国本主任从医 50 余年来,尤其是从事儿科工作近 40 年来的临床生涯中,主持完成 2 项省级科研课题,发表 40 余篇论文,并 20 余次参加江苏省及全国中医儿科学术会议交流论文。由于发表论文的时间跨度经过 30 余年,从目前可以找到的材料中,我们选取其中 20 余篇论文,比较全面地反映他在继承发扬钱氏儿科,以及对多种儿科疾病诊治的临床体会等方面的独特见解,体现了他的学术观点和学术思想。

钱育寿老中医儿科杂病治验举要

卞国本

钱育寿老中医是常州市中医院儿科副主任医师,生于世医之家,幼承家学,业医四十余载,擅长中医儿科,医术精湛,学验俱丰,对儿科杂病的治疗有独到之处。本文爰择其要,介绍于下。

一、凉营清化疗紫癜

紫癜亦称肌衄,是以皮肤、黏膜出现瘀点、瘀斑,压之不褪色为特征的小儿常见出血性疾病。本病常伴鼻衄、齿衄,甚至呕血、便血、尿血。钱育寿指出:小儿稚阴稚阳,形体柔弱,脏腑娇嫩,藩篱疏薄,卫外不固,易受风热外邪侵袭。加之小儿为纯阳之体,"阴常不足",气血未充,经脉未盛,若热伏血分,内搏营血,则络脉被灼,血渗脉外,积于皮下为紫癜,或出于清窍成鼻衄,或伤于胃络致呕血,或窜于膀胱为尿血。如反复出血,可致阴血虚亏,虚火内生,更伤血络而出血愈多,遂致血耗气伤,气血亏损,转为心脾虚亏;心虚不能生血,脾虚不能摄血,血失依附,迁延日久则成为慢性紫癜。钱育寿认为:该病要在早中期控制病情,截断其传变,则可免迁延日久、气虚血脱之危。故准确把握清营凉血、滋阴降火之法尤为重要,常以犀角地黄汤合清营汤或茜根散合玉女煎出入收效。

> **案　1** <

贾某,男,8岁。1987年5月30日诊。半个月前曾患感冒发热,经治疗获愈。近1周来,头面及四肢皮肤见散在瘀点,摸之不碍手,压之不褪色,初为鲜红色,数日后转为紫暗色,鼻塞流涕,涕夹血丝,咽红纳少,苔薄微黄、舌质红,脉细弦数。血常规:血红蛋白108 g/L,白细胞计数$8.6×10^9$/L,中性粒细胞百分比68%,淋巴细胞百分比32%,血小板计数$80×10^9$/L。证属风邪未尽,热伏营血,迫血妄行。治拟凉营清化,佐以疏风散邪。

处方:炙生地15 g,丹皮炭、炒赤芍各10 g,薄荷5 g(后下),炙僵蚕、荆芥炭各10 g,白豆蔻3 g(后下),陈皮5 g,玄参10 g,炙侧柏叶15 g,紫珠草30 g,仙鹤草15 g。

服药5剂,鼻衄已止,皮肤紫癜淡而未消,胃口稍开。原方增损继服5剂,全身紫癜消失。继之减去凉血止血药,酌加益气养阴、健脾摄血之品,服用10余剂,全身未见新的紫癜出现,复查血小板上升为$130×10^9$/L,纳食正常,精神亦佳。半年间未复发。

【按语】　紫癜者热伏营血,以生地、牡丹皮、赤芍、玄参入血分清热凉营;侧柏叶、紫珠草、仙鹤草凉血止血;牡丹皮、赤芍活血化瘀,使血止而不留瘀;薄荷、僵蚕、荆芥疏散风热;荆芥炭兼入血分而疏血中之风且止血;白豆蔻、陈皮等气药行气和胃,健脾助运,以防止清热之寒凉药滋腻呆胃。诸药协和,清营热,化血瘀,疏解风邪、气滞,药中病机,紫癜焉能不除?

二、健益固脬止遗尿

遗尿为3岁以上小儿常见病,病程迁延则影响小儿智力发育或造成心理自卑。钱育寿指出：遗尿一证之病机,总以肾虚、肺脾气虚为多见。钱育寿对此多宗张景岳"塞源"之法以治本,"固涩"之法以治标。"塞源"者健脾益肾,"固涩"者缩尿固脬;脾肾同调,三焦气化正常而使病除。

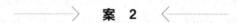

案　2

于某,男,5岁。1987年4月9日诊。素有遗溺,每晚尿床1～2次,小溲频数,面色㿠白,纳食不香,神疲乏力,畏寒肢凉,苔薄舌质淡,脉细濡。尿常规(-)。证属脾肾两亏,气阳不足,膀胱失约。治拟健脾益肾,固脬止遗。

处方：太子参15 g,黄芪10 g,煨升麻6 g,陈皮5 g,益智仁、覆盆子、山茱萸、桑螵蛸各10 g,芡实、金樱子各15 g,炙鸡内金5 g。

服药10剂,尿频减轻,遗溺次数减少,食欲较馨,精神好转。原方合缩泉丸加减,继服20余剂,遗尿止,胃纳开,精神佳,面色亦转红润。嘱其间断服用调补中药,匡扶正气,巩固疗效,追访半年,未再遗尿。

【按语】　肾为先天之本,主水,藏真阴而寓元阳,下通于阴,职司二便,与膀胱互为表里。膀胱为津液之腑,尿液为津液之余,若小儿肾气不足,下元虚寒,不能温养膀胱,则闭藏失职,不能制约水道而成遗尿,故用益智仁、覆盆子、山茱萸、菟丝子等补肾益精,助阳化气;桑螵蛸、芡实、金樱子等缩尿固脬。肺主治节,有通调水道,下输膀胱之能;脾主运化,有输布水湿之职。若肺脾气虚,治节不行,气虚下陷,固摄无权,则决渎失司,膀胱不约,小溲自遗,故用太子参、黄芪、白术、炙鸡内金健脾益气,升麻、陈皮升提中气,斡旋气机。钱育寿认为,或治脾,或治肾,或脾肾兼顾,当须视病情,坚持辨证论治。

三、清化护阴治乳蛾

小儿乳蛾以发热、咽痛、扁桃体红肿或化脓为特征,常由风热邪毒从口鼻而入。钱育寿强调辛凉清化、利咽解毒为治疗大法。若热盛伤阴,佐护阴生津;若兼阳明里证,佐通腑泄热。该病宜及早治疗,慎防变生心悸、肾炎水肿等疾患。

> 案 3

时某,男,6岁。1987年4月16日诊。患儿近5日来恶寒发热(38~39℃),咽红疼痛,两侧扁桃体肿大,并见黄白色脓点,口唇红燥而渴,苔薄微黄、舌质红,脉细滑数。血常规:白细胞计数$15×10^9$/L,中性粒细胞百分比75%,淋巴细胞百分比25%。证属风热邪毒,蕴结咽喉。治拟疏风清热,解毒利咽。

处方:生石膏30g(先入),金银花10g,板蓝根15g,薄荷5g(后下),炙僵蚕10g,人中黄5g,碧玉散15g(包),马勃3g(包),南沙参、玄参、炒竹茹各10g,紫花地丁15g。外用锡类散吹喉。

服药3剂,发热渐退,咽痛减轻,乳蛾脓点减少,但大便偏干。原方去薄荷、僵蚕,加浙贝母10g,全瓜蒌15g。继服3剂,咽痛消失,乳蛾脓点亦除,唇红燥转淡润,大便畅软而病解。

【按语】 外感风热化火,熏蒸咽喉,以致乳蛾化脓溃烂;热势炽盛,灼伤肺胃之阴而口渴、唇红舌燥。故钱育寿治用金银花、薄荷、僵蚕、马勃等辛凉散邪;板蓝根、紫花地丁、人中黄等清热解毒;全瓜蒌通腑泄热;生石膏、碧玉散、竹茹、浙贝母、沙参、玄参等既清肺胃之热,又能甘寒养阴。遣药多方兼顾,此乃钱育寿治疗乳蛾等一类火热病证的独到之处。

四、调和营卫敛虚汗

体质虚弱的患儿虽有自汗、盗汗之分,但多并见而统称为虚汗。钱育寿指出:小儿汗证病机虽有营卫失调、表虚不固、脾胃湿热、心火亢盛、阴虚内热、心肾虚亏等多种因素,但以营卫失调、表虚不固为多见,治当补益燮理阴阳,固表调和营卫为大法,并佐敛汗之品,冀标本兼顾。

> 案 4

朱某,女,11岁。1987年4月10日诊。患儿去年11月患黄疸型肝炎后,形体瘦弱,面色㿠白,平素易于感冒。旬日来夜寐汗多,神疲乏力,胃纳不佳,苔薄、舌质淡红,脉象细软。证属脾虚血亏,气阳不足,营卫失调,姑拟健脾养血,调和营卫,固表敛汗。

处方:太子参、炙黄芪、炒当归各10g,陈皮、麻黄根各5g,瘪桃干、茯苓各10g,炙鸡内金5g,糯稻根30g,红枣10g。

服药3剂,夜寐虚汗减少,胃口稍开。原方加炒白术10g,继服5剂,盗汗即止,纳食已香,精神亦佳。嘱原方间断服用,巩固疗效。追访半年,虚汗未作,感冒亦少。

【按语】 夜寐盗汗未必竟属阴虚,正如《景岳全书》云:"以自汗、盗汗亦各有阴阳之证,不得谓自汗必属阳虚,盗汗必属阴虚也。"钱育寿指出:汗液之排泄,其根本则在于阴中之营气,而其启闭则由乎阳中之卫气。本例盗汗不从阴虚辨治,调和营卫不仿桂枝汤意,固表敛汗未用玉屏风散,可见钱育寿用药之独特。方以太子参、炙黄芪、白术益气平补中阳以壮卫气;以茯苓、陈皮、炙鸡内金、炒当归、红枣启脾健运养血,佐以麻黄根、瘪桃干、糯稻根等敛汗之品,以助营阴。卫阳壮,营血充,营卫调和,则虚汗自止。(《江苏中医》,1988年第5期)

宣肃清化法治疗小儿肺炎

卞国本　刘宏波　沈瑞兴　指导:钱育寿

儿科病房自1986年9月到1988年6月共收治小儿支气管肺炎493例,笔者根据本科老中医钱育寿主任医师的学术经验,运用宣肃清化法进行辨证施治,疗效满意,现将资料及诊治体会报告如下。

一、临床资料

1. 一般资料　所有病例均为住院患儿,共493例。男性291例,女性202例。年龄在6个月以内101例,6个月~2岁235例,2岁以上~3岁51例,3岁以上106例。患儿发病后1~3日住院者109例,4~5日住院者158例,6日以上住院者226例。发病季节:11月立冬后到第二年4月谷雨前患病数为350例。

2. 诊断标准及主要临床表现　小儿肺炎的诊断标准参照卫生部 1986 年 5 月印发的《小儿四病防治方案(二)——小儿肺炎防治方案》为准。

主要临床表现：所有患儿均见咳嗽、痰鸣、气吼等症状，其中发热 308 例(62.5%)，鼻翼煽动 138 例(28.0%)，口唇紫绀 98 例(19.9%)，烦躁 101 例(20.5%)，全部病例均见舌质偏红，舌苔薄黄 101 例，苔黄腻 180 例，苔薄腻不黄 212 例。全部病例均闻及干湿性啰音，其中闻哮鸣音者 196 例，X 线检查：见肺纹理增多增粗者 281 例(57.0%)，见点片状模糊阴影者 189 例(38.3%)，胸透无异常者 23 例(4.7%)。

3. 并发症及合并症　本组病例并发心力衰竭者 55 例，因高热并发惊厥抽搐者 7 例。合并症有：肠炎 32 例，痢疾 11 例，佝偻病 11 例，鹅口疮 6 例，化脓性扁桃体炎 6 例，化脓性中耳炎 2 例，尿路感染 2 例，先天性心脏病 3 例，重度贫血 1 例，伤寒 1 例。

二、治疗方法

1. 辨证分型治疗

(1) 风热闭肺证：多见于病之初起，发热朝轻暮重，汗泄不彻，咳嗽作呛，稍有气吼，鼻塞流涕，口渴咽红，苔薄黄或薄腻，舌质偏红，脉浮数，两肺可闻少许干湿啰音。治法辛凉解表，清宣肺气，常用药：淡豆豉、金银花、杏仁、连翘、薄荷、前胡、炒竹茹、鱼腥草。若热重渴甚，加生石膏或玉泉散、芦根、一枝黄花；若咽红或痛，加射干、僵蚕、蝉蜕；若大便干结，加全瓜蒌。

(2) 痰热闭肺证：多见于肺炎经治 3～5 日后，咳嗽作呛，痰鸣气喘，鼻塞涕黏，发热烦躁，面赤口渴，或气急鼻煽，口唇紫绀，胸高抬肩，苔薄黄或黄腻，舌质红，脉滑数。两肺干湿性啰音明显或可闻哮鸣音。治法宣肃肺气，清化痰热，佐散风邪。常用药：炙麻黄、杏仁、炙桑白皮、葶苈子、玉泉散、薄荷、连翘、天竺黄、浙贝母、炒竹茹、鱼腥草。若痰多、咳吼喘甚，加青礞石、白芥子、紫苏子或成药猴枣散；若咽红或痛，喉间痰鸣有声，加射干、干地龙；若咳剧，目赤睛红，加碧玉散、黛蛤散；若大便干结难解，加全瓜蒌、生大黄。

（3）痰热恋肺证：多见于肺炎经治1周或10日以上，不发热或有低热，咳嗽咯痰不爽，口干喜饮，夜寐汗多，无鼻塞流涕。苔薄黄或苔薄花剥，舌偏红而干，脉细数，两肺闻少许干湿啰音或仅闻干啰音。治法清热化痰，润肺止咳。常用药：炙桑白皮、杏仁、南沙参、玄参、麦冬、浙贝母或川贝母、枇杷叶、竹茹、鱼腥草、生甘草。若痰热偏重，苔黄腻者，加天竺黄、海浮石；若痰热不甚，肺阴受伤而苔花剥者，去浙贝母而用川贝母，加玉竹、石斛、鲜芦根等（服药方法：每日1剂，2岁以下者，浓煎一瓶约200 ml，2岁以上者，煎煮2次，每次煎200 ml，分多次喂服）。

2.并发症及合并症的治疗　若病程中出现高热不退，手足抽搐、惊厥神昏等热动肝风、热闭心包者，以息风镇惊、清热凉开之剂，羚角钩藤汤出入，并加服紫雪散、猴枣散、小儿回春丹等药。

若出现气急鼻煽，烦躁不安，面色苍白，口唇紫绀，心率增快等心阳虚衰、心脉瘀阻变证时，加用温通心阳、活血化瘀之剂，如参附汤合丹参饮化裁。

凡因病重症急的并发症除用中药外，宜配合西医药等综合抢救措施。对肺炎合并泄泻、痢疾、鹅口疮、乳蛾等症时，需辨证施治，或加用抗生素、输液等综合疗法。

三、治疗结果

疗效评定标准，参照卫生部推荐试行的《中医儿科常见病证诊断疗效标准（第一辑）（1986年通过）》。

1.痊愈　发热、咳喘等症状及肺部干湿性啰音、哮鸣音等体征均消失，神色及饮食如常。

2.好转　热退、咳喘减轻。肺部干湿性啰音及哮鸣音均减少。

3.无效　中药治疗3日，病情未见明显好转或病情恶化，改用其他药物治疗。

本文493例患儿中，痊愈332例（67.34％），好转（包括自动出院）76例（15.42％），无效85例（17.24％），总有效率为82.76％。发热患儿体温恢复正常的平均时间为2.32日，咳嗽气喘消失的平均时间为6.76日，肺部干湿性啰音消失的平均时间为 5.98 日，平均住院天数为 8.21 日。

四、体会

（1）肺体清虚，为"多气少血"之脏，性喜宣通而恶壅塞。本文 493 例患儿起病均由外邪所致，且外感风热者多，即使初因外感风寒，亦在 1～2 日旋即入里化热而出现风热闭肺证。其病机总属痰郁肺闭，因此，宣闭窒，肃肺气，清邪热，化痰浊，即宣肃清化法乃治疗小儿肺炎之大法。

（2）根据钱育寿经验，笔者将小儿肺炎分为三个证型（即三个不同病期）进行辨证施治。初期病机以风热闭肺为主，治疗重点为清宣，肃降次之。用淡豆豉、金银花、杏仁、连翘、薄荷、前胡、僵蚕、蝉蜕、鱼腥草辛凉透邪，宣通肺气，清化痰热。该期病情最易与风热感冒或风热咳嗽相混淆，当鉴别之；同时，须防逆传心包而致高热惊风。

（3）中期以痰热闭肺为主，兼夹风热郁遏，因肺气闭塞，痰气搏击，邪热蒸腾，故治宜宣肺开闭散风邪，清热化痰肃肺气，首选麻黄宣肺开闭，我们伍以炙桑白皮、葶苈子、紫苏子、竹茹降上逆之肺气，合石膏、黛蛤散、鱼腥草、全瓜蒌、芦根清肺胃之邪热，合天竺黄、浙贝母、青礞石、白芥子及猴枣散化壅阻之痰浊。祛外邪于宣开，化痰热于清降。闭窒畅，膹郁解，壅塞除，则喘嗽得止。本期入院者较多，共计 475 例（96.4%），其中有一半以上在中期治愈。本期是小儿肺炎诊治重点。此外痰热闭肺证常因肺闭气血不畅，心脉瘀阻，心阳不振而产生变证，本文心衰患儿 55 例内，有 53 例发生在中期，可见在中期注意防治小儿肺炎心衰有很重要的临床意义。

（4）肺炎后期病证痰热渐化未尽，肺阴灼伤待复，故治宜清肺化痰逐余邪，养阴润肺止咳嗽。如用炙桑白皮、玄参、竹茹、鱼腥草、天竺黄、浙贝母、海浮石等清热化痰；唯护阴生津才能滋润肺体，如用沙参、麦冬、川贝母、玉竹、石斛、鲜芦根、枇杷叶、生甘草等润肺化痰。若后期用药苦寒过甚可伤脾，脾虚失运而致纳少、便溏；若用药酸涩敛肺，则痰热未尽，咳嗽易于迁延，此又无异于闭门留寇。（《浙江中医学院学报》，1989 年第 13 卷第 3 期）

暖脐止泻膏外敷治疗小儿泄泻 110 例

卞国本　沈瑞兴

一、一般资料

110 例患儿中男性 59 例,女性 51 例。年龄:1 岁以下 93 例,1～2 岁 10 例,3～5 岁 7 例。按照国家中医药管理局颁发的《中医内外妇儿科病证诊断疗效标准》第一辑(试行)的中医分型,属伤食泻 30 例,风寒泻 58 例,脾虚泻 22 例。按照卫生部《小儿四病防治方案》婴幼儿腹泻分型,其中轻型(腹泻少于 10 次/日)93 例,重型(腹泻多于 10 次/日)17 例。按病程分:急性 88 例,迁延性 13 例,慢性 9 例。作大便常规检查者 75 例,其中见白细胞者 28 例,见不消化物或脂肪球者 47 例。

二、治疗方法

药物组成:丁香、肉桂、川椒、吴茱萸、五倍子各等分,共研细末密封贮存,勿令泄气。用法:取上述混合拌匀药粉若干,放瓷杯内加适量食醋调成糊膏状,加盖备用。临用时每次 3～5 g 敷患儿神厥穴,范围略超出脐部,外以方块胶布覆盖固定,并用手轻揉片刻,隔日 1 次换药,连续敷脐 2～3 次为 1 个疗程。适应证:适用于外感风寒、食积内停、脾胃虚弱引起的大便次数增多,泻下稀薄的患儿。

三、疗效评定标准

治愈:用药 2～3 次,腹泻停止,大便成形,全身症状消失,大便镜检无异常。好转:用药 2～3 次,大便次数减少,全身症状改善,大便镜检偶见脂肪球或少许白细胞。无效:用药 2～3 次,大便次数不减少,全身症状无改善,改用其他治法者。

四、治疗结果

(1) 如表 5-1 所示,110 例中治愈 77 例(70.0%),好转 27 例(24.5%),无效 6 例(5.5%),总有效率为 94.5%。对小儿泄泻不同证型进行疗效分析,经数理统计学处理,风寒泻与伤食泻之间疗效无显著性差异($P>0.05$),但风寒泻与脾虚泻以及伤食泻与脾虚泻之间疗效有显著性差异(两者均 $P<0.01$),说明该方药对风寒泻及伤食泻疗效较好,而对脾虚泻疗效较差。

表 5-1　110 例泄泻中医分型与疗效的关系

中医分型	例数	治愈(%)	好转(%)	无效(%)
风寒泻	58	53(91.4)	4(6.9)	1(1.7)*
伤食泻	30	24(80.0)	4(13.3)	2(6.7)*
脾虚泻	22	0	19(86.4)	3(13.6)

注:与脾虚组比　* $P<0.01$

(2) 对小儿泄泻不同病程分期进行疗效分析(如表 5-2 所示),发现急性泄泻与迁延性慢性泄泻之间疗效有显著性差异($P<0.01$),说明该方药对急性腹泻效佳,而对病程较长之迁延性慢性腹泻则较差,需加用中西药物综合治疗为宜。

表 5-2　110 例泄泻病程分期与疗效的关系

按病期分类	例数	治愈(%)	好转(%)	无效(%)
急性泄泻	88	77(87.5)	8(9.1)	3(3.4)*
迁延性、慢性泻	22	0	19(86.4)	3(13.6)

注:* $P<0.01$

钱育寿诊治小儿出疹性疾病经验

卞国本

钱育寿老中医是常州市中医医院儿科主任医师，出生世医，幼承家学，业医四十余载，擅长中医儿科，医术精湛，名闻苏常。钱育寿诊治麻疹、风痧、奶痧、丹痧等小儿出疹性疾病，有着丰富的经验。笔者有幸侍诊左右，领悟体会，爰述其要，以飨同道。

一、麻疹

麻疹是小儿急性传染病之一。钱育寿秉承家传，并积四十余载治麻疹经验，已自成家之长，对该病诊断可概括为"见形前重望诊，察口眼耳麻疹报标；透疹后辨顺逆，视神色形出没先后"。钱育寿指出：麻疹见形前除发热及口内两颊黏膜的麻疹黏膜斑外，还可见上腭细小的红疹，此即为"内疹"，牙龈薄白云翳或白色斑点为"痧衣"；舌红起刺为"痧刺"；眼部见泪水汪汪而眼眵多，目胞微肿如卧蚕状为"痧貌"；两目下睑黏膜边缘红色丝线状为"痧线"；眼结膜有白点为"痧点"；耳轮、指尖发凉；耳根下及脊背腰间见 3～5 颗红色疹子为"麻疹报标"。如见上述二项以上征象即可早期预诊为麻疹，以防误诊漏诊。麻疹布透后，宜从患儿有神与无神，发热持续或消退，呼吸平稳或喘促，舌苔黄腻或灰黑焦燥，皮疹出没顺序有否颠倒，有否白面痧、白鼻痧、倒痧之出现，疹色是否红活，形态是否枯晦八个方面去辨其顺游。

对麻疹治疗，钱育寿指出：出疹前麻毒时邪首犯肺卫，治宜因势利导，辛凉透发，宣邪外出，同时毋忘清热解毒，首忌妄用辛热以免火上浇油，次忌骤用寒凉，以防麻毒冰伏，毒势内陷，再忌早用补涩，以免闭门留寇，丛生变幻。疹前期常用银翘散、蝉蜕宣透饮或柴葛解肌汤出入。出疹期，麻毒炽盛，内蕴气分，外透肌肤，治宜清热解毒，故以辛凉透疹，助正气祛邪外泄，以达表里双解，常选麻杏石甘汤合栀豉汤或清解透表汤出入。疹回期，麻毒外泄，热去津伤，治宜甘寒养阴，清解余邪，方选沙参麦冬汤加减。钱育寿强调：麻为阳毒，故清热解毒贯穿始终，并视疹前疹后而佐使不同，正如明代万密斋《秘传片玉痘疹》所云："盖痘之治药，有温有凉，若麻疹唯有清凉解毒耳。"

对麻疹逆证，钱育寿重在辨证施治，化裁变通：① 麻毒闭肺宜消热解毒，宣肺透疹，方用麻杏石甘汤合三石饮（石膏、滑石、寒水石）。② 毒陷心包宜清热解毒，凉营透邪，方选黑膏汤（生地、豆豉、猪脊髓）合犀角地黄汤出入。③ 毒盛正虚，由闭转脱，偏心阴衰竭者宜清热宣肺，益气养阴，麻杏石甘汤合复脉汤加减，偏心阳虚脱者宜回阳救逆、益气固脱，参附龙牡救逆汤加味。④ 热移大肠宜清肠化湿，佐以辛凉透疹，方选葛根芩连汤合栀豉汤。⑤ 麻毒攻喉宜清解利咽，方选牛蒡甘桔汤。⑥ 热壅阳明宜清热通腑，方用凉膈散或清热泻脾汤出入。⑦ 火熏肝胆宜泻火解毒、养阴清肝，方选加减神消散或滋阴降火汤。⑧ 邪恋阴伤宜养阴清热，方选地骨皮饮或养阴清肺汤。⑨ 邪留肌肤致瘖癫者宜养阴祛风清解，方选清热渗湿汤。⑩ 热恋筋脉致痿躄者宜消热润燥，养阴益胃，方用清燥救肺汤合虎潜丸。

二、风痧与奶痧

风痧初起轻中度发热，伴轻咳、流涕等感冒症状，当日或第二日发热不退且见全身满布细沙样淡红疹，软腭及咽喉亦可见针尖大小之红疹，但手足心很少皮疹，且耳后及枕部淋巴结肿大压痛，皮疹稍有瘙痒，2～3 日消退，疹后无色素沉着及脱屑。奶痧初起高热 39～40℃，并持续 3～4 日，伴轻咳流涕或纳减呕恶、大便溏薄等症，之后热退疹出，全身可见细沙样玫瑰色丘疹，但面部及四肢远端较少皮疹，疹后 1～2 日即可消退，无色素沉着及脱屑。钱育寿的经验可概括为"视身热而察痧疹，重轻宣而佐凉营"。他指出：两者鉴别重在审察发热与出疹之间关系，风痧者发热不久即出疹，而奶痧则热退后疹出。

有关两者的治疗基本相同，轻证者：治宜疏风热于宣透，方选银翘散化裁。若大便溏薄，加紫苏梗、藿香、煨葛根、扁豆衣；若皮肤瘙痒加西河柳、白鲜皮。重证者治宜解热毒于凉营，方选透疹凉解汤合化斑解毒汤出入，若大便干结难解，加生大黄、全瓜蒌；若口渴甚加天花粉、鲜芦根；若腹胀纳少，加枳壳、神曲、鸡内金。

三、丹痧

丹痧又称烂喉痧,西医称"猩红热",临床以发热、咽喉疼痛、扁桃体红肿糜烂、全身弥漫性猩红色皮疹为特点。钱育寿指出:该病为温热疫毒之邪由口鼻、咽喉而入,蕴郁肺胃,上攻咽喉,内迫血络,外透肌表所致。治疗宜分轻重而选方药,据传变而作化裁,若误治失治,余毒内归经络关节可致痹证,若余毒内归心肾等脏,可致心悸、水肿等变证,此尤宜引起重视。

钱育寿强调临证时不宜将丹痧证型分得过细,只需分轻重两证即可,治疗总则为清凉宣透,泄热解毒,遣方选药重在增损,辨证加减意在变通。轻证者:发热不甚,咽红乳蛾肿痛,但无糜烂,皮疹较稀疏,舌薄微黄,舌红但无杨梅舌,此为邪侵肺胃,热蕴咽喉,痧毒由里出表之际,治宜清热宣透,利咽解毒,方选清咽汤出入。

重症者:高热不退,面红烦渴,乳蛾红肿糜烂,皮疹猩红弥漫,融合成片,或呈紫红色或见疹点,舌绛起刺为杨梅舌,此为毒陷气营,外透肌表,热毒化火,内逼营血,劫津伤阴,治宜清气凉营,解毒救阴,方用清瘟败毒饮加减。若皮疹有瘀点、壮热、神昏谵语,去桔梗,加紫草、水牛角、丹参,另用安宫牛黄丸调服;若躁动、抽搐,加羚羊角粉、紫雪丹、至宝丹调服;若大便秘结,加大黄、芒硝通腑泻火。

此外,钱育寿还指出,有一种特殊类型的丹痧即外科型丹痧(或称口腔外猩红热),邪毒不经过口咽鼻等呼吸道传染,而是经皮肤创伤处传染(如烫伤、疖肿等),在原创伤周围出现丹皮疹,伴发热,但全身症状较轻,治法宜清热解毒、凉血化瘀,方选黄连解毒汤加生地、牡丹皮、赤芍、桃仁、木通、生甘草。

(《中医临床与保健》,1992 年第 4 卷第 2 期)

孙思邈用大黄于儿科初探

卞国本

唐代杰出的医药学家孙思邈在《千金方》及《千金翼方》中治疗小儿急

症、杂病等共载方 371 首,其中用大黄之方近 50 首,尤其对小儿惊痫、伤寒、咳嗽、癖结胀满等病,用大黄之方更多。他对小儿急症、热病等擅用大黄,主张祛邪攻下,本文拟就孙氏这一学术思想及用药经验择要探析如下。

一、治惊痫急用大黄

孙氏云:"凡小儿之痫有三种,有风痫,有惊痫,有食痫。"孙氏所谓"惊痫"之病,非现代所谓"痫证",实为小儿急惊风。孙氏认为小儿惊风发病急骤,多属实证,治宜急速,用药重在祛邪攻下,故 14 首方剂中有 6 方用大黄,1 方用巴豆,即攻下方占一半,可见孙氏何等喜用大黄,试举数方于下。

(1) 风痫有高热动风特点,孙氏指出"风痫当下之"。以"龙胆汤治婴儿出腹,血脉盛实,寒热温壮,四肢惊掣,发热,大吐呬者"。方中重用大黄一两通腑泄热;以龙胆草、黄芩清肝泄火;以钩藤、蜣螂镇惊息风;以柴胡、白芍、桔梗疏肝理气,调和气血;茯苓、甘草配芍药缓急和中。全方合用则通腑气而泄壮热,泻肝火而止惊风。

(2) 孙氏指出小儿惊痫"起于惊怖大啼,不可大下,惊痫心气不足,下之内虚,益令甚尔"。故用镇心丸,双银屑、铁精、珍珠、雄黄、紫石英重镇安神,止惊息风;以牛黄清心豁痰;人参、茯苓、茯神、防己、远志补益心气、化痰开窍;宗"惊痫不可大下"之旨,以少量大黄(6 分)微下通便。全方止惊风于重镇,清痰热于通腑,益心气于甘温,补泻兼施,寒温相济而获效。

二、疗伤寒早投大黄

孙思邈对小儿外感伤寒所致的温热性疾病,提倡开辛凉解表、通腑攻下、清热解毒、凉营息风等法门,但尤重通下之法,35 首治方中有三分之一用大黄。孙氏谓"治其时行疾疫,故如大人法,但用药分剂少异,药小冷耳"。认为对大人可用大黄,小儿亦应早投大黄,仅药量或用法有所区别,如:

(1) 升麻汤"治小儿伤寒变热毒病,身热面赤,口燥,心腹坚急,大小便不利或口疮者"。孙氏不但用麻黄、柴胡辛温发表,更用黄芩、升麻清热解毒,用大黄、芒硝通腑攻里、急下存阴。用药一温一寒,正合《内经》"发表不远热,攻里不远寒"之旨,再以白薇、玉竹、钩藤清营凉血生津。此为汗、下、清三法并用,上下分清、表里同治之剂,实为后世表里双解之祖方。

(2) 大黄汤"治小儿肉中久挟宿热,瘦瘠,热进退休作无时",对此发热久病者,孙氏用大黄、芒硝为君,釜底抽薪,清泄宿热,以石膏清热泻火,佐甘草、大枣扶正补中,桂心少许通阳达表,又防硝、黄、石膏苦寒太过。因小儿为稚阴稚阳之体,气势嫩弱,病情易虚易实,故孙氏用药法度为逐邪以安正,泻中略寓补,考虑周到,不落俗套。

(3) 孙氏在"小儿连日壮热,实滞不去,寒热往来,微惊悸方"中,为防热动肝风成惊厥之变,尽早投用主药大黄通下泻热,以滑石、寒水石、硝石甘寒清热,以黄芩、天花粉清热生津。因连续壮热伤正,小儿气阴微弱,易于耗损外脱而成惊悸,故用人参、甘草、桂心、龙骨、牡蛎益气固脱。全方攻补兼施,祛邪热于清降,扶正气于甘温,虚实并调而无偏颇,方能左右逢源而无虞。

三、平咳喘巧施大黄

小儿咳喘外感者多而内伤者少,咳喘之病虽不离乎肺,但肺与大肠相表里,若肠胃气机不降,则肺气上逆致咳喘频作,故孙氏除用常规止咳化痰药外,还巧施大黄止咳平喘,如:

(1) 紫菀汤"治小儿中冷及伤寒暴嗽,或上气喉咽鸣,气逆或鼻塞清涕出者",此为咳喘暴嗽,外有风寒束表、内有痰饮停聚、肺气上逆之象,孙氏用紫菀、杏仁、麻黄、桂枝辛温解表,开宣肺气于上;以大黄、黄芩、青木香、当归通腑降气,疏利大肠于下;辅以橘皮、甘草化痰止咳。全方宣降并用,寒温并调,尤以大黄之降治咳喘上气,其用药构思之精巧,非常人之所及。

(2) 五味子汤"治小儿风冷入肺,上气气逆,面青喘迫,咳嗽昼夜不息,食则吐,不下方"。本证咳喘气逆较甚,极似《伤寒论》小青龙汤证。孙氏以麻黄、桂枝、干姜、细辛、紫菀、款冬花发散风寒、温肺化饮;同时以五味子敛其喘促,以人参安其胃气,以当归和其气血。此外,孙氏还巧施大黄通腑止呕以降肺气,又合当归活血化瘀,以解面唇青紫之证。在大队辛温药中用一味苦寒之大黄,其寒凉之性无虞,其通降之力尤殊,此又为想仲景之所未想,用仲景之所未用。

四、消癖结胀满擅用大黄

隋唐以前尚无疳证病名,"癖结胀满"相当于宋元以后所称疳积、积滞、积聚等病,其病机多属外感邪热或内伤乳食,痰饮食滞,停聚中焦,积而不化所致。孙思邈对此病擅用大黄,在该病 35 首治方中有一半用大黄,例如:

(1)"治小儿心下癖,痰癖结聚,腹大胀满,身体壮热,不欲哺乳,芫花丸方。"方中以芫花攻逐胸胁痰癖结聚,以大黄通腑泄热,辅以雄黄消积逐癖,黄芩清解中焦。初看此方为治里实证之"虎狼之剂",但孙氏用药十分谨慎,在此方后注明"三岁儿至一岁以下服如粟米一丸",药量轻,主张微下及中病即止,以防伤正,此又为孙氏用药精细之处。

(2)"治小儿胎中宿热,乳母饮食粗恶辛苦,乳汁不起儿,哺乳不为肌肤,心腹痞满,萎黄瘦瘠,四肢痿躄缭戾,服之令充悦方。"该方所治病证与现代所说的"干疳"相仿,孙氏以人参、茯苓、甘草益气培本,健脾生肌,以鳖甲、芍药滋阴生津,养血润肤,以大黄、枳实通腑消导,佐干姜防苦寒太过,以柴胡疏利气机。全方合用,通腑消积和肠胃,健脾助运生气血,以补为主,寓消于补,动静结合,养阴不滋腻,补益不呆胃,故令小儿充悦也。

五、讨论与体会

孙思邈用大黄于儿科之方,与全书方剂相比,真可谓九牛一毛,然亦可窥豹之一斑,对其用药特点,不揣浅陋,探析以下三点。

(1)孙氏对小儿急性病、热性病善用大黄,乃因小儿外邪致病为多,病理因素以邪热、痰食、积滞为多,且小儿有"发病容易,传变迅速""易寒易热,易虚易实"之病理特点,故治疗首推祛邪之法。正如孙氏谓:"小儿气盛有病,但下之必无所损,若不时下,则将成病,固难治矣。"《内经》云:"除其邪气,则乱不生。"只有遵"坚者削之,客者除之"之义,采用除邪务尽的原则,及时果断用药,才能防止小儿病情由实转虚或传变恶化。孙氏这种病非素有,乃由邪而生,法当祛邪攻下、宜早宜速的学术思想,为后世治疗温热性传染病及急性病采用截断疗法奠定了理论基础。

(2) 由于小儿脏腑娇嫩,形气未充,"五脏六腑成而未全……全而未壮",故孙氏常提到攻下时应注意"微下",不宜"猛下",不宜"久战"。他说:"先从少起,常令大便稀,勿大下也,稀后便渐减之,不醋臭,乃止药也。"其用药组方看似峻猛,实则每服粟米大小之丸 2~5 粒不等,中病即止,不可过剂,才不致克伐小儿正气。孙氏这种既大胆用大黄,又极谨慎其用量,主张不宜过量的用药特点,正是他擅用大黄经验的另一方面,必须正确领悟体会。

(3) 孙氏擅长用大黄,同时又善于灵活配伍。一是取"结者散之,留者攻之"之义,配伍各种行散清解之品,以增强主药的作用。如解表发汗、逐邪外出的麻黄、桂枝、柴胡、升麻等;开宣上焦气机的紫菀、桔梗、杏仁等;调和中焦、行气守中的陈皮、甘草、干姜等,"阴凝之处,必有伏阳",配伍黄芩、知母、石膏、白薇等清热药,使伏阳郁热得泄;二是取"逸者行之,惊者平之"之义,配伍各种灵动息火之风之品,如气滞必有血瘀则加用行气活血的当归、丹参、青木香等;如痰食积滞之癖结胀满,加用芫花、芒硝、枳实、鸡内金等消积逐癖、化痰导滞等品;若热动肝风而有惊痫者,加用平肝息风之品如钩藤、龙胆草、蜣螂等;三是遵"虚者补之,散者收之,损者温之"之义,配伍扶正之品,寓补于攻,寓收于消,寓热于寒,如用益气药参、芪、术、苓、草,用养血药归、芎、地、芍、枣,用滋阴药鳖甲、生地、麦冬、玉竹,用温阳药桂心、干姜、细辛,用收涩药龙骨、牡蛎、五味子等。孙氏应用大黄时,能如此灵活配伍,既用他药相助,又能调动正气匡扶,邪正兼顾,药无偏颇,确为有制之师,用以治疗小儿急症热病,故能获药到病除、立竿见影之效。(《吉林中医药》,1992年第 5 期)

上病下取法在儿科临床中的应用

卞国本

《内经》中的"病在上,取之下"治法,虽是针灸手法,选穴依据。今笔者将这一独特原则应用于儿科临床,亦获较好疗效。兹将临床所得,简述如下,以飨同道。

一、小儿肺炎

小儿肺炎为儿科常见病,其病机多属痰热壅盛、闭阻肺气而成。临床常以宣肃肺气,清化痰热治法取效。但肺与大肠相表里,若肺气闭塞,可导致其腑气不通,腑气不通则更会加重肺闭之证,甚至形成肺闭痰郁,邪热炽盛,热从火化,内陷厥阴,蒙闭心包,出现神昏、抽搐等重危候。此时若能及时地采用上病下取之法,通腑泄热,泻肺降气,使其肺闭可开,痰热可化,壅塞可除,其疾自会转轻向愈。

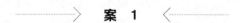

案 1

赵某,男,2岁。1988年3月12日收入院。患儿近1周来,咳嗽作呛,痰鸣气喘,鼻塞流涕,发热朝轻暮重,入夜可达39℃左右,大便干结,已2日未解,小便色黄,舌质红、苔微黄腻,脉细滑数。血检:白细胞计数 $13.4×10^9$/L,中性粒细胞百分比60%,淋巴细胞38%,大单核0.02;两肺听诊可闻及干湿啰音;X线胸透:支气管肺炎。中医诊断为肺炎喘嗽。证属风邪未尽,痰热内蕴,肺气郁闭,失于清肃。治宜宣肃肺气,清化痰热。方选麻杏石甘汤合葶苈子散加减。炙麻黄5g,杏仁、葶苈子(包)、射干、连翘、竹茹各10g,玉泉散(包)30g,薄荷(后下)5g,蒲公英15g,鱼腥草30g,水煎服。2剂后,高热未降,咳喘仍重,大便秘结不行,唇红口渴,两肺仍闻干湿啰音。究其病机为腑气不通,肺气失肃,其痰热焉能祛除。遂于原方中加生大黄(后下)6g、全瓜蒌15g,剂尽排出燥屎多枚,发热始退,喘减轻。继以清肺化痰,理气通腑之剂,调治1周,疾愈。

【按语】 肺体清虚,为"多气少血"之脏,性喜宣通而恶壅塞,位居上焦,故其气以清肃下降为顺。风邪痰热,闭窒肺气,下传大肠,造成阳明热结,腑气不通,其痰热何以能除?其闭塞何以能开?首诊罔效,症结于此。后加大黄、瓜蒌以釜底抽薪,荡涤通腑,遂收立竿见影之效。此正如张仲景所说:"病在上,取之下,谓如阳病者治其阴,上壅者疏其下也。"

二、哮喘

小儿哮喘,发时喉间痰鸣,胸闷气促,呼气延长,甚则张口抬肩,不能平卧;不发时则如常人,易于反复发作。其病机乃痰饮久伏,壅阻气道,遇感则诱发,反复不已。临床辨证常以热哮、寒哮为纲。治以化痰平喘为主,但因其反复发作,故病程多较长,致成正虚痰伏、虚实夹杂之证,治疗较困难。为此,在其发作时单用肃肺平喘之剂多无效,而加用益肾纳气法反能取效。

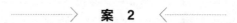

案 2

蔡某,男,8岁。1989年4月6日初诊:素有支气管哮喘病史5年余,每间隔1～2个月辄发。近日因感冒而诱发,喉间痰鸣气喘,咳嗽、流涕,两肺可闻哮鸣音。证属风邪痰热,壅遏气道,肺失肃降。治宜清肺化痰,降气平喘。方选定喘汤加减,水煎服。

二诊:药后,咳喘、哮鸣稍减,但至半夜加重,或因大声喊叫及活动后加重,咽红口干,咳声稍嘶哑,大便稍干,舌苔薄、质红,脉细数。悟其为肺肾阴亏、肾不纳气,此为该病之根本。遂改拟以益肾养阴,清肺化痰法治之。药用:生熟地各12 g,砂仁3 g,菟丝子、五味子、丹参、干地龙、苍耳子、牡丹皮、炙桑白皮各10 g,紫石英(先入)30 g,山药、全瓜蒌各15 g,水煎服。5剂后,咳喘基本消失,大便通畅,两肺呼吸音清晰未闻及哮喘音。后继以补肺益肾,健脾化痰之剂调治。随访1年,未见复发。

【按语】 小儿哮喘,用"发时治标,平时治本"之法,此乃常理。但因小儿乃稚阴稚阳之体,故前贤曾有肺常不足,脾常不足,肾常虚之论点。况病程已久的哮喘患儿,其病位虽在肺,但必有肾虚之病机存在。故当其发作时,既有用清肺平喘之常法取效者,亦有用益肾纳气之法而获平息者。此为使其气入而归根本,诚乃上病下取以治肾求本之法也。正如南齐褚澄在《褚氏遗书》中所说:"外病疗内,上病救下,辨脏腑之虚实,通病脏之母子,相其老壮,酌其浅深,以制其剂。"此论言之有物矣。

三、滞颐

小儿涎液自流,溢于口外,留滞于颐间,故名谓"滞颐"。此病在小儿科并不鲜见,其病机或为脾胃积热,或为中焦虚寒,或为食积内停。一般多按清胃、温中、健脾、消食等法辨证施治。但笔者常以上病下取,从肾论治,温肾以摄液,亦常获显效。

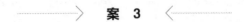

案 3

宋某,男,3 岁。1988 年 12 月 25 日就诊:患儿母诉常流口水,家长未予重视及治疗。今秋冬以来,患儿流涎更甚。查见:涎无异味,胸前衣襟浸湿一片,面色少华,形体不丰,纳食一般,大便时溏时干,有时夜间遗尿,舌质淡红、苔薄白,脉细数。曾在当地医院服西药及健脾之中药均无效,而来本院就诊。诊此为滞颐,证属肾阳不足,下元虚亏,津液失于固摄。治宜温肾摄液。处方:熟附片 5 g,益智仁、山药、菟丝子、补骨脂、五味子各 10 g,乌药、陈皮各 5 g,煅龙骨、牡蛎(先入)各 15 g,水煎服。5 剂后,流涎大减,他证亦见好转;继服前方 5 剂,剂尽而涎止。后嘱常服《金匮》肾气丸以巩固其疗效。追访至今,未有复发,遗尿证亦消失。

【按语】 肾为水脏,主闭藏。人体之津液代谢每与肺脾肾三脏有关,但其中则与肾脏的功能正常与否关系尤为密切。《内经》有"脾之液为涎"之论。但人身诸液同源,肾又为五脏之主,"肾之液为唾"。为此,若其肾阳虚弱,则火不暖土,必致脾气、脾阳之不足,此时其唾涎焉能有所统摄?本此理,今方中用熟附片、菟丝子、补骨脂、益智仁、山药、乌药诸品暖下温肾;煅龙骨、煅牡蛎、五味子等收敛固摄,诸药伍用岂能无效。正如明代怀抱奇在《医彻·应机》篇中所说:"病在上,下取之,阳根于阴……此机之从本者也。"(《长春中医学院学报》,1992 年第 8 卷第 1 期)

辨证治疗小儿急性肾炎 70 例

卞国本　王乐平　指导:钱育寿

近几年来,笔者在著名老中医钱育寿主任医师指导下,对 70 例急性肾炎住院患儿进行中医辨证治疗,收到较满意疗效,兹将临床诊治结果与体会报告如下。

一、临床资料

70 例患儿均为住院患者,其中男 42 人,女 28 人,3 岁以下 13 人,3～8 岁 33 人,8 岁以上 24 人。住院时发病 1 周以内者 44 人,1 个月以内者 17 人,病程 1～6 个月者 5 人,6 个月～1 年者 4 人。发病诱因为上呼吸道感染或扁桃体炎者 55 例,皮肤疮疖脓肿引起者 10 例,无明显诱因者 5 例。患儿绝大多数有颜面或下肢水肿,无水肿者 8 例。以肉眼血尿为主症者 20 例,血压升高者 42 例,所有病例均有尿常规检查异常。有尿频、尿急、尿痛合并症者 7 例,有气管炎或肺炎合并症者 12 例。住院期间纯中医治疗者 42 例,加用青霉素、氢氯噻嗪、利血平等西药治疗者 28 例。

二、辨证治疗

根据患儿以水肿或血尿为主症,或无临床症状但有尿检异常等不同情况,分以下三个证型辨证施治。

1. 风水相搏证　大多由感冒或乳蛾引起,起病迅速,发病时间短,水肿明显,尤以眼睑、面部为甚,小便量少,血压偏高,伴发热,咽红或痛,咳嗽,苔薄腻,舌质红,脉浮数。治宜疏风清热,宣肺利水,方选麻黄连翘赤小豆汤加减。常用药:麻黄,连翘,赤小豆,桑白皮,杏仁,炙僵蚕,蝉蜕,泽泻,车前子,茯苓。若热证不明显,可以苓桂浮萍汤出入;若小便量少,肿甚加猪苓、玉米须、冬瓜皮;若发热、咽痛、扁桃体肿大,加豆豉、射干、牛蒡子;若咳重加前胡、桔梗、鱼腥草;若见血尿加小蓟、茜草、白茅根;若血压偏高,去麻黄,加双钩藤、夏枯草、石决明等。

2. 湿热伤络证　大多由皮肤疮疖肿疡或湿疹感染所致,患儿以肉眼血尿为主,颜面水肿或有或无,小便黄赤短少,或见尿频、尿急、尿痛,苔微黄或黄腻,舌质红,脉滑数。此为湿热下注,热伤血络所致。治宜清热利湿,凉血止血。方选小蓟饮子出入。常用药:小蓟,大蓟,仙鹤草,生地,栀子,丹皮炭,炒蒲黄,益母草,六一散,侧柏叶,紫珠草,六月雪。若伴水肿,小便不利,加车前草、玉米须、泽泻;若伴尿频、尿急、尿痛,合八正散出入;若皮肤疮疖感染未愈,合五味消毒饮加减;若下肢湿疹瘙痒,合四妙丸及白鲜皮、地肤子化裁;若肉眼血尿甚者,加琥珀粉,参三七粉或云南白药调服。

3. 正虚邪恋证　患儿急性期已过,病程常超过 1～2 个月,水肿及血尿消失,临床症状不明显,但尿常规检查持续异常而见少量蛋白、红细胞、管型等,尤其在感冒后易见症状反复。平时易感冒咳嗽,食欲欠佳,面色少华,苔薄或薄腻,舌淡红或舌偏红。证属肺脾肾三脏气阴俱虚,因摄无权,精微下泄,兼夹湿热留恋下焦。治宜健益固涩为主,清化湿热为辅。方选参苓白术散合六味地黄汤出入。常用药:太子参,炙黄芪,白术,茯苓,熟地,山茱萸,怀山药,菟丝子,泽泻。若舌红,苔微黄腻,尿液黄混,加六月雪、黄柏、玉米须清利湿热;若尿检蛋白较多者加覆盆子、金樱子、芡实益肾固涩;若尿检红细胞持续,小便色黄,舌质偏红者加生地、小蓟、丹皮炭滋阴凉血止血;若舌质暗红或有紫点者加益母草、丹参活血化瘀;若汗多易感冒,病情易反复者,加服中成药玉屏风口服液健益固表。

三、治疗结果

70 例患儿经治疗痊愈 61 例(占 87.1%),好转 9 例(占 12.9%),总有效率 100%。其中纯中医治疗者 42 例,加用西药治疗者 28 例,两者疗效统计(表 5 - 3)。经数理统计处理,两者无显著意义,疗效相近,说明对小儿急性肾炎的纯中医治疗完全可以取得理想疗效。

表 5 - 3　中医及中西医结合治疗疗效统计表

方　　法	例数	痊愈(%)	好转(%)
纯中医治疗	42	37(88.1)	5(11.9)
加西药治疗	28	24(85.7)	4(14.3)
合　　计	70	61(87.1)	9(12.9)

注:$X^2 = 0.12$　$P > 0.05$

四、体会

(1) 小儿急性肾炎若因外感六淫之邪所致,尤与感冒、乳蛾等病有关者,初起总以风水相搏证为多。盖肺为水之上源,一旦邪郁肺系,风客玄府,则肺失通调,不能下输膀胱,水溢肌肤而为水肿。治法既要疏风邪、开鬼门、发汗液,又宜洁净府、利水道、降浊阴,俾肺气宣降有序,津液布散司常,则水肿可消矣。同时应根据尿少、咳重、血尿、咽痛、高血压等不同见证,酌加利尿、化痰、凉血、清解、平肝等不同药物。肾炎初期病多属实属热,当以祛邪为主,此为本病初期治疗之关键。我们发现,只要重视急性肾炎第一周的治疗,尽管早期症状较严重,病程也可缩短,并发症亦可减少,我们收治的病例中就没有一例心衰、高血压脑病、尿毒症发生。

(2) 小儿急性肾炎若因风热乳蛾或皮肤疮毒内归所致,除风遏水阻见水肿外,还因热毒下注,伤及血络而见血尿。若风邪湿浊不甚者,而以热毒下注,伤及膀胱血络为甚者,则水肿不显而仅见肉眼血尿。治宜清热凉血为大法。古人说"离经之血即为瘀血",现代医学认为肾炎是免疫变态反应性疾病,有凝血机制的参与,故还应结合活血化瘀之法可加速病情的痊愈。若皮肤疮毒较重,宜佐清热解毒法;若湿热下注,膀胱气化不利而尿频、尿急、尿痛,又当清利通淋。我们对小儿急性肾炎急性期之肉眼血尿多从实证、热证论治而收效,不必从虚考虑,正如《景岳全书》所云:"血本阴精,不宜动也,而动则为病……盖动者多由于火,火盛则逼血妄行。"但当肉眼血尿消失,仅镜下见尿红细胞者,既有阴虚火旺为病,亦可气虚不摄所致。宜察其正虚邪实之多少,辨其气虚阴虚之从属,采取不同的遣方用药。

(3) 小儿急性肾炎的恢复期多为水肿消退、肉眼血尿消失、血压正常,仅尿检异常,或者急性肾炎的"亚临床型",均属无症状而仅尿常规异常。对这类无证可辨的患儿既不能以"水肿"命名,亦不能归属"血尿"范畴,笔者根据辨证与辨病相结合的原则,即辨病主要以西医学的诊断标准。辨证则以患儿的饮食、出汗、平素是否易感及苔脉等作为中医立法选方的依据。中医学认为尿中蛋白质、红细胞等均为体内物质化生而成,均属人体的精微物质。肾炎恢复期因脾肾受损、脾虚不摄、肾不藏精,则精微下泄而尿检异常。若长期的精微物质不断丢失必定加重脾肾气阴虚亏,而气阴亏虚又易遭外邪侵袭而使病情反复,如此往复,形成恶性循环,可致病情迁延难愈。笔者认为其病机关键不在邪实,而在正虚,因此治疗之根本应匡护正气,健脾益肾,固摄敛精。若兼小溲黄混、苔黄腻、舌红等下焦湿热留恋之象,宜佐清化利湿,以利邪祛正安。总之,扶正固本之法应贯穿恢复期治疗之始终,用药当以甘味平补之品为主,养阴而不滋腻,补益而不呆胃,清利而不伤阴,以平为期,燮理阴阳,冀阴平阳秘,则正气可复,病情可愈。(《四川中医》,1992年第12期)

辨证治疗小儿手足口综合征

卞国本　刘宏波

小儿手足口综合征是一种由柯萨奇病毒引起的以手、足、口腔等部位出现皮疹为特征的疾患,四季皆发,春夏多见,具有传染性和流行性。笔者3年来按卫气营血辨证治疗56例,全部治愈,疗程最快2日,最慢5日。其中男39例,女17例;年龄最小5个月,最大8岁,平均2.7岁;发病最短1日,最长5日,平均2.4日;在4—7月份发病者为47例,占84%。临床以手心、足底、指趾丘疱疹,口腔疱疹或溃疡为主要表现。其中伴臀部丘疹者26例,伴牙龈红肿者24例,伴发热44例,伴流涎、口痛拒食者48例,苔薄20例,苔厚腻30例,苔少或花剥且舌红绛者6例。

1. 卫分风热证　疾病初期,手掌、足底、指趾发红色丘疹,浆疱疹较少,口舌见疱疹,糜碎灼痛,或有流涎,臀部偶见红疹,伴发热、流涕、轻咳等肺卫表证,舌红苔薄,脉浮数。治宜疏风清热,解毒透疹。方选银翘散加减:金银花,连翘,薄荷,炙僵蚕,蝉蜕,碧玉散,蒲公英,紫花地丁。热著加炒豆豉、玉泉散;咽痛加射干、牛蒡子;瘙痒加白鲜皮、地肤子,另外以锡类散吹口外用。

2. 气分湿热证　本证多见于夏天或梅雨季节。见手心、足底、指趾疹出较甚,丘疹疱疹参见,疱疹灌浆较多,甚至痒痛渗液,臀部亦有丘疹。口腔疱疹溃疡,牙龈红肿,涎稠口臭,疼痛拒食,发热较著,汗泄不彻。常伴胸闷烦懊,小溲黄赤,舌红,苔厚黄腻,脉滑数。治宜清气解毒,除湿消疹。方以甘露消毒丹出入:生石膏、黄芩、紫苏梗、藿香、碧玉散、射干、人中黄、连翘、白鲜皮、一枝黄花。热甚少汗加炒豆豉、金银花,另以紫雪散调服;咽痛赤烂加炙僵蚕、玄参;口渴甚加石斛、鲜芦根;大便秘结加生大黄;疱疹渗液加苦参、地肤子;口疮溃疡用锡类散吹口。

3. **热入营分证**　本证见于素体阴虚内热或延迟就医患儿。见身热夜甚,手心、足底、指趾红色丘疹较多,灌浆疱疹甚少,唇红而燥,口腔灼痛,厌食,烦躁不安,舌红而绛,苔少或花剥,脉细数。治宜清热解毒,凉营消疹。方拟清营汤化裁:生地,玄参,牡丹皮,赤芍,碧玉散,射干,人中黄,连翘,蒲公英,竹茹,淡竹叶。身热不退加知母、青蒿;咽红疼痛加炙僵蚕、马勃;皮疹瘙痒加蝉蜕、白鲜皮。另用珠黄散或锡类散吹口。

以上各证型患儿若有热甚或拒食纳少,均可配合解热对症处理及输液支持疗法。

周某,男,1岁。因发热,手足出疹,口碎流涎3日于1989年6月18日就诊。体温39.2℃,手心足底及指趾丘疱疹较密,疱疹多于丘疹,手指背侧有渗液,口腔黏膜及舌边疱疹溃疡,牙龈红肿,流涎拒食。舌红,苔黄厚腻,脉滑数。诊断:手足口病。证属气分湿热。处方:藿香、紫苏梗、黄芩、炙僵蚕、射干、苦参、连翘各10 g,碧玉散(包煎)15 g,白鲜皮12 g,人中黄5 g,紫花地丁、生石膏(先下)各30 g。每日1剂。另用锡类散吹口外用,口服紫雪散1/2支,每日2次。当日临时静脉补液糖盐水250 ml,肌内注射复方氨基比林1 ml。2日后,身热已退,手足皮疹亦有消退,部分萎瘪,口腔溃疡部分愈合,牙龈红肿已减,胃纳渐增,舌质仍红,苔黄腻稍化。原方去苦参、连翘,加陈皮5 g、炒竹茹10 g;继服2剂而愈。

体会:中医历代文献尚无手足口病的记载,根据本病具有流行性及传染性,病理性质属实属热,以手足口腔等部位出现皮疹为临床特点,笔者认为本病应属温病范畴,是一种由温热邪毒引起的小儿出疹性疾病,故采用卫气营血辨证较为适宜。该病病理机转只涉及卫分、气分、营分,并不深入血分,故临床未见一例患者有发斑、出血、神昏等症状,说明本病预后良好,且临床以卫气同病证较多。

由于本病均见口舌疱疹溃疡症状,与"口疮"有类似之处,提示由肺胃两经热甚而熏蒸口舌所致,故治疗时加入生石膏、碧玉散、人中黄、炒竹茹等甘寒清肺胃之品,并配合锡类散、珠黄散吹口外用。此外,本病具有温病疹出营分的规律,故常加入生地、牡丹皮、玄参等凉营之品,以利退热消疹。(《四川中医》,1992年第4期)

钱育寿老中医治疗小儿急性肾炎经验

卞国本　王乐平

钱育寿主任医师是江苏省著名老中医,出身中医世家,幼承庭训,业医近五十载,医术精湛,学验俱丰,擅长中医儿科,尤对小儿急性肾炎的治疗有独到之处。钱育寿指出,临证分型不必复杂,只要抓住主症,就能纲举目张,执简驭繁。本文兹就其诊治该病经验作简要介绍,以飨同道。

一、疗水肿,疏风利水为大法

小儿急性肾炎以眼睑、面部水肿为主症者,多由上呼吸道感染或扁桃体炎等引起,其起病迅速,小便量少,血压偏高,常伴发热,鼻塞咳嗽,咽红疼痛,苔薄腻,舌质红,脉浮数。盖肺为水之上源,一旦邪郁肺系,风客玄府,则肺失通调水道,不能下输膀胱,水溢肌肤而为水肿。钱育寿指出,其治法既应开鬼门而散风邪,又应洁净府而利水道,俾肺气宣降有序,津液布散司常,则水肿可消矣。方选麻黄连翘赤小豆汤加减,常用药:麻黄,连翘,赤小豆,桑白皮,杏仁,炙僵蚕,蝉蜕,车前子,泽泻,茯苓。若热象不明显,可以苓桂浮萍汤出入;若小便量少,肿甚,加猪苓、冬瓜皮、玉米须;若发热,咽红疼痛,乳蛾肿大,加炒香豉、射干、牛蒡子;若咳嗽重,加前胡、桔梗、鱼腥草;若伴血尿加小蓟、白茅根、茜草;若血压偏高,去麻黄加双钩藤、夏枯草、石决明。钱育寿强调指出:小儿急性肾炎初期多属实属热,尤应重视第1到第2周的治疗,因在这一阶段常因水肿不退而易发生心衰、高血压脑病、尿毒症等并发症。只要在这一时期治疗得当,尽管早期症状较严重,病程也可缩短,肾功能也不会受损害;相反,若忽视或延误这一时期治疗,病情就会起伏不定,病势则会迁延难愈。

二、治血尿,清热凉血是关键

小儿急性肾炎以肉眼血尿为主症者,大多由皮肤疮疡肿毒、湿疹感染或急性扁桃体炎所致,临床或见水肿,或水肿不明显,常伴小溲赤黄短少,或见尿频、尿急、尿痛,苔微黄或黄腻,舌质红,脉滑数。盖皮肤疮疡,热毒内攻,下移膀胱或素体湿热内盛,复感风热,郁而不解,下注膀胱,均可损伤血络而致尿血。若风湿热毒,内归肺脾,肺失通调,脾失转输,水气泛溢肌肤,则兼有水肿。《景岳全书》云:"血本阴精,不宜动也,而动则为病……盖动者多由于火,火盛则逼血妄行。"且小儿"阴常有余,阳常不足",故钱育寿认为,对血尿治疗清热凉血是关键,热清则血自宁,正如《不居集》所云:"当用寒凉者,竟用寒凉,而无伤脾败胃虞。"方选小蓟饮子化裁,常用药:小蓟、大蓟、生地、栀子、丹皮炭、侧柏叶、白茅根、仙鹤草、紫珠草、六一散。若伴水肿、小便不利,加车前草、泽泻、荠菜花;若皮肤疮疖肿疡未愈,合五味消毒饮加减;若下肢湿疹瘙痒,合四妙丸及白鲜皮、地肤子化裁;若伴尿频、尿急、尿痛,合八正散出入。钱育寿还指出:离经之血即为瘀血,止血不忘祛瘀,且为防寒致血凝,故清热凉血同时常配伍活血化瘀之品如蒲黄炭、花蕊石、益母草、丹参等;若肉眼血尿甚者或夹血丝者,可加琥珀粉、三七粉或云南白药冲服。如此化裁变通,亦需灵活掌握,方为周全。

三、扶正虚,健益脾肾乃根本

小儿急性肾炎经治 1~2 个月,水肿、肉眼血尿,高血压等症消失,仅尿常规检查异常,尤在感冒后可见反复。这种无证可辨的肾炎恢复期既不能以"水肿"命名,亦不能归属"血尿"范畴。钱育寿根据辨证与辨病相结合的原则,认为"辨病"主要以现代医学对急性肾炎的诊断标准作为恢复期无证可辨的治疗依据,"辨证"则以患儿的饮食、出汗、平素是否易感及舌脉等作为中医立法选方的依据。钱育寿指出,这类患儿并非真正无证可辨,而是常有感冒、汗多、纳少、乳蛾肿痛、面色少华等症,据此可辨其正气之盛衰;同时指出,蛋白质、红细胞均为人体精微物质化生而成,尿液中见此即提示小儿脏腑功能受损,主要为脾肾受损,因脾虚不摄,肾不藏精,则精微下泄而尿检异常。若长期精微物质不断丢失必定加重脾肾气阴亏虚,而气阴亏虚又易遭外邪侵袭而使病情反复,如此往复形成恶性循环,可致病情迁延难愈。钱育寿指出:这类肾炎恢复期患儿之病机关键不在邪多,而在正虚。治疗之根本应健脾益肾,匡扶正气,宜选参苓白术散合六味地黄汤加减,常用药:太子参,炙黄芪,白术,熟地,山茱萸,怀山药,菟丝子,茯苓,泽泻,甘草。若尿检蛋白较多者加覆盆子、金樱子、芡实、鹿衔草以益肾固涩;若舌质暗红或有紫点,加丹参、益母草活血化瘀;若尿检红细胞较多,小溲色黄、舌质偏红,加生地、小蓟、丹皮炭滋阴凉血止血;若易感冒汗多、病情易反复者,加服玉屏风口服液健脾固表;若小溲黄混有热臭味,舌红苔黄腻者,加六月雪、黄柏、玉米须清利湿热;若复感外邪,发热咽痛,则加豆豉、金银花、连翘、牛蒡子等疏风清热,标本兼治。

钱育寿指出,临证时宜根据病情的阴阳虚实及标本缓急,确定扶正与祛邪的孰多孰少,或脾肾同治,或标本兼顾,不宜偏执一法,然扶正固本之法应贯穿恢复期治疗之始终。用药当以甘味平补之品为主,养阴而不滋腻,补益而不呆胃,清利而不伤阴,以平为期,燮理阴阳,冀阴平阳秘,则正气可复,病情可愈。(《云南中医杂志》,1993年第14卷第1期)

小儿肾病综合征辨证浅见

卞国本

小儿肾病综合征以水肿、蛋白尿、高胆固醇及低蛋白血症为临床特征,中医辨证隶属水肿——阴水范畴。教科书历来将其病机归纳为肺脾气虚及脾肾阳虚,然证之临床恰并不尽然,笔者不揣浅陋,兹就其病机及治疗试陈管见于下。

一、脾肾虚亏,阴虚精微下泄是病机根本

小儿肾病综合征病情千变万化,病因各异,但笔者从多年临床所见,尤其患儿均在服用激素之后,其病机不是以阳虚为主,而是以脾肾虚亏、精微下泻、肾阴不足为主,湿热内蕴则为常见的病理因素。盖脾主运化,又主统摄,肾为水脏,又主蛰藏,在多种致病因素作用下,脾肾虚亏,先天后天俱为不足,则脾失健运,统摄无权,肾失封藏,水无所主,在外表现为

水湿泛溢肌肤而成水肿,在下表现为精微下泄而见蛋白尿,在内表现为清浊混淆、生化乏源而成高胆固醇及低蛋白血症。肾居至阴之地,为阴中之阴,肾气既由肾阴所化,故肾有阴阳,以阴为本,小儿体禀纯阳,阴本不足,此即古人所谓"肾常虚,阴不足"也,故小儿更易罹患本病;其次,蛋白尿等精微物质属阴,随着精微物质的不断流失,肾阴必损,此即所谓"穷病及肾"也;再则,因本病久用激素,其药毒副作用亦耗伤肾阴。因此,肾阴亏虚,精微下泄,肾精耗伤是本病迁延难复的主要病因,亦是本病的主要病机。只有病久阴损及阳,乃至虚劳阶段,才出现命门火衰,阳虚式微,心脾肾阳俱虚而致危殆不可救药之证。

病程中或常出现小溲黄浊,有热臭味,尿检有白细胞、红细胞及沉渣增多等湿热之象,乃缘于脏腑功能失调,气机怫郁,水湿无以宣行,郁而化热所成,亦可因久病抗力不足,湿热外邪乘虚侵袭,蕴结下焦所致。湿热不仅耗伤肾阴,又可导致三焦决渎不利,从而加重水肿及蛋白尿,形成虚实夹杂之局面。因此,湿热既是病理产物,又是加重病情的致病因素。

二、补益脾肾,滋阴涩精是治疗大法

小儿肾病综合征病机既然以脾肾虚、阴虚精微下泄为主,则宗"治病求本"之旨,治疗不仅要健脾益肾以开源,更要滋阴涩精以节流。同时,本病又以水湿储留、湿热内蕴为标,故治疗亦当兼顾清利,以疏通沟渠,因势利导,祛邪外出。此外,本病每易迁延反复,这与肺脾虚亏,抗力不足,卫表不固,易于感冒有关,故还需重视调补肺胃,斡旋中运,以畅气血生化之源,增强体质,固表实卫以减少复发,此即"必伏其所主,必先其所因"之理。总之,健脾气,滋肾阴,固肾精,清湿热为本病治疗大法。

笔者在临床常选用知柏地黄汤合玉屏风散加减,创制芪术地黄汤加减运用,药用黄芪、白术、茯苓益气健脾,利水消肿。现代药理研究黄芪对实验性肾炎的发病有抑制作用,并有消尿蛋白作用,且黄芪和白术有强壮作用,有固表实卫之功。生地、知母滋养肾阴,兼清虚热;菟丝子、山茱萸益肾固精;陈皮燥湿健脾行气,使补而不滞,且气行则水行,水行则肿自消;玉米须、荠菜花清热利水消肿;甘草调和注药。诸药合用,共奏健脾益肾、滋阴涩精、利水消肿之功。全方补不滞腻,利不伤正,寓涩于补,气阴兼顾。临证时根据不同见证,还可灵活加减:若见尿多泡沫,则为尿蛋白增多表现,可加芡实、金樱子加强固肾涩精;若见感冒后尿蛋白增多,加僵蚕、蝉蜕、桔梗疏风散邪;若见尿液黄混而有热臭味,尿检白细胞增多,加黄柏、六月雪、石韦清利下焦;若尿检有红细胞,加大蓟、小蓟、蒲黄炭凉血化瘀止血;若上半身肿甚,加防己、浮萍;下半身肿甚,加大腹皮、猪苓;若腹水明显,加商陆、葫芦壳、冬瓜皮逐水消肿;若见舌紫暗者,加益母草、泽兰、丹参活血化瘀;若面色㿠白,畏寒肢冷,舌淡者,加肉桂、附子、淫羊藿或济生肾气丸加减以温阳利水;若平素汗多,易感冒,加桂枝、白芍、煅龙骨、煅牡蛎调和营卫,固表敛汗;若血压高者加牛膝、夏枯草、石决明平肝潜阳。

我们在病房收治小儿肾病综合征 30 例,其中 7 例为初发者,23 例为复发病例,且都在外院接受过激素治疗,病程 6 个月以上者 22 例。经上述方药治疗,22 例显效(原有症状消失,1 个月内连续 4 次检查尿蛋白阴性);6 例有效[临床症状消失,1 个月内连续 4 次检查尿蛋白微量(±)];2 例无效[临床症状虽部分消失,但 1 个月内连续 4 次检查尿蛋白(++)以上],总有效率为 93%。原服用激素者逐渐撤减其用量,直至完全撤除,单用中药维持巩固。治疗后随访 10 例,1~3 年无复发者 7 例。

综上所述,对小儿肾病综合征的中药治疗,当以匡扶正气,补益脾肾,滋阴涩精之法贯穿始终,不能囿于常规"阳虚则补阳"之说,而应结合临床,开拓思路,有是证则用是药。临证用药当以甘味平补之品为主,养阴而不滋腻,补益而不呆胃,清利而不伤阴,以平为期,燮理阴阳,冀阴平阳秘,则诸证可除。(第 7 次全国中医儿科学术研讨会交流论文,1994 年 9 月,浙江杭州)

小儿厌食从瘀兼治

卞国本

小儿厌食久病多瘀,故对常规治疗无效而迁延不愈者宜兼治瘀。兹将笔者辨证论治方法分述于下。

一、益气化瘀法

证候特点：厌食日久，面色少华，平素自汗易感冒，眼圈紫褐色，唇甲暗淡，舌淡暗红，舌下静脉瘀曲，脉细涩。证属气虚血瘀，脾运失司。方药常选黄芪桂枝龙牡汤或玉屏风散加丹参、当归等。

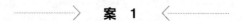

案　1

张某，女，5岁。厌食纳少4年余，形体偏瘦，面少华色，平素汗多常感冒，下眼睑淡紫褐色，唇甲暗淡，舌下静脉瘀曲，苔薄舌淡红，脉细涩。曾在外院服健脾开胃中药多次，效不明显。证属脾虚瘀滞失运，气虚卫表不固。治拟活血化瘀，益气健脾。处方：丹参10 g，当归10 g，川芎5 g，炒赤芍、白芍各10 g，炙黄芪10 g，川桂枝5 g，炒枳壳5 g，砂仁(后下)3 g，煅龙骨、牡蛎(先下)各15 g，生熟谷芽各15 g，炙甘草3 g。服药5剂，虚汗减少，食欲稍增。原方稍加减服用25剂，胃纳启，面红润，诸症渐除而病愈。之后常间断服用本方，胃纳正常，身体健康。

【按语】　患儿气虚血行无力而致瘀，故用黄芪建中益气；脾胃血瘀呆滞，故用丹参、当归、川芎、赤芍活血化瘀；以砂仁、枳壳、生熟谷芽理气醒脾开胃；气虚卫表不固，营卫不和，故用黄芪、桂枝、白芍、龙骨、牡蛎、甘草调和营卫，固表敛汗。厌食病久，不望速效，坚持服药疗效尚佳。

二、养阴化瘀法

证候特点：病程较久，形瘦不丰，肌肤粗糙，肤屑较多，口干喜饮，大便干结，夜寐多汗，鼻根色淡褐，舌红。证属阴虚液亏，血脉瘀滞。张景岳谓"血有燥者宜润之"，方药常选益胃汤合桃红四物汤加减。

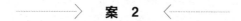

案　2

石某，男，4岁。厌食纳少已3年，平素经常发热，近2个月来因感冒发热后食欲更差，形瘦面黄，皮肤粗糙，肤屑甚多而瘙痒，夜寐汗多，口干喜饮，大便偏干,鼻根淡紫色,舌下静脉瘀曲青紫,舌偏红,脉细数。证属脾胃阴虚,血脉瘀滞。治宜养阴和胃,活血化瘀。方用:生地10 g,麦冬10 g,北沙参10 g,赤芍10 g,当归10 g,桃仁10 g,红花5 g,炒山楂10 g,玉竹10 g,炙甘草3 g,炙鸡内金5 g,火麻仁10 g。服药5剂,胃纳稍启,口干好转,大便畅软。继拟原方加减化裁服药30剂,食欲正常面转红润而病愈。

【按语】 胃为阳土,喜润恶燥,以阴为用,常患热病,必伤脾胃之阴,阴虚液亏,血瘀黏滞致运化失常,故不思饮食,遂以当归、赤芍、桃仁、红花活血化瘀,畅行血脉;阴血虚亏,肌肤失养而粗糙,肤屑多,故用生地、麦冬、沙参、玉竹养阴润燥;当归、赤芍活血养血润肤;山楂散瘀消积;鸡内金、甘草养阴和中开胃;火麻仁润肠通便。全方畅血行于化瘀,健脾胃于养阴,动静结合,则厌食可愈。

三、理气化瘀法

证候特点:患儿多属独生子女,任性娇宠,性情急躁,挑食偏食,胸闷叹息,时或嗳气,眼圈褐色,舌暗红,脉弦数。证属肝气郁结,脾胃气滞血瘀,遵王清任"气通血活,何患不除"之说,选柴胡疏肝散加当归、莪术等。

案 3

刘某,男,7岁。平素娇生惯养,性格急躁,稍拂其意则哭闹不已,自幼偏食挑食。厌食5年余,多处求医不效,时有嗳气,大便干结,眼圈褐色,舌暗红。证属肝失疏泄,肝胃不和,气滞血瘀。治宜疏肝理气,活血化瘀,健脾和胃。处方:柴胡6 g,炒枳壳5 g,炒赤芍10 g,川芎5 g,当归10 g,莪术5 g,桃仁10 g,香附5 g,制大黄5 g,生麦芽30 g,怀山药15 g,炙甘草3 g。服药7剂,食欲稍启,嗳气减,大便软。后继拟原方加减调治1个月,并嘱其父母劝患儿进食时不用哄、骗、压、骂、打等方法,应启发诱导,并逐渐纠正其偏食挑食之陋习。之后,胃纳大启,继以原方酌加健脾养胃药调理1月余,形体转胖,纳食正常。

【按语】 肝气拂郁,疏泄失常致脾胃运化失健而纳差,故用柴胡、枳壳、香附、生麦芽疏肝理气和胃;病久气机郁结,脾胃血行不畅而络脉瘀滞,故以当归、川芎、赤芍、莪术、大黄、桃仁活血化瘀,理气通腑;莪术、生麦芽合山药、甘草理气消积、和中开胃。全方疏肝郁而化瘀滞,调胃气而健脾运,且坚持服药,故纳食启而疾病愈。

四、燥湿化瘀法

证候特点:病程长,易反复,形体虚胖,见食不贪,时有胃痛,恶心呕吐,大便或溏或实,眼圈淡紫色,舌淡胖,苔白腻,脉濡,按指甲血色迟滞。证属寒湿中阻,血脉瘀滞。方选香砂平胃散加川芎、泽兰、刘寄奴等。

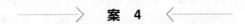

案　4

李某,女,5岁。厌食4年余,曾在外院服用健脾化湿中药多次不效。平时娇宠,常吃冷饮零食,形体虚胖,面色少华,早晨尤多泛恶,大便时溏薄,或有腹痛,下眼睑紫褐色,舌质淡胖,舌下静脉瘀曲,苔白厚腻。证属脾虚湿困,血脉瘀滞。治宜燥湿运脾,活血化瘀。处方:炒苍术10 g,川朴花5 g,藿香10 g,砂仁(后下)3 g,川芎5 g,泽兰10 g,刘寄奴10 g,红花5 g,陈皮5 g,茯苓10 g,生熟谷芽各10 g。服药7剂,胃纳稍启,腻苔稍化。继拟原方化裁服用20剂,腻苔全化,食欲大启,大便调。后酌加健脾药调理巩固3个月,门诊随访面色转红润,胃纳正常,身体壮实。

【按语】　脾为阴土,喜燥恶湿,得阳始运,患儿喜食冷饮零食,损伤脾胃,久则寒湿中阻,血脉瘀滞而不思纳食,前医虽用化湿不效,乃未用化瘀使然。笔者既用苍术、川朴花、藿香、砂仁芳香化湿,温中理气,又用川芎、泽兰、红花、刘寄奴活血化瘀,兼利湿消积;以陈皮、茯苓、生熟谷芽健脾化湿,开胃消导,故服药数月则湿浊化而瘀血祛,血脉和而脾运健,食欲正常病告愈。(《中国医药学报》,1995年第10卷第5期)

儿科疾病从瘀论治

卞国本

活血化瘀法在内科、外科、妇科临床应用广泛,但在儿科临床应用报道较少。笔者对多种儿科疾病治疗均从瘀论治,往往收效甚捷,兹举小儿厌食、哮喘、反复呼吸道感染儿等病治验案例如下,以飨同好。

一、小儿厌食

何某,女,3 岁,1993 年 5 月 22 日初诊。患儿原先嗜食巧克力等零食,近半年来见食不贪,厌食拒食,形体偏瘦,口干喜饮,大便干结如羊矢,皮肤干燥粗糙,肤屑甚多,舌下静脉瘀曲青紫,苔薄,舌偏红,脉细数。曾服健脾消导中药及化食丸等未效,故至本院门诊求治。笔者辨其证属脾胃阴虚,血行瘀滞,运化无力,治拟养阴健脾,活血化瘀之法,处方:当归、丹参、桃仁、太子参、北沙参、肥玉竹、炒山楂各 10 g,红花、炙鸡内金、炒枳壳各 5 g,全瓜蒌 20 g,服药 5 剂。二诊(1993 年 5 月 28 日):药后纳食较启,大便畅软,原方去瓜蒌,加赤芍、炒谷芽各 10 g,继服 6 剂。三诊(1993 年 6 月 5 日):胃纳大启,口干已轻,肤屑减少,嘱原方继服 10 剂。1 个月后再诊:食欲正常,二便亦调,肤屑消失,皮肤光洁,舌下静脉瘀曲青紫色已淡,中药原方稍作修改后继服 5 剂,以资巩固。

【按语】 小儿厌食大多从脾论治,此为常法,虽可取效,但也有久治罔效者。本例患儿不但有脾阴虚亏之征,更有血脉瘀滞之象,如肤失血养而粗糙、肤屑多及舌下静脉瘀曲青紫等,故用当归、桃仁、丹参、赤芍、红花、山楂活血养血,化瘀消导而收事半功倍之效。

二、小儿哮喘

周某,男,9 岁,1993 年 10 月 8 日初诊。患哮喘病史多年,近发 10 余日,前医曾用抗生素、激素、氨茶碱及中药清肺平喘等治疗未效,仍见咳嗽作呛,后半夜及晨起气喘痰鸣尤重,声如拽锯,鼻痒喷嚏,大便偏干,眼圈及鼻根发青,舌暗红,苔微黄腻,舌下静脉瘀曲青紫,按指甲血色迟滞。笔者辨其痰瘀胶结,壅阻气道,肺失肃降所致,故拟化瘀祛痰平喘之治,处方:鬼箭羽 15 g,桃仁、赤芍、泽兰、丹参、杏仁、干地龙、葶苈子、礞石各 10 g,炙麻黄、蝉蜕、生大黄各 5 g。3 剂。二诊(1993 年 10 月 11 日):药后大便畅软,气喘痰鸣大减,药已中的,原方继服5剂。三诊(1993年10月17日):近日咳嗽及痰鸣气喘均瘥,已能上学,眼圈及鼻根青紫色转淡,黄腻舌苔已化,舌仍暗红,辨其久病肾虚夹瘀,缓解期改拟益肾化瘀之剂调服,药用:熟地、山茱萸、丹参、当归、桃仁、泽兰、补骨脂、紫石英、五味子、枳壳、威灵仙,另嘱口服金水宝胶囊每次1粒,每日3次。追访3月余,哮喘未发,身体健康,正常上学。

【按语】　哮喘之病,古往今来多持"痰为凤根"之说,治疗亦多从化痰平喘着手,然小儿肺常不足,易感外邪,邪郁肺闭,肺气郁滞而致血瘀;痰贮于肺,痰阻肺络,血行迟滞亦可致瘀;哮喘反复发作,肺气耗损,气虚血行缓慢亦能致瘀;初病在气,久病入络,肺络不畅,亦致肺脏血瘀。因此,血瘀既是哮喘病变过程中的病理产物,同时又为哮喘反复发作,缠绵不愈的重要病因。故用活血化瘀药物鬼箭羽、桃仁、赤芍、泽兰、丹参、大黄等可以疏通血络,改善血行瘀滞状态,恢复肺脏正常的气血运行功能,有利于宣畅肺气,解除气管痉挛,有助于祛痰平喘。哮喘缓解期除用益肾纳气药,更宜用活血化瘀药及解痉平喘之威灵仙,正如《本草纲目》云威灵仙能治"喘咳呕逆",清代沈金鳌《要药分剂》亦说威灵仙兼能行气,宣疏五脏,通行十二经脉,故用治哮喘有效。

三、反复呼吸道感染

王某,男,5岁,1993年3月6日初诊。患儿系人工喂养,体质较弱,每因受凉吹风辄易感冒咳嗽,每月发作1次。近1周来感冒未愈,鼻塞流涕,稍咳,纳食欠香,面色少华,寐则易汗,下眼圈青褐色,苔薄,舌暗红,舌下静脉瘀曲青紫色。证属体虚易感,营卫不和,气虚血瘀。治拟益气化瘀、调和营卫。处方:丹参、炙黄芪、煅龙骨、煅牡蛎各15 g,当归、炒白芍各10 g,红花、桂枝、防风各6 g,甘草3 g,生姜3片,3剂。二诊(1993年3月10日):药后鼻塞流涕及咳嗽均减,夜寐汗出消失,拟原方去生姜,改白芍为赤芍,加生熟谷芽各10 g,继服6剂。三诊(1993年3月17日):咳嗽及鼻涕均除,胃纳已增,下眼圈青褐色转淡,去龙骨、牡蛎,继服5剂以巩固。之后每周服上方3剂,坚持服2个月,追访5月余,虽有家属感冒,但患儿亦未复发感冒。

【按语】 笔者认为,小儿反复呼吸道感染虽有机体免疫功能减退即体虚易感之因,但"气为血帅""肺主一身之气",肺气和则血脉利,肺气虚则气血运行失调,血脉瘀滞,邪易感触而致感冒反复发作。正如王清任在《医林改错》中所云:"元气既虚,必不能达到血管,血管无气,必停留而瘀。"故治疗当拟活血化瘀之法贯穿始终,使肺气宣畅,血络疏通,再兼益气或佐养阴,则气血交换正常,血脉和而卫表固,气血行而外邪除,故小儿反复呼吸道感染可除矣。(《云南中医中药杂志》,1995年第16卷第5期)

从哮论治小儿过敏性咳嗽120例

卞国本

过敏性咳嗽(又称咳嗽变异性哮喘)以咳嗽持续或反复发作为特征,是儿科常见病,不少患儿多处求医,均被误诊为慢性支气管炎而用抗生素治疗无效,故是儿科一种久治不效的顽固性慢性咳嗽病。笔者近年来以自拟祛风治哮汤为主,适当配合抗过敏及平喘西药从哮论治该病120例,疗效满意,兹介绍于下。

一、临床资料

1. 一般资料 120例均为门诊患儿,男63例,女57例。就诊年龄在13个月~12岁,其中1~3岁15例,4~6岁60例,7~10岁25例,11~12岁20例。咳嗽初发年龄最小为10个月,最大为11.5岁。病程最短1个月,最长2年,平均为3个月。按中医辨证属风邪痰热证101例,痰湿证12例,肺阴虚证7例。

2. 临床表现及诊断标准 患儿咳嗽持续或反复发作均超过1个月,秋冬及春季发作者尤多。咳嗽常以清晨或夜间为重,白天少咳,跑跳活动或嬉笑哭闹后吸入冷空气亦多咳,大多干咳少痰。所有病例均按支气管炎用抗生素或中药治疗经久不愈,有 1/5 患儿出现轻重不等短期的痰鸣气喘症状。绝大多数患儿有过敏性鼻炎症状,1/4 患儿有湿疹或皮肤瘙痒或咽痒不适伴"呃呃"或"吭吭"之声。X 线胸片 1/5 患儿见肺纹理增粗及两肺听诊闻干啰音,周围血象少数患儿见白细胞升高。4/5 患儿有个人过敏史(如闻花粉、油漆味、烟雾尘埃及进食鱼虾蟹酸咸食物等咳嗽加重或皮肤荨麻疹)及家族过敏史或家庭哮喘史。该病诊断标准依据 1992 年 10 月全国西医儿科南京会议制订的《儿童哮喘诊断标准和治疗常规》。

二、治疗方法

自拟祛风治哮汤加减治疗,基本方为:炙麻黄,杏仁,炙僵蚕,蝉蜕,射干,葶苈子,干地龙,威灵仙,鱼腥草。加减:① 鼻塞流涕、鼻痒喷嚏者,加苍耳子、辛夷花。② 湿疹或皮肤瘙痒,加白鲜皮、地肤子。③ 咽痒不适者,加马勃、玉蝴蝶。④ 大便偏干,加生大黄、全瓜蒌。⑤ 舌红苔黄腻、有痰者加浙贝母、天竺黄。⑥ 久咳不愈,眼圈淡褐色者加当归、鹅不食草、丹参。⑦ 形瘦体虚,汗多加炙乌梅、五味子。⑧ 口干舌红苔剥,肺阴伤者,去麻黄、威灵仙,加川贝、南沙参、玄参。⑨ 痰湿证者去地龙、鱼腥草,加紫苏子、白芥子、莱菔子、茯苓、陈皮。⑩ 咳嗽消失后汗多、纳食少、平素易感冒者,宜健脾化痰、益肺固表为法,方选玉屏风散合杏苏二陈汤加减,或口服我院自制的复方黄芪口服液及健运口服液。⑪ 若久咳反复发作,眼圈淡紫褐色,形瘦体虚者,为久病肾虚络瘀,加服我院自制的固本防哮丸,内有人参、紫河车、当归等。在上述中药治疗基础上,无论患儿有无痰鸣气喘症状,均可配合酮替酚(或盐酸曲普利啶)和硫酸特布他林按常规剂量口服。

三、治疗结果

1. 疗效判断标准　经上述方法治疗 2 周后观察疗效。痊愈:咳嗽消失。显效:咳嗽大减或减半。有效:咳嗽减轻。无效:咳嗽不减。

2. 结果　见表 5-4。

表 5-4　祛风治哮汤加减治疗结果

中医证型	例数	痊愈(%)	显效(%)	有效(%)	无效
风邪痰热证	101	45(44.6)	36(35.6)	20(19.8)	0
痰湿证	12	6(50.0)	4(33.3)	2(16.7)	0
肺阴虚证	7	4(57.1)	2(28.6)	1(14.3)	0
合计	120	55(45.8)	42(35.0)	23(19.2)	0

注：凡显效及有效病例再经过治疗 1～2 周后,咳嗽均消失,没有无效者。

四、典型病例

陆某,男,12 岁,1995 年 2 月 18 日就诊。患儿平素易感冒咳嗽,去年 9 月份因受凉伤风后出现咳嗽,历经半年反复发作,迁延不愈,多处求医,迭进青霉素、先锋霉素等多种抗生素及口服中药治疗未效。刻诊:早晨或夜间阵发性咳嗽,干咳少痰,白天不咳,鼻塞鼻痒,喷嚏时作,大便偏干,舌红苔黄腻,脉滑数。两肺听诊呼吸音粗糙,X 线胸部摄片见肺纹理增粗,血常规正常。患儿既往每因受凉感冒或进食过甜或咸食物则咳嗽加重,其父有哮喘病史。诊断为过敏性咳嗽,证属风邪痰热,郁于肺系,肺失清肃,治宜祛风治哮、清热化痰。药用:炙麻黄 5 g,桃仁、杏仁各 10 g,蝉蜕 10 g,炙僵蚕 10 g,射干 10 g,葶苈子(包) 10 g,干地龙 10 g,浙贝母 10 g,天竺黄 10 g,威灵仙 10 g,苍耳子 10 g,鱼腥草 30 g。每日 1 剂,连服 7 剂,另加服酮替酚 1 片,每日 2 次,硫酸特布他林 1/2 片,每日 3 次。1 周后复诊:咳嗽大减,十去七八,嘱原方继服 7 剂。半个月后再诊:上述药方服 3 剂后,咳嗽已完全消失。因患儿平素汗多,易于感冒而改拟玉屏风散合杏苏二陈汤加减,服药 10 剂之后以本院自制的复方黄芪口服液及固本防哮丸间隔服用,随访 2 年,症情稳定,咳嗽未再发作。

五、讨论

本病咳嗽持续或迁延反复,患儿多处求医而迭进中西医无效,其因何在？笔者认为这是把该病与呼吸道感染的支气管炎咳嗽混为一谈之故。本病在现代医学中属于哮喘的一个特殊类型，它是以咳嗽为主症的支气管哮喘，国外于1972年才开始有人提出这一病症，国内儿科界于1987年四川成都会议才开始将此病定为"过敏性咳嗽"或称"咳嗽变异性哮喘"。其发病机制为气道壁炎性病变引起的气道黏膜高反应性，这种炎症除病毒或细菌感染外，也包括变态反应、免疫反应以及化学物质所引起的细胞损害。本病属中医何病？该病似咳非咳，似哮非哮，有专家提出"哮咳"病名，笔者认为这一新的病名比较恰当，因为该病似咳又似哮。中医历来认为哮喘病机专主乎痰，痰饮久伏，遇感诱发，反复不已，本病病机与此也完全相同。但除此以外，笔者还认为：本病反复发作、咽痒、鼻痒喷嚏、皮肤瘙痒等症状与风性善动多变，其性轻扬的特征有关；再则，该病咳嗽反复发作，久病入络，气滞血瘀，痰浊与血瘀交阻，壅阻气道，故咳嗽更不易治。若恙久多咳，迁延不愈，必致肺气耗散，久则损及脾肾，如患儿平素体弱，肺脾肾三脏俱亏，染此疾病则易于反复，如此因果循环则病情更趋严重而久治不愈。因此，笔者认为该病的病理因素既有风、痰，还有瘀和虚，这四者相互错杂，虚实兼夹，故病情复杂而迁延难愈。如果对该病仅按外感咳嗽常规治疗，而未抓住治哮这一关键，则何效之有？

根据上述病名病机分析，笔者认为对该病应采用从哮论治之法，故自拟祛风治哮汤加减。方中麻黄、僵蚕、蝉蜕祛风治哮，开宣肺气；地龙、威灵仙祛风化痰，解痉止咳；杏仁、射干、葶苈子、鱼腥草清热化痰，肃肺降逆，与麻黄、蝉蜕一宣一降，通畅气道；苍耳子、辛夷花祛风宣肺通窍；白鲜皮、地肤子祛风止痒；马勃、玉蝴蝶利咽止咳。《本经》云："当归主咳逆上气。"故用当归、丹参、鹅不食草活血化瘀，止咳祛痰；乌梅、五味子益肺敛汗，兼能祛风抗过敏止咳；咳嗽消失后则以玉屏风散、复方黄芪液及固本防哮丸等益肺固表、健脾化痰、补肾固本治疗，匡扶正气，增强体质，提高其御外抗病能力，减少感冒次数，从而减少咳嗽反复发作，达到从本治疗之目的。

本组病例中6岁以内儿童共75例，占63%，说明"哮喘（包括过敏性咳嗽）的防治应着重早诊断、早治疗，其防治重点尤应放在6岁以内的学龄前儿童"，特别对"咳嗽"这一呼吸道常见症状的病因及鉴别诊断更要重视。对此，我们中医及中西医结合儿科界同道应加强学习，提高对一般咳嗽与过敏

性咳嗽的鉴别诊断水平,发挥中医特色,提高治疗效果。(《中医药研究》,1998 年第 14 卷第 1 期)

浅谈儿童哮喘缓解期的教育与管理

卞国本

世界卫生组织(WHO)和美国国立卫生院心、肺、血液研究所组织世界各国专家制定的《全球哮喘防治创议》(GINA)要求对哮喘患者进行教育与管理,指出这是哮喘防治工作中十分重要的组成部分。在儿童哮喘的整个患病过程中缓解期所占时间更长。如果放松缓解期的教育与管理,则哮喘就容易反复发作而不能得到控制。因此,对哮喘的教育与管理,关键是要抓住缓解期这一阶段。为此,结合我们所开展的"儿童哮喘之家"活动,谈谈这方面的体会。

一、儿童哮喘缓解期的教育

哮喘患儿的家长对自己孩子所患疾病除了知道每因伤风感冒容易引发咳嗽气喘等症状外,其他诸如该病属什么疾病,诱发的原因有哪些,应如何进行预防等问题基本上都不太清楚。医生在给患儿门诊诊治过程中由于时间紧迫,也不能充分说清上述问题。为了让广大患儿及家长了解这方面的知识,更好地配合治疗及预防,笔者在 1998 年成立了"常州市中医医院儿童哮喘中医康复之家"(简称儿童哮喘之家),至今已开展了三次大型的活动,有近 200 名患儿、家长及幼儿园保健教师参加活动,收效甚好。

在活动中笔者播放上海市哮喘之家开展活动的录像片,还播放如何预防哮喘的科普知识录像片。去年曾请苏州医学院附属儿童医院的呼吸科主任为患儿及家长作哮喘防治知识的科普讲座,笔者也为患儿、家长及老师作哮喘科普教育知识讲座。在上述讲课中,笔者简要介绍了哮喘发病机制的最新知识,还介绍哮喘的触发(诱发)因素,教育患儿应如何避免及预防。笔者还向家长介绍哮喘发作的先兆症状及相应的自我紧急处理方法,教育家长在什么情况下应陪同患儿立即去医院就诊等。

除讲课外,笔者编印了《儿童哮喘知识问答》小册子,给每位来参加"哮喘之家"活动的家长和老师发放,以便于他们学习和掌握。

儿童哮喘缓解期的教育更重要的一条是要鼓励家长树立信心,通过有些已基本得到控制的哮喘患儿家长的现身说法,让其他家长相信,通过大家的努力,坚持长期、恰当、积极的治疗,儿童哮喘是可以临床控制的,患儿是可以和其他健康儿童一样生活、学习和参加体育活动的,关键是家长要有耐心,要持之以恒,要坚持缓解期的治疗及教育管理。

二、儿童哮喘缓解期的管理

为了巩固疗效,维持哮喘患儿病情的长期稳定,提高患儿的生活质量,就应该对哮喘缓解期进行长期、系统的管理,要做到这一点,开展"哮喘之家"活动是一个很好的形式。

从 1998 年以来,我们对哮喘专病门诊患儿建立固定病案,登记造册,定期随访。开展"哮喘之家"活动时,不但通知患儿及家长,还通知患儿所在幼儿园的保健老师一同参加,并给保健老师发放患儿哮喘登记卡,请她们定期观察、登记患儿的发病情况并反馈给医生,形成"医生—患儿、家长—保健老师"之间的防治网络,共同管理哮喘患儿。

在"哮喘之家"活动时,我们教会患儿每日早晚两次使用呼吸峰流速仪,测定呼气流量峰值(PEF)值,并教会家长计算 1 日内 PEF 变异率,进行自我监测。同时,还教会家长帮助患儿记哮喘日记,记录观察的项目有咳嗽、气喘、胸闷、鼻痒、眼痒、鼻塞、喷嚏、食欲、PEF 值、PEF 变异率等。

强调对儿童哮喘进行中医康复治疗是常州市中医医院的一个特色。根据中医对哮喘病机的认识,缓解期着重以扶正为主,宜补肺健脾、益肾固本治疗,笔者设计处方研制的"固本防哮丸"对缓解期疗效显著(有关该药的临床应用小结可参阅《江苏中医》2000 年第 2 期相关内容)。因此笔者主张患儿在缓解期应坚持 3～6 个月甚至更长时间的服用,收效较好。但是,对顽固性哮喘如单用上述防哮丸还不能完全控制者,也可加用激素气雾剂吸入,这是目前国际国内推荐的一种有效方法。在"哮喘之家"活动时,笔者对上述需用气雾剂的患儿教会他们掌握正确的气雾剂吸入技术,对小于 5 岁的患儿教他们储雾罐吸入方法。此外,对治疗哮喘的常用解痉平喘药及抗过敏药物的作用、用法用量、可能产生的副作用也经常给予讲解,以便有利于治疗,也有利于管理。

在"哮喘之家"活动中,笔者与患儿家长共同制订哮喘发作期和缓解期的治疗方案,平时通过专病门诊机会,或者平时电话联系,或者医生与保健老师之间联系,了解患儿的病情变化,随时修正治疗方案,定期随访,加强管理,力求患儿在缓解期保持较长期稳定。

三、体会

"儿童哮喘之家"是对哮喘缓解期进行教育与管理的好形式,是体现群防群治的一项举措。现代医学教育的模式已从单纯生物医学模式向生物—心理—社会医学模式转变,传统的"一个医生,为一个患者开一张处方或做一个手术"的纯治疗模式正在向"群体、预防保健和主动参与"的新模式转化。"预防重于治疗"不应该成为一句空话,而应该成为笔者对儿童哮喘防治的座右铭及实际行动。笔者认为我们不但应该成为一名能治哮喘的医生,而且更应该成为一名能做群众工作,能对哮喘做预防、教育与管理工作的好医生。

"哮喘之家"是被国内许多地方的经验所证实的防治哮喘的好形式,但如何形成规模,并能长期坚持下去,却是不容易的,为此,需要发挥各方面的积极性。哮喘专科或呼吸专科的医生及专家牵头召集很重要,他们是开展这种活动的核心。其次,搞预防健康教育及宣传的同志也很重要,有关宣传媒体的报道、科普宣传资料的编印、活动场所的安排布置、开展活动时进行电视录像及拍摄照片等工作都少不了这些同志的积极性。第三是资金的筹集也很重要,这需要领导的重视支持。或者科研经费的调拨使用,或者某些药厂的赞助等都是活动经费来源的渠道。这几个方面都要调动积极性,"哮喘之家"活动才能坚持下去,并且不断扩大规模。

"哮喘之家"活动要采取为患儿、家长及保健老师所乐于接受的灵活多样的形式进行教育与管理。能否吸引众多的哮喘患儿、家长及保健老师参加活动,能否让他们从中获得知识、从中得到具体的直接的帮助,是"哮喘之家"活动能否成功的关键。在活动中可让他们观看防治哮喘的科普知识录像片,或者请专家教授讲课,或者进行有关哮喘防治知识的有奖问答,或者组织夏令营活动等,这些都是比较可行的效果较好的形式。通过上述活动,医生与患儿及家长之间建立了平等的伙伴关系,如医生业余休息在家,也经常接收到患儿家长的电话,或询问病情,或预约就诊时间等。这种相互关心、相互信任的关系更有利于哮喘缓解期的教育与管理,有利于患儿的长期稳定。因此常州市中医医院儿科的哮喘专病门诊在患者中的知名度越来越大。(《中医儿科》,2000 年第 1 卷第 2 期)

补肾法治疗儿科疑难杂症应用举隅

卞国本

小儿多动症、哮喘、顽固性遗尿中医治法颇多,但常久治不愈,是儿科临床之疑难杂症,笔者近年来应用补肾法治疗上述病症多例,收效显著,兹不揣浅陋,介绍于下。

一、滋肾养阴治多动

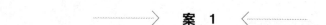

> 案 1 <

刘某,男,10 岁。1999 年 8 月 3 日初诊。患儿幼年时曾有脑外伤史,上幼儿园时就调皮好动,上小学以来尤为明显,上课东张西望,做作业不专心,注意力易分散,上课爱做小动作,好插嘴,平时走路蹦蹦跳跳,学习成绩时好时差,但总属中等偏下。平时冲动任性,性情急躁,容易出汗,睡眠欠宁,记忆力较差,翻手试验及张口试验均为阳性,舌质红,苔薄,脉细数。发育正常,神经系统检查无异常,以韦克斯智力量表测智商 IQ 分值为 100,属正常范围,脑电图及脑血流图检查亦正常。1 年前曾在西医院诊断为小儿多动症,服用哌甲酯,因出现失眠、厌食等副作用而停服。根据全国儿童多动症防治协作组制定的诊断标准,患儿测试得 42 分(20 分以上即可诊断),中医辨证属肾阴虚亏,肝阳上亢,心火偏旺,治法滋肾养阴,清火平肝,益智宁神。中药用:熟地、山茱萸、怀山药、知母、黄柏、牡丹皮、白芍、龙骨、牡蛎、枣仁、菖蒲、甘草等,加减服用 1 个月,多动症状减轻。9 月份开学后因服中药汤剂不便而改服医院自制制剂多动宁糖浆(组方同上),每日 3 次,每次 20 ml,坚持服用 2 个月,再次门诊测试各项症状得分减为 24 分。老师反映患儿上课小动作减少,东张西望及做作业不专心等症状均大有减轻,学习成绩上升。家长及患儿信心大增,继续服用多动宁糖浆 2 月余,诸症基本消失,期末考试成绩明显提高,各项症状测试得分减为 12 分,疗效判定为临床痊愈。

【按语】 小儿多动症为儿科疑难杂症,西药虽能取效一时,但常因副作用而不能坚持服用,中药治疗则副作用较小,只要用药正确,且能坚持,有望痊愈。中医学认为:肾藏志生髓,髓通于脑,若因先天不足或后天失调或早产难产等脑损伤,可致肾阴亏损,髓生不足而动作不协调,健忘,记忆力差;肾虚水不涵木,肝阴不足,肝阳上亢则脾气急躁,注意力涣散,活动过多;肾阴虚亏,水不济火,心火偏旺,心肾不交则东张西望,心神不定,夜寐欠宁。故本病以肾阴不足,阴不制阳为其本,以虚阳浮亢、心肝火旺为其标,治拟熟地、山茱萸、怀山药滋肾养阴为君,以知母、黄柏、牡丹皮、白芍清火养阴,以龙骨、牡蛎平肝潜阳,且合酸枣仁、石菖蒲宁心安神。全方养阴而不滋腻,潜阳而不苦寒,诸药合用有补肾益智、宁神止动之功效,故多动症可愈也。

二、益肾纳气疗哮喘

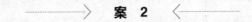

案 2

王某,男,9 岁。1998 年 4 月 18 日初诊。原有哮喘病史 8 年,每年反复发作 5～6 次,一年四季均发。本次因伤风后咳喘又作,经中西药治疗 1 周好转,刻诊见白天少咳,半夜及清晨多咳伴气喘声,跑步等活动后亦咳伴喘,汗多,苔薄腻,舌偏红,脉滑数。两肺听诊少许干啰音,肺功能测定 PEF 值为 65%,化验血常规正常。中医辨证属痰浊未尽,肺肾两亏。治拟化痰平喘,补肺益肾。处方:紫苏梗、紫苏子各 10 g,杏仁 10 g,蝉蜕 10 g,射干 10 g,葶苈子(包)10 g,干地龙 10 g,白芥子(包)10 g,炙黄芪 10 g,生地 12 g,山茱萸 10 g,五味子 10 g,紫石英(先煎)30 g。7 剂。1 周后白天不咳,仅半夜及清晨稍咳,不喘,原方去射干、葶苈子、白芥子,加补骨脂 10 g、怀山药 15 g、碧桃干 10 g，继服 7 剂，且停服所有西药。药后 1 周，咳嗽基本消失，仅跑跳活动后偶咳，胃纳一般，出汗偏多，因服中药汤剂不便，改服笔者研制的"固本防哮丸"每次 3 g，每日 2 次，坚持服用半年。该药主要组成为：蛤蚧，紫河车，白参，黄芪，补骨脂，山茱萸，贝母，半夏，当归，桃仁等。服药半年内感冒次数明显减少，且即使感冒亦仅稍咳而不喘，之后又间断服用该药半年，到 1999 年 5 月随访，1 年内仅因感冒而咳嗽发作 2～3 次，但未发哮喘，亦未住院输液，到 1999 年 11 月再次随访，患儿一年半未发哮喘，肺功能测定正常，获临床控制。

【按语】　哮喘由于反复发作及难以根治而成为当今医学界的一大难题，为此，WHO 曾组织十多个国家的哮喘专家讨论和制订《哮喘全球防治指南》。西医目前主要使用激素气雾剂疗法，虽有一定疗效，但也存在患儿不易操作掌握及也有少许副作用等不足之处。笔者认为：哮喘发作时中西医结合疗效更佳，缓解时则应以中医治疗为主，宜从肺、脾、肾三脏俱虚论治，因肾虚为本，尤应强调补肾固本治疗，而且哮喘能否临床控制及治愈，关键在于能否坚持缓解期的长期调治。本案初诊为发作期刚过，即在化痰平喘基础上增加补肺益肾之品，以冀扶正祛邪，待痰浊大部祛除后则可专事匡扶正气，增强其免疫功能，提高其抗病能力。固本防哮丸中以蛤蚧、紫河车、山茱萸、补骨脂益肾填精、纳气平喘为君，以人参、黄芪益肺健脾，以贝母、半夏化痰降气，以当归、桃仁活血化瘀，解痉止咳。全方补肾为主，兼顾肺脾，阴阳两补，长期服用（半年以上）故能使哮喘得以控制，且未发现儿童有性早熟等副作用产生。

三、温肾固脬止遗尿

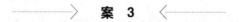

案　3

杨某，女，13 岁。1999 年 7 月 10 日初诊。患儿家住农村，素有夜寐遗尿史 7～8 年，既往曾多处求医，但均为间断服药而未效。近因暑假后由小学升入初中需住校寄宿而着急，才慕名前来求治。患儿遗尿以阴雨天及冬季尤甚，形体略瘦，学习成绩中等，小便清长，夜寐不易叫醒，舌质淡红，脉濡细，月经初潮未至。体格检查无异常，尿常规阴性，膀胱及肾脏 B 超阴性，腰骶部 X 线正位片示"隐性脊柱裂"。中医辨证属肾阳不足,下焦虚寒,不能温养膀胱,故致尿道失约而遗尿,治拟益肾温阳,固脬缩尿。处方:补骨脂10 g,菟丝子 10 g,桑螵蛸 10 g,覆盆子 10 g,肉苁蓉 10 g,益智仁 10 g,怀山药 15 g,乌药 10 g,生麻黄 10 g,石菖蒲 10 g,炙远志 6 g,芡实 15 g,金樱子15 g,加减服用 15 剂,药后遗尿次数稍有减少。之后原方加减继服 15 剂,夜寐易叫醒,有时亦能自醒,遗尿减为每周 1 次。8 月份中下旬再服原方出入 15 剂,遗尿消失。9 月份开学后嘱服金匮肾气丸以巩固,寒假期间追访,患儿一直未再遗尿,且月经初潮亦至。

【按语】 小儿遗尿是常见病,无危重急症可言,故家长或部分医生多不重视,正因为如此,不少患儿多处求治疗效不佳,迁延日久而成难治之症,尤其隐性脊柱裂者之遗尿更为顽固难治。肾主骨生髓,若先天不足,肾虚骨裂可致隐性脊柱裂,"肾者主蛰,封藏之本",肾阳虚亏,不能固摄,膀胱闭藏失职,故遗尿久治不愈。本案以补骨脂、菟丝子、覆盆子、桑螵蛸、肉苁蓉培本温肾,固涩止遗;以益智仁、怀山药、乌药温肾缩尿;以生麻黄、石菖蒲、远志醒神开窍,宜降肺气;以芡实、金樱子合桑螵蛸、菟丝子益肾固脬,缩尿止溺。全方温补而助气化,固涩而达缩尿,因此,多年不效的顽症经治而愈,且药后肾气渐旺,天癸亦至。[江苏省第五届中医儿科学术研讨会交流论文(2000年 6 月,江苏盐城)]

多动宁糖浆治疗儿童多动症 75 例

卞国本

笔者从 1998 年 4 月到 1999 年 4 月用常州市中医医院自行研制的"多动宁糖浆"治疗儿童多动症 75 例,临床疗效满意,兹介绍于下。

一、临床资料

1. 一般资料 75 例患儿均为门诊病例,系小学 2~4 年级学生,均属独生子女。男 67 例,女 8 例;9 岁 27 例,10 岁 21 例,11 岁 27 例;早产 15 例,难产 6 例,胎吸 6 例;出生后有脑外伤者 6 例,有高热惊厥史者 6 例。

2. 临床表现 以下 1～3 项为主要症状,且各症状治疗前后均打分评判。

(1) 注意缺陷障碍:① 上课东张西望。② 做作业不专心。③ 做事不持久。共 3 项各 3 分,严重者为满分 9 分。评为 8～9 分者 54 人,评为 6～7 分者 21 人。

(2) 活动过多:① 在家翻箱倒柜。② 上课小动作多。③ 走路以跑代步。④ 说话多,好插嘴。⑤ 平时难以保持安静。共 5 项各 3 分,评为 13～15 分者 45 人,10～12 分者 14 人,8～9 分者 9 人,7 分以下不太多动者 7 人。

(3) 学习困难:① 成绩不稳定或逐年下降。② 书写、理解、计算有偏差缺陷。共 2 项各 3 分,评为 5～6 分者 42 人,3～4 分者 33 人。

(4) 伴有症状:① 冲动任性,心情急躁易发脾气。② 常不顾危险及后果攀墙登高,追逐车辆。③ 做事莽撞,惹是生非。共 3 项各 3 分,评为 8～9 分者 12 人,6～7 分者 21 人,5 分以下者 42 人。

(5) 行为问题:① 不守纪律和制度的约束。② 常说谎话。③ 打架斗殴或偷窃。共 3 项各 3 分,评为 7 分者 9 人,6 分者 12 人,5 分以下 54 人。

(6) 体格检查:张口试验阳性者 21 人,翻手试验阳性者 6 例,两者相加共 27 例。

(7) 中医辨证:患儿形体偏瘦,活动过多,注意力涣散,幼稚任性,动作笨拙,性情急躁,汗多寐少,舌红苔薄,脉象细数,证属肾阴虚亏,肝阳上亢,心火偏旺,而心脾气虚及痰火扰心者少见。

二、治疗方法

1. 诊断标准

(1) 西医诊断标准(全国儿童多动症防治协作组制定):① 7 岁以前发病,病程超过半年。② 临床表现评分大于 20 分者(共 16 项,满分 48 分)。③ 主要症状为注意力涣散,活动过多,学习成绩不稳定。④ 排除低智和精神疾病者。

（2）中医诊断标准（国家中医药管理局 1994 年 6 月 28 日发布的《中医病证诊断疗效标准》）：① 注意力涣散，上课时思想不集中，坐立不安，喜做小动作，活动过度。② 情绪不稳，冲动任性，动作笨拙，学习成绩一般低于同龄同学，但智力一般正常。③ 多见于学龄儿童，男性多于女性。

2. 治疗用药　多动宁糖浆口服，每次服 20 ml，每日 3 次，连服 3 个月为 1 个疗程。药物组成：熟地 150 g，山茱萸 100 g，知母 100 g，牡丹皮 100 g，白芍 100 g，龙骨 300 g，牡蛎 300 g，酸枣仁 100 g，石菖蒲 100 g，神曲 100 g，甘草 30 g。上药由我院药剂科制成 1 000 ml，以 250 ml/瓶分装备用。

3. 观察方法　每个患儿就诊时登记我省中西医结合学会儿科专业委员会制定的儿童多动症调查及治疗观察表，逐项询问打勾或评分，并于服药 1 个月及 3 个月后再次打分评判疗效。同时，我们对患儿及家长进行一些多动症防治知识的介绍，要求家长经常与教师联系，多表扬患儿的进步之处，不要打骂及歧视患儿，共同帮助患儿克服心理障碍，以便提高疗效。

三、治疗结果

1. 疗效判断标准　显效：经治疗 3 个月，主要症状明显减轻，评分下降 15 分以上；有效：经治疗 3 个月，主要症状有所减轻，评分下降 10 分以上；无效：经治疗 3 个月，主要症状无改善，评分未下降。

2. 结果　显效 32 例，有效 36 例，无效 7 例，总有效率为 90.7%。其中主要症状改善情况统计如下：① 注意力缺陷障碍评分：下降 4～5 分者 30 例，下降 2～3 分者 34 例，未下降 7 例。② 活动过多评分：下降 7～8 分者 35 例，下降 3～4 分者 40 例，未下降者 7 例。③ 学习困难评分：下降 2～3 分者 31 例，下降 1～2 分者 34 例，未下降者 7 例。

四、体会

历代中医典籍里无"小儿多动症"之病名，20 世纪 80 年代初才开始有本病的中医药治疗研究报道。中医学认为先天禀赋不足是本病的内因，后天失调及早产难产等损伤是本病的外因。《素问·阴阳应象大论篇》曰："阴静阳躁。""阴在内，阳之守也；阳在外，阴之使也。"小儿多动症因动静失制，阴阳失调而成，即阴静不足，阴不制阳，阳动有余所致。肾藏志，主骨生髓，髓通于脑，若先天不足或病后肾阴亏损，髓生不足则动作笨拙、健忘；肾虚水不涵木，肝阴不足，肝阳偏亢，则注意力涣散，性格急躁，活动过多；心常有余，心火偏旺则心神不宁，难以安静。因此，本病以肾阴不足为其本，虚阳浮亢，心肝火旺为其标，治疗大法当以滋肾养阴，清火平肝，宁心安神为主。多动宁糖浆以熟地、山茱萸滋肾养阴，以牡丹皮、知母、白芍清火平肝，以龙骨、牡蛎平肝潜阳，且合酸枣仁、石菖蒲宁神益智，以神曲、甘草和中开胃。全方养阴而不滋腻，潜阳而不苦寒，药证相合，故能取效。现代药理研究认为：地黄、山茱萸、知母等对作用于脑垂体—肾上腺皮质系统的激素有双向调节作用，而牡丹皮、白芍、酸枣仁、石菖蒲、龙骨、牡蛎、甘草等药均对中枢神经系统有镇静作用，其中牡丹皮、石菖蒲、甘草还有抗惊厥作用。因此，上述药物对多动症（轻微脑功能障碍综合征）有健脑益智、安神止动的功效。

在三大主要症状改善情况统计中发现，多动宁糖浆对活动过多症状的改善好转例数最多，说明该药对肝阳偏亢所致的多动症状疗效尤为显著。对小儿多动症的治疗讲究综合调治，要反复多次及坚持较长时间的治疗才能治愈，且对其疗效判断最好应做1~2年的追踪随访才算可靠。而本文临床观察仅为3个月，时间较短，远期疗效尚有待进一步的观察。

儿童多动症除了药物治疗外，还应有家长、老师及患儿的积极配合。每次就诊，笔者都给患儿及家长作一些多动症防治知识的介绍，要求家长经常与老师联系，多关心患儿服药后的变化，症状有改善之处要多表扬多鼓励，以增强患儿的自尊自信；如仍有自控力差的表现则要及时指出，但不要用责备的口气和歧视、讽刺的语言，更不要打骂患儿。要共同关心和帮助患儿克服自卑忧郁，自暴自弃及逆反心理等多种不良心理障碍，帮助患儿克服学习的困难。总之，要在医生、老师、家长及患儿四个方面的共同努力下，坚持药物及心理两方面的调治，儿童多动症的防治才能见效。（《中医研究》，2000年第13卷第2期）

固本防哮丸治疗儿童哮喘缓解期 106 例临床观察

卞国本　孙　钢　沈瑞兴　王乐平

儿童哮喘缓解期的防治是国内外儿科临床医生均感棘手的一个难题,笔者自 1998 年以来在哮喘专病门诊使用固本防哮丸治疗儿童哮喘缓解期 106 例,并用中国中医研究院(今中国中医科学院)西苑医院研制且已市售的固本咳喘片治疗 102 例作为对照,两者疗效相近($P >$ 0.05),现将临床观察报告如下。

一、对象与方法

1. 对象　临床观察的儿童哮喘缓解期病例均来自常州市中医医院儿科哮喘专病门诊,共 208 例,随机分为 2 组,其中治疗组 106 例中,男 56 例,女 50 例;对照组 102 例中男 55 例,女 47 例。治疗组内 < 3 岁 10 例,3~7 岁 57 例,7~14 岁 39 例,对照组内 < 3 岁 9 例,3~7 岁 55 例,7~14 岁 38 例。治疗组 106 例中属 1 级病情 7 例,2 级病情 99 例;对照组 102 例中属 1 级病情 6 例,2 级病情 96 例。治疗前观察患儿肺功能各 50 例,治疗组 PEF ≥ 80% 为 11 例,60% ≤ PEF ≤ 79% 为 39 例。对照组 PEF ≥ 80% 为 13 例,60% ≤ PEF ≤ 79% 为 37 例,治疗前观察肺功能 PEF 变异率各 50 例,治疗组 PEF 变异率 < 20% 者 12 例,在 20%~30% 者 38 例,对照组 PEF 变异率 < 20% 者 12 例,在 20%~30% 者 35 例。两组中医辨证分型比较,治疗组 106 例属肺脾两虚证 35 例,属肺肾两虚证 46 例,属脾肾两虚证 25 例,对照组 102 例相对应分别是 31 例,48 例及 23 例。从以上性别、年龄、病情分级、肺功能测定、中医辨证等方面比较分析,两组均无明显差异,可比性较强。

2. 诊断标准　根据《中华儿科杂志》刊载的"儿童哮喘诊断标准和治疗常规",哮喘患儿发作期凡经治疗,病情减轻即转变为缓解期,就诊时轻度发作或间歇发作或不发作,表现为稍咳嗽,早晚偶有气喘痰鸣但不影响睡眠,甚至不咳或偶咳者,均为临床观察对象。

二、治疗方法

(1) 将观察患儿随机分为 2 组,单数组为治疗组,服用科研制剂固本防哮丸;双数组为对照组,服用北京西苑医院研制的固本咳喘片(薄膜衣片),并停用激素、支气管扩张剂等一切西药。

(2) 固本防哮丸方药组成有白参、黄芪、蛤蚧、紫河车、山茱萸、贝母、半夏、当归、桃仁等,炼蜜为梧桐子大小之丸,每次口服 3 g,每日 2 次,连服 3 个月为 1 个疗程,宜连用 2～3 个疗程。

(3) 固本咳喘片主要成分有党参、白术、茯苓、熟地、甘草等,每次 2～3 片,每日 3 次,连服 3 个月为 1 个疗程,宜连服 2～3 个疗程。

(4) 治疗组及对照组在服用上述药物期间,若伤风感冒发热或由此诱发哮喘发作者,则暂时停用上述药物,常规使用西药抗生素、激素、支气管扩张剂及化痰平喘中药等处理,待感冒过后或哮喘缓解后再继续使用上述药物。

(5) 临床观察指标:主要是肺功能 PEF 值及 PEF 变异率,由常州市中医医院提供给患儿自己使用的呼气峰速仪(自携式)测试记录所得,并通过门诊随访将记录反馈给医生,并由哮喘专病门诊医生认真填写每个患儿的观察表。此外,在观察表上需将每个患儿的中医辨证分型、病情程度给予分析记录,在临床观察结束时进行数理统计分析及总结。

三、治疗结果

1. 疗效判断标准　根据全国儿科哮喘防治协作组 1998 年修订的《儿童哮喘防治常规》中的疗效判断标准,对服本药 2 个疗程且随访半年者统计疗效。临床控制:服药后 1 年内哮喘症状完全缓解,即使有感冒或轻度咳嗽,亦不发哮喘,肺功能测定正常,PEF≥80% 预计值,PEF 变异率 < 20%;显效:服药后 1 年内哮喘发作症状较治疗前明显减轻,次数明显减少,肺功能测定 PEF 达到预计值的 60%～79%,PEF 变异常率 < 20%;好

转:服药后 1 年内哮喘发作症状有所减轻,次数有所减少,肺功能测定 PEF 达到预计值的 60%～79%,PEF 变异率在 20%～30%;无效:服药后 1 年内感冒及哮喘发作次数不减或反而加重,肺功能测定 PEF 值无改善。

2. 治疗结果

(1) 总疗效分析:由表 5-5 可看出,两组疗效相平,无显著性差异。

表 5-5　固本防哮丸治疗儿童哮喘缓解期总疗效
比较(Ridit 分析—莱迪特分析)

组别	例数	控制	显效	好转	无效	控制率(%)	显效率(%)	好转率(%)	无效率(%)
治疗组	106	37	58	11	0	34.9	54.7	10.4	0
对照组	102	32	53	17	0	31.3	52.0	16.7	0

Ridit 检验: $\overline{R}_{治疗组}=0.48$,$\overline{R}_{对照组}=0.52$,u 值=1.0,$P>0.05$

(2) 治疗后肺功能 PEF 变化:由表 5-6 可看出,两组治疗后 PEF 值不正常的患儿都减少了,PEF 值正常的患儿均增加了,但两组间的减少和增加程度差异无显著性。

表 5-6　治疗前后两组患儿 PEF 的变化情况

组别	例数	PEF 在 60%～79%例数		PEF≥80%例数	
		治疗前	治疗后	治疗前	治疗后
治疗	106	39(36.7)	24(22.6)	11(10.4)	37(34.9)
对照	102	37(36.3)	25(24.5)	13(12.7)	32(31.4)
χ^2 值		0.30		0.09	
P 值		>0.05		>0.05	

(3) 治疗后肺功能 PEF 变异率变化情况:由表 5-7 可以看出,两组治疗后 PEF 变异率不正常的患儿都减少了,PEF 变异率<20%的患儿均增加了,但两组间减少和增加程度差异无显著性。

表 5-7 治疗前后两组患儿 PEF 的变异率比较

组别	例数	PEF 变异率在 20%～30%		PEF 变异率<20%	
		治疗前	治疗后	治疗前	治疗后
治疗	106	38(35.8)	24(22.6)	12(13.3)	38(35.8)
对照	102	35(34.3)	23(13.5)	15(14.7)	37(36.3)
χ^2 值		0.06		0.65	
P 值		>0.05		>0.05	

（4）治疗后病情程度变化情况：由表 5-8 可以看出，治疗后Ⅰ级病情（间歇发作）患儿都增加了，Ⅱ级病情（轻度发作）的患儿都减少了，但两组间增加和减少程度差异无显著性。

表 5-8 治疗后两组患儿病情变化

组别	例数	Ⅰ级病情		Ⅱ级病情	
		治疗前	治疗后	治疗前	治疗后
治疗	106	7(6.6)	37(34.9)	99(93.4)	50(54.7)
对照	102	6(5.9)	32(31.4)	96(94.1)	53(52.0)
χ^2 值		0.03		0.06	
P 值		>0.05		>0.05	

（5）治疗后不同中医证型显效以上病例分析：由表 5-9 可以看出，两组不同中医证型患儿的临床控制及显效例数均有所增加，但两组增加率之间无显著性差异。

表 5-9 治疗后不同中医证型显效以上病例数比较表

组别	例数	临床控制和显效总例数	肺脾两虚证例数	肺肾两肾证例数	脾肾两虚证例数
治疗组	106	95(89.6)	30(28.3)	44(41.5)	21(19.8)
对照组	102	85(83.3)	29(28.4)	40(39.2)	16(15.7)

Ridit 检验：$\overline{R}_{治疗组}=0.51$，$\overline{R}_{对照组}=0.49$，u 值=0.49，$P>0.05$

四、讨论

哮喘是当今世界上最常见的慢性变态反应性疾病,我国儿童哮喘发病率及死亡率近几年均有逐渐上升趋势。西医对该病除用激素吸入治疗外,尚无特效药物,尤其该病反复发作难以根治,是国内外儿科界均感棘手的难题。中医对哮喘缓解期从多肺脾肾三脏俱虚论治,但由于患儿及家属不能坚持长期服用中药汤剂而难获佳效,为此,笔者在哮喘专病门诊中研制了固本防哮丸,便于患儿长期坚持治疗,故能临床取效显著。

该制剂用人参、黄芪等益肺健脾,以蛤蚧、紫河车、山茱萸等益肾填精,纳气平喘,以半夏、贝母等化痰降气,以当归、桃仁等活血化瘀、解痉止咳。现代药理研究认为:人参、黄芪、紫河车、蛤蚧、山茱萸等均有增强免疫功能,促使红细胞、血红蛋白及白细胞增加,能增强天然杀伤细胞(NK)的活性,有增强人体白细胞诱生干扰素作用。半夏、贝母、当归、桃仁等有抑菌、抗炎、抗过敏及扩血管等作用。此外,紫河车、蛤蚧虽具有性激素样作用,但所治患儿多属发育欠佳的性激素水平偏低的肾虚儿童,故服用该药物半年后未见一例有性早熟等副作用,临床使用安全。

中国中医研究院(今中国中医科学院)西苑医院研制的固本咳喘片经8年时间对 400 余例慢性阻塞性肺疾病进行临床验证,不仅能控制各种症状,而且能增强体质,增加食欲,减少感冒,被专家推荐为一切肺虚、脾虚、肾虚患者扶正固本治疗的首选药物,并获卫生部科技成果奖。因此,我们选其作为对照用药,可比性强。经临床观察,在总疗效及肺功能改善、病情程度好转等方面,两组不但疗效相近($P>0.05$),而且治疗组在临床控制率与显效率方面还略高于对照组,由此说明我们的固本防哮丸与北京的固本咳喘片一样,是防治哮喘缓解期确有疗效的中成药制剂。(《中国自然医学杂志》,2001 年第 3 卷第 4 期)

苍夷射干汤治疗儿童鼻后滴流综合征 60 例

卞国本

鼻后滴流综合征(PNDS)是指由于鼻部疾病引起分泌物倒流至鼻后部及咽喉部,甚至流入声门或气管,刺激该处的咳嗽感受器,导致以咳嗽为主要表现的临床综合征,是引起儿童慢性咳嗽的主要原因之一。由于该病仅以慢性咳嗽为主要临床表现,而鼻部症状及鼻咽部检查常被忽视,容易造成漏诊和误诊。近两年来笔者以自拟的中药经验方为主治疗该病 60 例,疗效满意,兹报道如下。

一、临床资料

所有病例均来自 2005 年 1 月至 2007 年 1 月在我院儿科门诊就诊,且确诊为 PNDS 所致慢性咳嗽的患儿共 60 例。其中男 34 例,女 26 例;年龄为 2～15 岁,平均 6.5±2.1 岁,2～5 岁 10 例,6～10 岁 34 例,11～15 岁 16 例;病程均在 1 个月以上,1～3 个月者 45 例,3 个月以上到半年者 10 例,半年以上者 5 例。

临床特点:① 咳嗽时间较长,均在 4 周以上,大多为 1～3 个月。② 咳嗽以清晨及睡醒后体位改变时为重。③ 常有鼻塞流涕或鼻痒喷嚏。④ 咽痒咽痛或咽干,或咽喉异物感,或有分泌物从后鼻孔流入咽部感觉,常有"呃呃"清嗓子声。⑤ 咽后壁淋巴滤泡明显增生如鹅卵石样,或见咽后壁有少量痰液黏附。⑥ 部分患儿有头痛、头昏及上额窦区或上颌窦区压痛。

二、治疗方法

(1) 以自拟的中药经验方苍夷射干汤为基本方:苍耳子、射干、僵蚕、蝉蜕、黄芩各 10 g,辛夷花、白芷各 6 g,马勃(包)5 g,全蝎 1.5 g,鱼腥草 30 g,生甘草3g。每日1剂,水煎服。加减:若近日伤风咳嗽加重,加炙麻黄5g,杏仁、前胡各10g;若久咳咽痛咽红,舌红少苔阴伤者,去黄芩、白芷,加南沙参、玄参各10g,川贝母5g;若鼻涕多而头痛头昏者,加藁本、川芎各10g,通草5g;若大便干结难解者,加生大黄5g。

(2) 若周围血象检查白细胞升高,或鼻涕浓稠量多,X线摄片或CT确诊为鼻窦炎者,则加用抗生素治疗2~4周;若确诊有过敏性鼻炎,则加用抗组胺药。

三、疗效标准

治愈:咳嗽症状及鼻咽部症状全部消失;显效:咳嗽及鼻咽部症状大部分消失;好转:咳嗽及鼻咽部症状1/2消失;无效:咳嗽及鼻咽部症状没消失。

四、治疗结果

经上述方法治疗4周,全部病例均有效,其中治愈42例(70%),显效13例,好转5例。

五、讨论

最近有文献报道,咳嗽变异性哮喘、鼻后滴流综合征、胃食管反流综合征约占慢性咳嗽的90%以上。田曼等报道68例小儿PNDS均以长期慢性咳嗽为主,赵顺英等指出PNDS在小儿慢性咳嗽中占病因首位。由此说明,PNDS是引起儿童长期慢性咳嗽的主要病因,要详细询问病史,根据患儿咳嗽特征,做鼻咽部检查和鼻窦X线片或CT等,以确定患儿是否为PNDS,不断提高此病的诊断和鉴别诊断能力。

本病的临床表现与中医学的"咳嗽""鼻渊""鼻鼽""喉痹"等病症相类似,或者说是这几个病症表现之总和,如久咳不愈,鼻塞浓涕,鼻痒喷嚏,咽痒咽干,或有异物感,或伴清嗓子声等。中医认为,肺为娇脏,其性清宣肃降,上连咽喉,开窍于鼻,外合皮毛,司呼吸,主一身之气。若风寒或风热外邪从口鼻或皮毛而入,邪侵于肺,肺气不宣,清肃失职则致咳嗽;邪热郁肺,循经上壅鼻窍则鼻塞浓涕,鼻痒喷嚏;邪热痰浊,蕴结咽喉,则咽痛咽痒;若邪热久恋,耗伤肺阴,咽喉失于滋养,则成咽干似有异物,或见滤泡,或伴清嗓子声之阴虚喉痹。本病病机总属风热犯肺,上壅鼻窍,蕴结咽喉,病理性质属实属热,若病久不祛,则可耗伤肺阴而成虚实夹杂之病。治疗法则宜疏风通窍,清肺利咽。方中用药如苍耳子、辛夷花、白芷疏风散邪,宣肺通窍;僵蚕、蝉蜕、全蝎等虫类药加强祛风抗过敏作用;射干、马勃、黄芩、鱼腥草清肺化痰,解毒利咽;甘草调和诸药。全方通鼻窍于宣散,利咽喉于清化,宣清并用,表里同治,故久咳可除。此外,在中药治疗基础上,若适当加用抗生素及抗组胺药则效更佳。(《陕西中医》,2007 年第 28 卷第 11 期)

儿童哮喘缓解期的中医四季治疗

卞国本

支气管哮喘是儿童时期最常见的呼吸道慢性疾病之一,我国城市儿童的患病率为 0.5%～3.4%,个别地区高达 5% 左右,且有逐年上升的趋势,目前全国至少有 1 000 万哮喘患儿。由于本病是慢性非特异性炎症性及气道高反应性疾病,病程较长,易反复发作,国内外儿科专家对此颇感棘手。中医学文献对哮喘论述较多,对其治疗多采用"发时治标,平时治本;发时治肺,平时治肾"的原则。实践证明,治喘治标不难,但除哮除根不易。近 10 多年来国内中医界对哮喘发作期治疗的报道较多,但对缓解期治疗及长期疗效观察的报道不多。笔者认为,要想使哮喘得到长期控制,关键是要抓住缓解期的治疗,许多医生、患儿及家长并没有认识到这一点,仅仅满足于发作期的治疗,从而导致哮喘的反复发作不能得到有效控制。

笔者开设儿童哮喘专病门诊 10 余年,采用中医四季疗法治疗儿童哮喘缓解期,收效满意,兹介绍如下。

一、春秋季采用固本防哮丸内服

笔者于 1998 年至 2000 年主持完成了省级课题"扶正固本法配合系统管理对儿童哮喘缓解期的防治研究",其中开发研制的固本防哮丸由白参 100 g、黄芪 100 g、蛤蚧 2 对、紫河车 100 g、山茱萸 100 g、补骨脂 100 g、茯苓 100 g、半夏 100 g、陈皮 100 g、浙贝母 100 g、桃仁 100 g、当归 100 g、神曲 100 g 等组成。将上药研末,炼蜜为丸,每次服用 3 g,每日 2 次,3 个月为 1 个疗程,一般连服 1~2 个疗程。本药与固本咳喘片(由中国中医科学院西苑医院研制)进行对照,不但总疗效相平,而且临床控制率(89.6%)还略高于对照组(83.3%)。实践证明固本防哮丸有益肺固表、健脾化痰、补肾纳气、活血化瘀的作用,可匡护正气,增强体质,减少感冒,预防哮喘反复发作。此外,本药丸中的紫河车、蛤蚧等虽有性激素样作用,但所治儿童均为发育欠佳的性激素水平偏低的肾虚患儿,故服用本药半年以上者并无一例产生性早熟或肥胖症等副作用,临床用药安全。

本药丸一年四季均可服用,但因夏季有贴敷、冬季有膏方等特色治疗,故目前多将此药丸放在春、秋季服用。

二、夏季采用药饼贴敷

中医学自古就有外治法的记载,到明清时代有了进一步发展。清代《理瀹骈文》云:"外治之理即内治之理,外治之药即内治之药,所异者法耳。"笔者开设儿童哮喘门诊十多年来,于每年夏季的小暑、大暑节气都对哮喘患儿进行贴敷治疗,即"冬病夏治"。所谓"冬病夏治"就是指对哮喘、慢性支气管炎等一些冬季易发或加重的病症,在炎热的夏季进行预防性治疗,以减轻或防止此类疾病在冬季发作。中医学认为天人合一,人体阳气与自然界生物之阳气均生于春,旺于夏,收于秋,藏于冬。由于自然界夏季阳气最旺,人体阳气在夏季也最旺,因此,选择此时进行外敷治疗,可以振奋阳气,祛除内寒,从而收到防病治病、事半功倍之效。

临床笔者选用炙白芥子 300 g、细辛 300 g、肉桂 300 g、延胡索 150 g、甘遂150 g研成细末,加用鲜生姜汁调成面团状,做成小圆饼,用胶布固定贴敷在患儿的肺俞(双)、膈俞(双)、肾俞(双)等穴位,每次贴敷1～3 h,每隔3～5日贴敷1次,若出现局部灼热疼痛时则揭去敷药。以每年贴敷5次为1个疗程,一般连贴3～5年。每年常州市中医医院儿科采用"冬病夏治"法的患儿有1 000多人次,家长反映患儿经贴敷后冬季哮喘的发作次数明显减少,发作程度减轻,预防作用较好。笔者也曾对300例贴敷患儿的疗效进行观察统计,结果总有效率达80％以上,疗效满意。

三、冬季运用中药膏方调理

冬令进补是我国民间的传统习俗,也是中医界冬季防病治病、调理身体的一大特色。中医学认为,冬三月是"生机潜伏,阳气内藏"的季节,要讲究"养藏之道",因其是养生之道的一部分。实践证明,冬令进补不仅适合老年患者,也适合处于"亚健康"状态的中年人群与体虚易感、反复哮喘的儿童。

每到冬季,笔者就给处于哮喘缓解期的儿童(不论其是否使用激素气雾剂治疗)开中药膏方进行调理。根据患儿肺、脾、肾三脏亏虚程度的不同及有无过敏体质、盗汗、厌食以及偏阴虚或偏阳虚等不同情况采用辨证施治,常选用白参、黄芪、熟地、阿胶、鹿角胶、南沙参、北沙参、枸杞子、白术、茯苓、牡丹皮、丹参、当归、僵蚕、蝉蜕、贝母、紫菀、款冬花、陈皮、枳壳、神曲等,全方调补阴阳、健脾化痰、补肺益肾、活血祛风。因此类补膏中加入饴糖冰糖熬制,故口感好,患儿较易接受。一料膏方需2～3个月才能服完,经数年观察,患儿在服膏方期间很少感冒及发作哮喘,确有增强免疫功能、提高抵抗力之功效。由于此类患儿肺、脾、肾三脏俱虚,生长发育欠佳,经过膏方调补才逐渐赶上发育水平正常的健康儿童,因此根本不必担心其服膏方后"早熟",相反,若不如此调理,则必将"晚熟"无疑。

四、体会

笔者通过10多年的哮喘专病门诊观察发现,大多数患儿由于坚持上述一年四季的中医治疗或者配合吸入型激素的中西医结合治疗,病情逐渐得到控制甚至数年不发。但也有部分患儿不能长期坚持,而是间断采用上述中医及中西医结合治疗,哮喘经常发作,说明坚持长期治疗、持之以恒对哮喘患儿是最重要的。儿童7~8岁与14~15岁是两个重要的年龄关口,尤其是在第2个年龄关口前病情如不能得到控制,则必将向成人哮喘转变。因此,在儿童时期使哮喘得到控制,避免气道产生"重塑"与"重建"是至关重要的,而要使哮喘得到临床控制,至少哮喘连续2~3年不发作,为此,在这2~3年中必须坚持一年四季的治疗,否则将前功尽弃。

要想对儿童哮喘缓解期的治疗取得更好的疗效,除采用以上中医四季治疗外,笔者还体会到,对患儿及家长进行科普讲座,加强教育与管理也是很重要的。近几年来,笔者已开展了8次大型的"儿童哮喘之家"活动,为患儿及家长播放哮喘防治科普知识录像片,发放《儿童哮喘知识问答》小册子,讲解哮喘发生的原因及日常生活中如何自我监测,如何使用呼气峰流速仪,如何记录哮喘日记等。通过对患儿进行定期随访,医生与患儿家长建立了良好的伙伴关系,家长积极配合及参与,使哮喘缓解期的防治取得了更好的疗效。(《江苏中医药》,2007年第39卷第3期)

参 考 文 献

1. 李夏亭.孟河医派三百年——孟河医派研究荟萃[M].北京：学苑出版，2010.

2. 朱良春.朱良春虫类药的应用[M].北京：人民卫生出版社，2011.

3. 焦树德.用药心得十讲[M].北京：人民卫生出版社，1977.

4. 丁光迪.中药的配伍运用[M].北京：人民卫生出版社，1982.

5. 陈维华，徐国龙，张明淮，等.药对论[M].合肥：安徽科学技术出版社，1984.

6. 张锡纯.医学衷中参西录[M].石家庄：河北人民出版社，1977.

7. 王烈.婴童肺论[M].长春：吉林科学技术出版社，2000.

8. 江育仁，张奇文.实用中医儿科学[M].上海：上海科学技术出版社，1995.

9. 汪受传，虞坚尔.中医儿科学（全国高等中医药院校规划教材第九版）[M].北京：中国中医药出版社，2012.

10. 李乃庚，汪受传.江育仁学术经验选集[M].天津：天津科学技术出版社，1996.

11. 赵明锐.经方发挥[M].太原：山西人民出版社，1982.

12. 黄煌.药证与经方[M].北京：人民卫生出版社，2008.

13. 钱乙.小儿药证直诀[M].阎孝忠编集.北京：人民卫生出版社，2006.

14. 万全.幼科发挥[M].何永整理.北京：人民卫生出版社，2006.

15. 陈复正.幼幼集成[M].杨金萍，等整理.北京：人民卫生出版社，2006.

16. 胡亚美，江载芳.诸福棠实用儿科学[M].7版、8版.北京：人民卫生出版社，2002，2015.

17. 李振华.中华名老中医学验传承宝库（二）[M].北京：中医古籍出版社，2013.

18. 万力生.汪受传儿科临证医论医案精选[M].北京：人民卫生出版社，2017.